U0654464

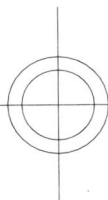

新世纪全国高等中医药院校创新教材

Access2010
中医药数据库实例教程

主　编　马星光　刘仁权

副主编　余学杰　杜　清　李书珍
　　　　沈俊辉　王　苹　韩爱庆

编　委　张未未　郭凤英　唐　燕　王　丽
　　　　翟　兴　黄友良　陈国勇　赵岩松

中国中医药出版社
·北　京·

图书在版编目（CIP）数据

Access 2010 中医药数据库实例教程/马星光，刘仁权主编．—北京：中国中医药出版社，2012.9（2014.7重印）

ISBN 978 - 7 -5132 - 1096 - 6

Ⅰ.①中… Ⅱ.①马… ②刘…Ⅲ.①关系数据库系统—数据库管理系统—应用—中国医药学—教材 Ⅳ.①R2 - 03

中国版本图书馆 CIP 数据核字（2012）第 181836 号

中 国 中 医 药 出 版 社 出 版
北京市朝阳区北三环东路 28 号易亨大厦 16 层
邮政编码 100013
传真 010 64405750
北京时代华都印刷有限公司印刷
各地新华书店经销

＊

开本 787×1092 1/16 印张 14.5 字数 323 千字
2002 年 9 月第 1 版 2014 年 7 月第 3 次印刷
书 号 ISBN 978 - 7 -5132 - 1096-6

＊

定价（含光盘）35.00 元
网址 www.cptcm.com

如有印装质量问题请与本社出版部调换
版权专有 侵权必究
社长热线 010 64405720
购书热线 010 64065415 010 64065413
书店网址 csln.net/qksd/
官方微博 http://e.weibo.com/cptcm

前　言

　　数据库技术是当今应用最广泛的计算机技术之一，Microsoft Access 是功能强大的关系型数据库管理系统，可组织、存储并管理任何类型和任意数量的信息，当前最新版本为 2010（14.0）。数据库技术已经应用于中医药领域的诸多方面，如中医文献、中医证候、中药有效成分、方剂的配伍规律研究等，正在发挥着越来越重要的作用。

　　本书将数据库技术与中医药专业紧密结合，以"中医门诊"示例数据库贯穿全书，使学生不仅掌握数据库系统知识和程序设计方法，同时还具备了中医药数据分析和应用开发能力，形成多学科的知识结构。

　　全书通过 59 个实例介绍了数据库技术在中医药领域的典型应用，包括中医药数据库设计、药对配伍分析、中医药数据规范化方法、中医药数据的透视分析、图表展现、中医处方打印和中药毒性检查等。

　　书中详细讲解了数据库中表、查询、窗体、报表、宏、模块的用法和 Access2007/2010 中的新功能，包括新数据类型、多值字段、快速筛选、布局视图、导航窗体、附件控件、条件格式、宏设计器、数据宏等内容。

　　随书附赠的光盘包含操作所需的素材和答案，每章对应一个文件夹，其中包括实例练习、实例答案、课后练习、课后答案共 4 部分内容。所有实例基于"中医门诊"数据库操作，第 1 章的各实例用文件夹存储；其他章的各实例作为数据库的内部对象保存，命名为"实例 XA"的对象对应"实例 X"的正文部分，命名为"实例 XB"的对象对应为"实例 X"的思考与练习部分。章后操作题基于"教学管理"数据库完成。

　　本书是北京中医药大学精品课程的指定教材，教材的适用对象包括中医药高等院校学生、教师，中医药管理、科研工作者，中医药产业信息化人员，以及其他 Access 用户。教材配套网站 http：//access. bucmit. cn 提供了操作演示视频、教学幻灯片课件、素材与答案数据库等资料的下载和在线问答。

　　本书编写人员为北京中医药大学骨干教师，具有中医药和计算机专业跨学科的知识结构，并长期从事中医药数据库的开发工作。在成书过程中，全体作者总结了多年的教学和开发经验，希望尽己所能，力求最佳，但书稿中肯定存在一些不妥甚至错误之处，敬请广大读者批评指正。相关意见可通过 http：//access. bucmit. cn 网站提交，或来信至"北京中医药大学信息中心 计算机教研室（收）邮编：100029"。

编者

2012 年 8 月

目　录

第1章　数据库和表

Access 是一个功能强大的关系数据库管理系统，可组织、存储并管理任何类型和任意数量的信息。

本章将通过 9 个实例介绍 Access2010 的界面特点、数据库和表的基本操作，包括创建数据库、建立表结构、编辑表内容等。

本章介绍的自 Access2007 以来的新功能包括：新数据类型、多值字段和快速筛选；介绍的中医药典型应用为中医药数据库的设计方法。

实例 1　初识 Access 2010——了解 Access 2010 工作界面

【实例说明】

在这个实例中，我们将学习 Access 2010 的工作界面组成。

【实现过程】

1. 单击"开始" >"所有程序" >"Microsoft Office" >"Microsoft Office Access 2010"命令，打开 Access 2010 应用程序窗口，如图 1 – 1 所示。

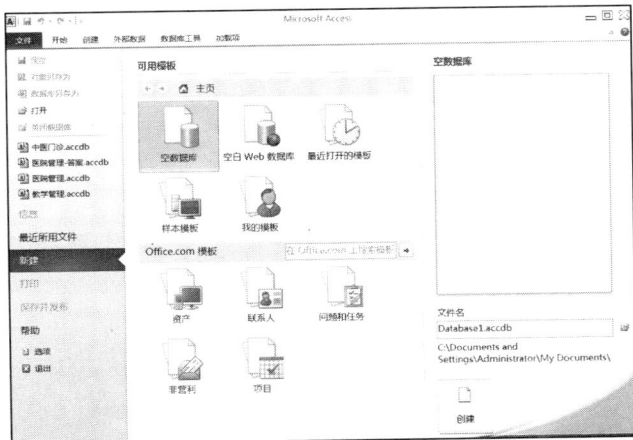

图 1 – 1　Access2010 应用程序窗口

2. 单击"文件"选项卡 > "打开"命令，在出现的"打开"对话框中找到"第 1 章 数据库和表 \ 1 实例练习 \ 实例 1 \ 中医门诊 .accdb"数据库，单击"打开"按钮，将其打开。Access 2010 的工作界面如图 1 - 2 所示。

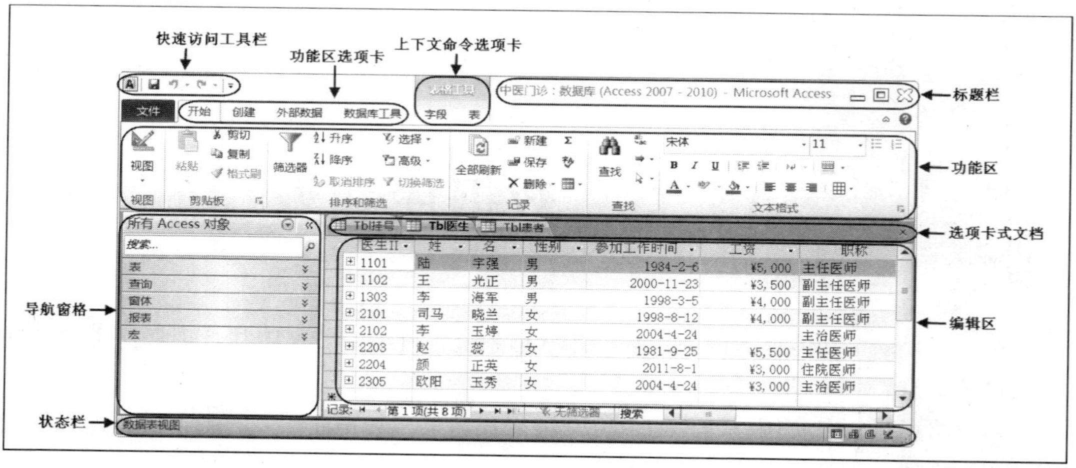

图 1 - 2 Access 2010 工作界面

（1）标题栏：标题栏位于工作界面最上端，用于显示当前打开的数据库文件名称。

（2）快速访问工具栏：快速访问工具栏默认位于功能区的上方，也可显示在功能区的下方。通过该工具栏可以快速地对文档进行操作。

单击"自定义快速访问工具栏"按钮，出现的下拉列表如图 1 - 3 所示，在该列表中可以添加或者删除快速访问工具栏上的按钮。

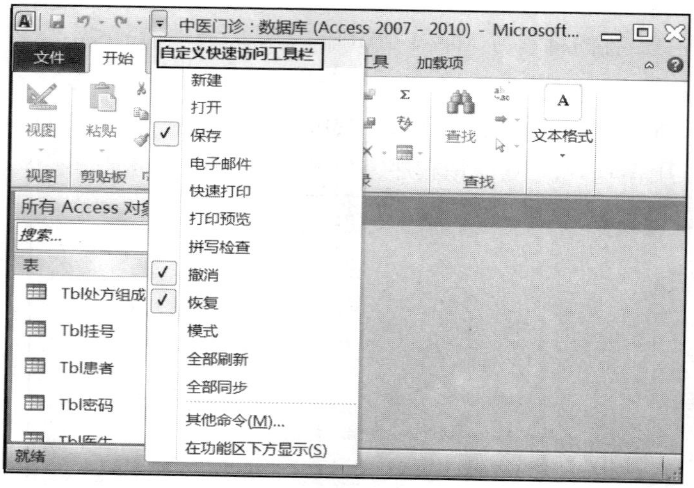

图 1 - 3 "自定义快速访问工具栏"列表

（3）功能区：功能区位于标题栏的下方，替代了 Access 2003 的菜单栏和工具栏。功能区由选项卡、组和命令 3 部分组成。单击选项卡名称可以打开此选项卡所包含的组和命令，如图 1 - 4 所示。

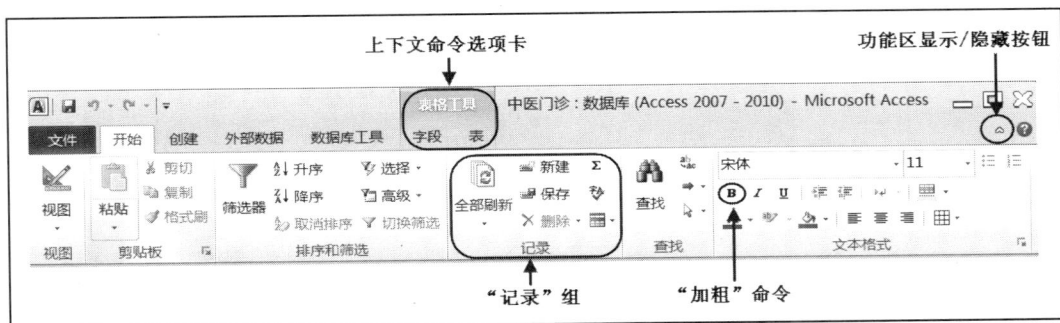

图 1-4 功能区和上下文命令选项卡

（4）选项卡：选项卡分为功能区选项卡和上下文命令选项卡。其中功能区选项卡包括"文件"、"开始"、"创建"、"外部数据"和"数据库工具"；上下文命令选项卡是根据上下文（即进行操作的对象以及正在执行的操作）的不同，在功能区选项卡旁边可能会出现的一个或多个命令选项卡，如图 1-4 所示的"表格工具"下的"字段"和"表"选项卡。

（5）导航窗格：导航窗格位于工作界面的左侧，如图 1-2 所示，是显示数据库对象的区域。在创建或者打开数据库时，数据库中对象的名称将显示在导航窗格中，包括表、查询、窗体、报表、宏和模块等数据库对象。双击导航窗格中的某一个对象，可以在右侧的编辑区中显示出该对象。

单击导航窗格右上角的"百叶窗开/关"按钮 可以隐藏导航窗格，再次单击"百叶窗开/关"按钮 可以显示导航窗格。

（6）选项卡式文档：选项卡式文档位于工作界面的右下方，是 Access 2010 的对象工作区，如图 1-2 所示。单击选项卡中的名称标签即可切换到不同的选项卡中。

右击选项卡，在出现的快捷菜单中选择相应的命令，可以实现对当前数据库对象的相关操作，例如保存、关闭以及视图切换等。

如果打开的数据库文件是以重叠窗口的方式显示的，要想使用选项卡方式显示，可以单击"文件"选项卡 > "选项"命令，通过设置"Access 选项"对话框中"当前数据库"项中的"文档窗口选项"来启用选项卡式文档。

（7）状态栏：状态栏位于工作界面的底部，用来显示查找状态、属性提示以及进度指示等信息。在状态栏右下角有用于视图切换的命令按钮，单击其中一个，可将显示的对象切换到相应的视图，如图 1-2 所示。

（8）Backstage 视图：Backstage 视图是功能区"文件"选项卡上显示的命令集合。这是 Access 2010 中的新功能，它包含应用于整个数据库的命令和信息（如"压缩和修复"），以及早期版本中"文件"菜单的命令（如"打印"）。在 Backstage 视图中，可以创建新数据库、打开现有数据库、通过 SharePoint Server 将数据库发布到 Web 网站、执行数据库维护任务、获取帮助信息等，如图 1-5 所示。

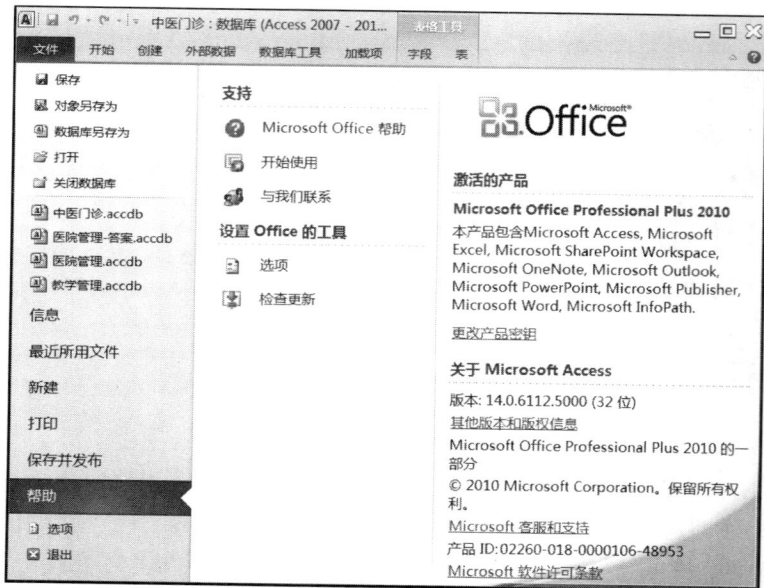

图 1-5　Backstage 视图

【知识点】

Access 2010 工作界面的组成及功能。

【思考与练习】

1. 什么是 Backstage 视图？它位于何处？

2. 将"开始" > "剪贴板"组 > "格式刷"命令添加到快速访问工具栏。

实例 2　创建中医门诊数据库——创建数据库的方法

【实例说明】

1. 在这个实例中，我们将学习创建数据库的方法。

2. 操作要求：

（1）创建"中医门诊"空数据库。

（2）利用模板快速创建"联系人"数据库。

【实现过程】

1. 创建"中医门诊"空数据库

（1）启动 Access 2010 应用程序。单击"文件"选项卡 > "新建" > "可用模板"选项区下的"空数据库"选项，窗口右侧将显示"空数据库"选项区，参见图 1-1。

（2）在"文件名"文本框中输入数据库的文件名，这里输入"中医门诊"，"文件名"文本框下显示的是默认的存储路径，可以单击文本框右侧的"浏览到某个位置来存放数据库"按钮，出现"文件新建数据库"对话框，在该对话框中选择所需的保存位置：第 1 章　数据库和表 \ 1 实例练习 \ 实例 2，如图 1-6 所示。

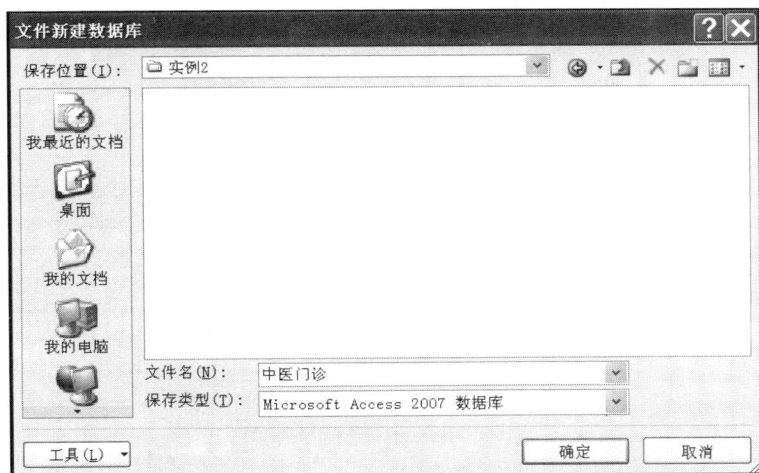

图 1-6　"文件新建数据库"对话框

（3）单击"确定"按钮，返回到图 1-1 所示的窗口，单击"创建"按钮，即可创建"中医门诊.accdb"数据库，如图 1-7 所示。

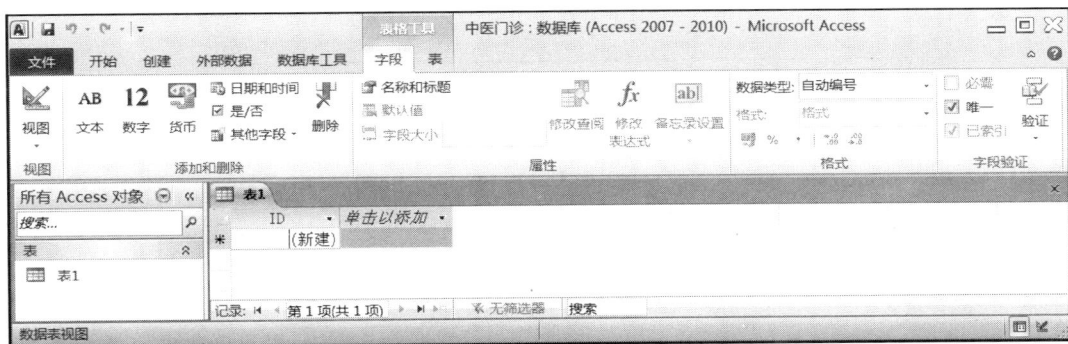

图 1-7　"中医门诊"数据库窗口

2. 创建"联系人"数据库

（1）在 Access2010 应用程序窗口中，单击"文件"选项卡 > "新建" > "Office.com 模板"选项区下的"联系人"选项，窗口右侧将显示"联系人"数据库的信息，如图 1-8 所示。

（2）与创建空数据库的方法一样，数据库保存位置：第 1 章　数据库和表 \ 1 实例练习 \ 实例 2。然后单击"下载"按钮，即可创建"联系人"数据库，如图 1-9 所示。

【知识点】

创建数据库有两种方法，第一种是先建立一个空白数据库，然后再建立表、查询、窗体和报表等对象；第二种是使用"数据库模板"，利用系统提供的模板来选择数据库类型，并创建所需要的对象。

Access 模板是一个在打开时会创建完整数据库应用程序的文件。数据库将立即可用，并包含所需的所有表、查询、窗体、报表、宏、模块。使用模板可以节省时间和降

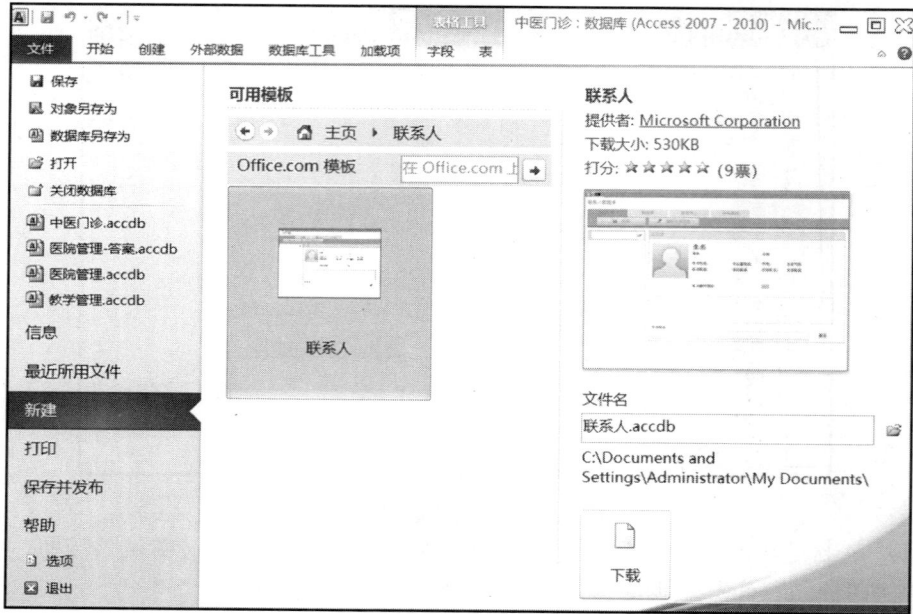

图 1-8　"联系人"数据库信息

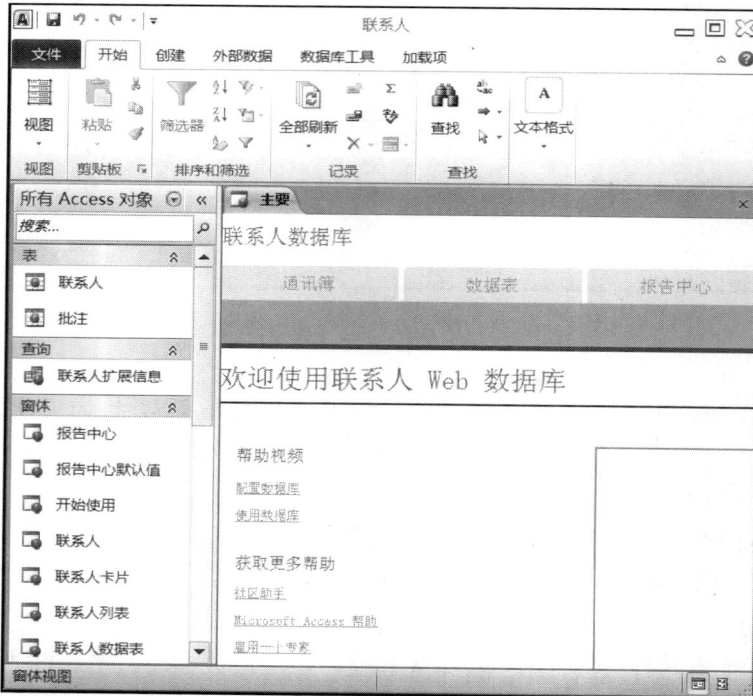

图 1-9　"联系人"数据库窗口

低工作量,并能够立即开始使用数据库。使用模板创建数据库后,可以自定义数据库以更好地符合需要。

【思考与练习】

1. 使用数据库模板创建数据库有什么优点？

2. 使用"样本模板"中的"罗斯文"创建数据库。

3. 数据库可应用于哪些领域？

【扩展资料】

1. 将数据库转换成 Access 2010 文件格式

可以将 Microsoft Office Access 97、2000、2002、2003 创建的数据库（.mdb）转换成 Access 2007～2010 文件格式（.accdb）。此新型文件格式支持新的功能，如多值字段和附件。

但早期版本的 Access 不能打开这种新型文件格式，也不能与其链接，而且此新型格式不再支持同步复制或用户级安全性。如果需要在早期版本的 Access 中使用数据库，或者需要使用同步复制或用户级安全性，则必须使用来自早期版本的文件格式。

若要将 mdb 数据库转换成新型文件格式（.accdb），则必须先在 Access 2010 中打开该数据库，然后将其保存为 .accdb 文件格式。

●单击"文件"选项卡 > "打开"命令。

●在"打开"对话框中，选择要转换的数据库并将其打开。

●在"文件"选项卡上，单击"保存并发布"命令，然后在"数据库文件类型"下单击"Access 数据库（∗.accdb）"。

●在"另存为"对话框的"文件名"框中，键入文件名，然后单击"保存"按钮。

2. Access 2010 附带的模板

（1）Web 数据库模板

Access 2010 附带了 5 个 Web 数据库模板。"Web 数据库"可发布到运行 Access Services 的 SharePoint 服务器上，以网站的形式运行，也可以使用 Web 兼容的数据库作为标准客户端数据库，因此它们适用于任何环境。

●资产 Web 数据库：跟踪资产，包括特定资产详细信息和所有者，分类并记录资产状况、购置日期、地点等。

●慈善捐赠 Web 数据库：可使用此模板来跟踪筹款工作。可以跟踪多个活动并报告每个活动期间收到的捐赠。跟踪捐赠者、与活动相关的事件及尚未完成的任务。

●联系人 Web 数据库：可以管理客户和合作伙伴的信息。跟踪姓名和地址信息、电话号码、电子邮件地址，甚至可以附加图片、文档或其他文件。

●问题 Web 数据库：创建数据库以管理一系列问题，例如需要执行的维护任务。对问题进行分配、设置优先级并从头到尾跟踪进展情况。

●项目 Web 数据库：跟踪各种项目及其相关任务。

（2）客户端数据库模板

Access 2010 附带了 7 个客户端数据库模板。它们不能发布到 Access Services，但可以将它们放在共享网络文件夹或文档库中来进行共享。

●事件：跟踪即将到来的会议、截止时间和其他重要事件。记录标题、位置、开始时间、结束时间以及说明，还可附加图像。

●教职员：管理有关教职员的重要信息，例如电话号码、地址、紧急联系人信息以及员工数据。

●营销项目：管理营销项目的详细信息，计划并监控项目可交付结果。

●罗斯文：创建管理客户、员工、订单明细和库存的订单跟踪系统。

●销售渠道：在较小的销售小组范围内监控预期销售过程。

●学生：管理学生信息，包括紧急联系人、医疗信息及其监护人信息。

●任务：跟踪个人或团队要完成的一组工作项目。

实例 3   建立医生表结构——数据类型的用法

【实例说明】

1. 在这个实例中，我们将学习使用设计视图创建表结构的方法。

2. 操作要求：在本实例练习文件夹的"中医门诊"数据库中：

（1）使用设计视图建立"tbl 医生"表，表结构如表 1–1 所示。

表 1–1 　　　　　　　　　　　　"tbl 医生"表结构

字段名	数据类型	说明
医生 ID	文本	医生编号
姓	文本	医生的姓
名	文本	医生的名
性别	文本	医生性别
参加工作时间	日期/时间	
工资	货币	医生工资
文化程度	文本	受教育程度 （1 中专及以下、2 大专、3 本科、4 硕士及以上）
职称	文本	医生的职称
是否专家	计算	主任医师或副主任医师为专家
职称英语成绩	数字	
手机	文本	医生的手机电话
电子邮箱	超链接	医生的电子邮箱地址
个人网址	超链接	医生的个人网站地址
邮政编码	文本	
备注	备注	有关医生的说明信息
照片	OLE 对象	医生的照片
文档	附件	相关的附带文件

（2）将职称字段显示为组合框，下拉列表中包含"主任医师"、"副主任医师"、"主治医师"、"住院医师"，可通过选择完成输入。

（3）使用数据表视图创建"tbl 患者"表，表结构如表 1–2 所示。

表 1-2   "tbl 患者" 表结构

字段名	数据类型	说明
患者 ID	自动编号	患者编号
姓名	文本	患者的姓名
性别	文本	患者性别
出生日期	日期/时间	患者出生日期
婚否	是/否	患者婚姻状况
民族	文本	患者的民族
身高	数字	患者的身高
体重	数字	患者的体重
既往病史	文本	患者的病史
手机	文本	患者的手机电话
固定电话	文本	患者的固定电话
工作单位	文本	患者的工作单位
备注	备注	有关患者的说明信息

【实现过程】

1. 使用设计视图建立 "tbl 医生" 表结构

（1）打开 "中医门诊" 数据库，单击 "创建" 选项卡 > "表格" 组 > "表设计" 命令，在设计视图中创建 "表1"，如图 1-10 所示。

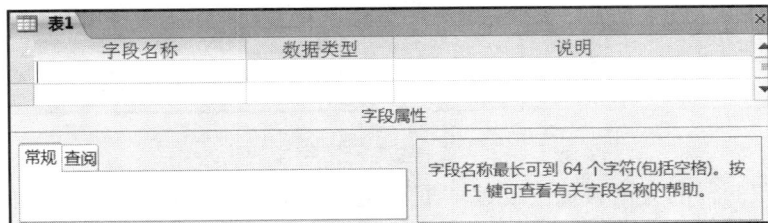

图 1-10   "表1" 的设计视图

（2）根据表 1-1 所示的各字段的数据类型，首先输入字段名称 "医生ID"，"数据类型" 栏自动显示 "文本" 型，不需要更改数据类型。

（3）按回车键继续输入下面字段的名称 "姓"、"名"、"性别" 后，输入字段名称 "参加工作时间"，单击其 "数据类型" 栏右侧的下箭头，选择 "日期/时间" 类型，如图 1-11 所示。

（4）按照同样的方法，依次创建 "工资"、"文化程度"、"职称" 字段，并选择相应的数据类型，根据需要添加一些字段的说明。

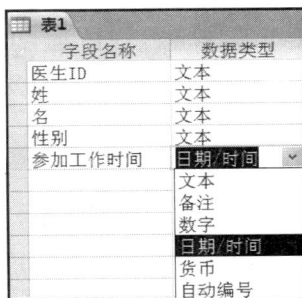

图 1-11   "参加工作时间" 字段的输入

（5）创建 "是否专家" 字段，输入字段名称 "是否专家"，单击其 "数据类型" 栏右侧的下拉箭头，选择 "计算" 类型，在弹出的 "表达式生成器" 中输入 " [职称]

="主任医师" Or［职称］="副主任医师""，如图 1-12 所示，单击"确定"按钮。单击"结果类型"属性右侧的下箭头，选择"是/否"项。单击"查阅"标签，"显示控件"属性选择"复选框"，如图 1-13 所示。

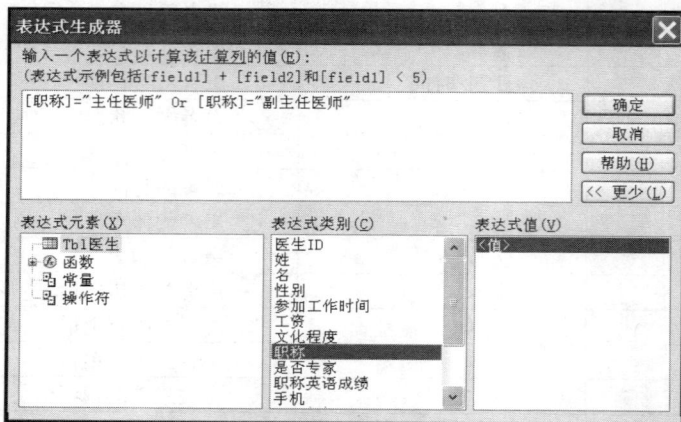

图 1-12　"表达式生成器"对话框

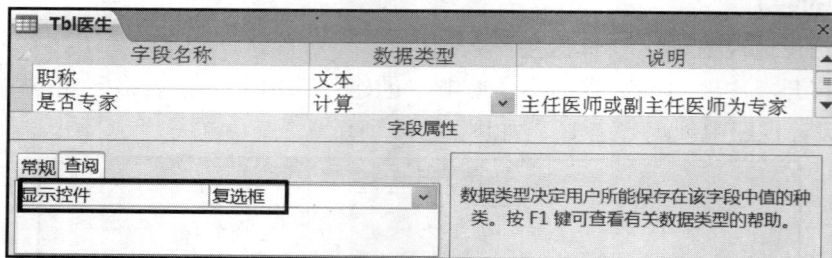

图 1-13　"是否专家"字段的输入

（6）按照同样的方法，依次创建"职称英语成绩"、"手机"、"电子邮箱"、"个人网址"、"邮政编码"、"备注"、"照片"和"文档"字段，并选择相应的数据类型，根据需要添加一些字段的说明。

（7）单击快速访问工具栏中的"保存"按钮，出现"另存为"对话框，输入表名称"tbl 医生"，单击"确定"按钮保存该表。

2. 创建职称查阅字段

为"tbl 医生"表中"职称"字段创建查阅字段，列表中显示"主任医师"、"副主任医师"、"主治医师"和"住院医师"4 个值。

打开"中医门诊.accdb"数据库，在"设计"视图中打开"tbl 医生"表。

（1）选择"职称"字段，在"数据类型"列中选择"查阅向导"选项，打开"查阅向导"的第 1 个对话框。

（2）在该对话框中，单击"自行键入所需的值"单选按钮，如图 1-14 所示。

（3）单击"下一步"按钮，打开"查阅向导"的第 2 个对话框。在"第 1 列"的每行中依次输入"主任医师"、"副主任医师"、"主治医师"和"住院医师"4 个值，每输入完一个值按【↓】键或【Tab】键移到下一行，列表设置结果如图 1-15 所示。

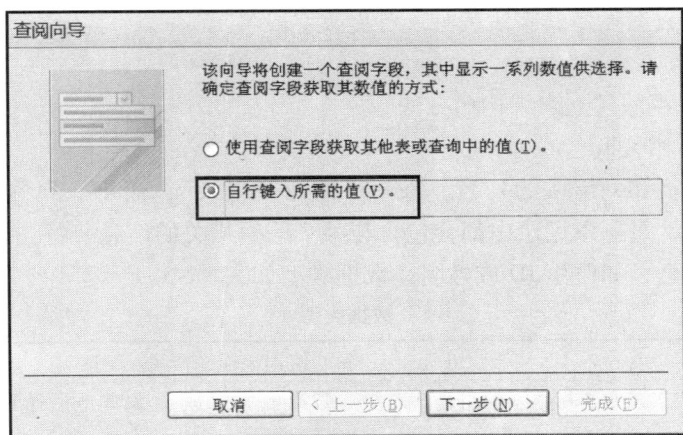

图 1-14 "查阅向导"的第 1 个对话框

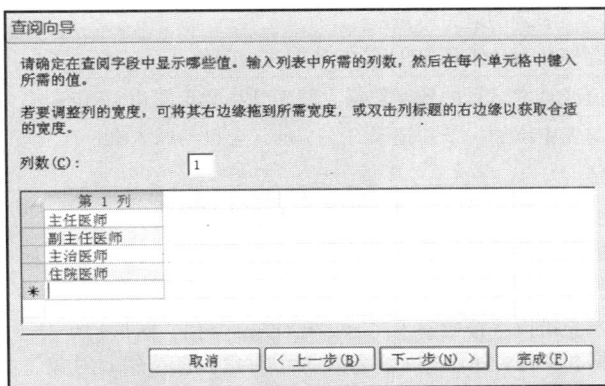

图 1-15 列表设置结果

（4）单击"下一步"按钮，出现"查阅向导"的最后一个对话框。在该对话框的"请为查阅字段指定标签"文本框中输入名称，本例使用默认值。然后单击"完成"按钮。

这时"职称"字段的查阅字段设置完成。切换到"tbl 医生"表的数据表视图，可以看到"职称"字段值右侧出现向下箭头，单击该箭头，会弹出一个下拉列表，列表中列出了"主任医师"、"副主任医师"、"主治医师"和"住院医师"4 个值，如图1-16所示。

图 1-16 查阅字段设置效果

3. 在数据表视图中创建"tbl 患者"表结构

打开"中医门诊"数据库，单击"创建"选项卡 > "表格"组 > "表"命令，可在数据表视图中创建"tbl 患者"表。单击"单击以添加"字段表头，可选择数据类型；双击已设置数据类型的字段表头，可更改字段名。

【知识点】

1. 使用设计视图建立表结构的方法。

2. 数据表的相关概念。

数据表是由行和列组成的列表。每一行称为"记录"，而每一列称为"字段"。在"tbl 医生"表中，每一条记录中都会包含与某个医生相关的信息。每一个字段包含医生的某种类型的信息，如医生 ID 或姓名。数据类型如表 1 – 3 所示。

表 1 – 3   数据类型

数据类型	使用说明
文本	文本或文本与数字的组合，以及不需要计算的数字，例如电话号码，最多为 255 个字符
备注	较长的文本或文本和数字的组合。最多为 63,999 个字符
数字	用于算术运算的数字数据
日期/时间	用于存储从 100 年到 9999 年的日期与时间值
货币	货币值或算术运算的数字数据。精确到小数点左边 15 位和小数点右边 4 位
自动编号	每次向表中添加一条新记录时，Access 会自动插入唯一序号。自动编号字段的值不能更改
是/否	值为"是"或"否"，可表示为 Yes/No、True/False 、On/Off 、 – 1/0
超链接	以文本形式存储的字符组合，用作超链接地址。超链接地址可以是 URL（Internet 或 Intranet 网站的地址），也可以是 UNC 网络路径（局域网共享资源的地址）
OLE 对象	OLE 对象可以链接或嵌入 Microsoft Office 文档、图形、声音、应用程序及其他二进制数据和文件，字段中最多包含 1 个对象。在"OLE 对象"类型的字段中存储的 BMP 图像、Microsoft Office 文档，可在窗体和报表中通过"绑定对象框"控件直接显示出来
附件	"附件"类型可以存储图像、WORD 文档、EXCEL 文档、图表和被支持的文件，还可以查看和编辑其中的 WORD、EXCEL 等文档，这与将文件附加到电子邮件非常类似。"附件"字段和"OLE 对象"字段相比，可存储多个文件，而且可以更高效地使用存储空间。但在默认情况下，"附件"类型不能存储应用程序等存在安全风险的文件，其存储的 Microsoft Office 文档也不能像"OLE 对象"那样在窗体和报表中直接显示出来
计算	可以创建显示计算结果的字段。计算必须引用同一表中的其他字段，可以使用表达式生成器来创建计算字段。计算字段不支持某些表达式

3. 可以使用查阅向导创建包含一个或多个字段内容的列表，在录入时，可以在下拉列表中选择一项作为字段的内容。

4. 多值字段。

Access 2007 中引入的多值字段可以为每条记录在一个字段中存储多个值。如"tbl 患者"表的"既往病史"字段就是多值字段，如图 1 – 17 所示。在表设计视图中，可通过"查阅向导"创建多值字段；或将查阅向导创建的单值字段的"允许多值"属性设置为"是"，如图 1 –18 所示，将其变为多值字段。

图 1 – 18　设置"允许多值"属性

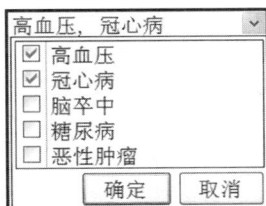

图 1 – 17　"既往病史"字段

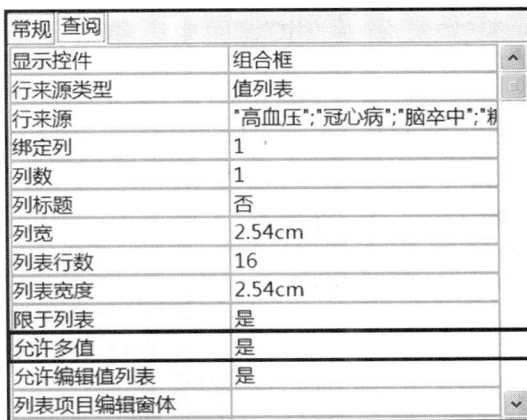

5. Access2010 改进的数据表视图。

Access2010 对数据表视图进行了改进，无需提前定义字段即可创建表并开始使用表——只需单击"创建"选项卡 > "表格"组 > "表"命令，然后在出现的新数据表中输入数据即可。Access2010 会自动确定适合每个字段的最佳数据类型。如果需要更改新字段或现有字段的数据类型或显示格式，可以通过功能区上"字段"选项卡中的命令进行更改。

可以将 Excel 表中的数据粘贴到新的数据表中，Access2010 会自动创建所有的字段并识别数据类型。

【思考与练习】

1. 为什么要设置字段的数据类型？Access2010 字段的数据类型有哪些？

2. 设计视图中"说明"列的作用是什么？

3. 在"中医门诊"数据库中，使用设计视图创建"tbl 挂号"表，表结构如图 1 – 19 所示。

图 1 – 19　"tbl 挂号"表结构

4. 通过查阅向导实现：在"中医门诊"数据库的"tbl 挂号"表的"医生 ID"字段中存储医生编号，但显示相应的医生姓名。

5. 在数据表视图中既可先设置字段类型，也可以直接输入数据来创建表，比较一下两种方法创建的"tbl 患者"表结构有何区别。

实例 4 设置医生表和患者表的字段属性——字段的高级设置

【实例说明】

1. 在这个实例中，我们将学习如何设置字段的属性。

2. 操作要求：在本实例练习文件夹的"中医门诊"数据库中设置"tbl 医生"表的字段属性：

（1）将"医生 ID"字段设置为主键；并设置"医生 ID"、"性别"字段最大可输入字符数分别为 4、1。

（2）"工资"字段显示货币符号，2 位小数。

（3）邮政编码字段必须输入 6 位数字。

（4）电子邮件地址唯一。

设置"tbl 患者"表的字段属性：

（1）"民族"字段的默认值为"汉"。

（2）"身高"字段的数字只能是整数。

（3）"体重"字段可输入 1 位小数。

（4）"出生日期"字段输入格式为中文长日期，输入的日期不得大于当天日期，如输入有误，显示提示信息为"出生日期输入有误"。

【实现过程】

1. 打开"中医门诊.accdb"数据库，在"设计视图"中打开"tbl 医生"表

（1）选中"医生 ID"字段，单击"设计"选项卡 > "工具"组 > "主键"命令，将"医生 ID"字段设置为主键；在"字段大小"属性中输入 4，如图 1-20 所示。单击"性别"字段任意位置，在"字段大小"属性中输入 1。

（2）将"工资"字段的"格式"属性设置为"货币"、"小数位数"属性设置为 2，如图 1-21 所示。

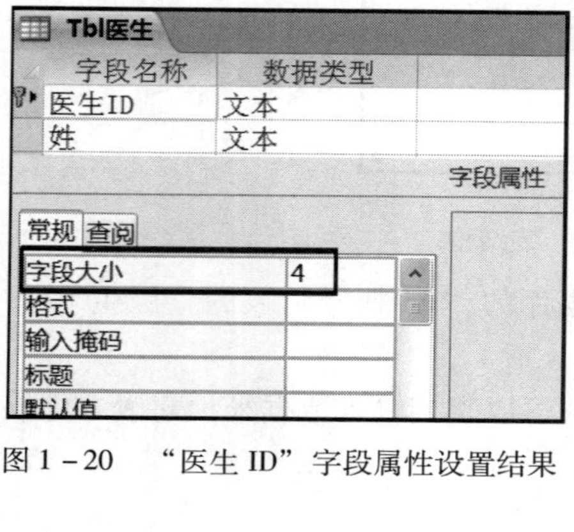

图 1-20 "医生 ID"字段属性设置结果

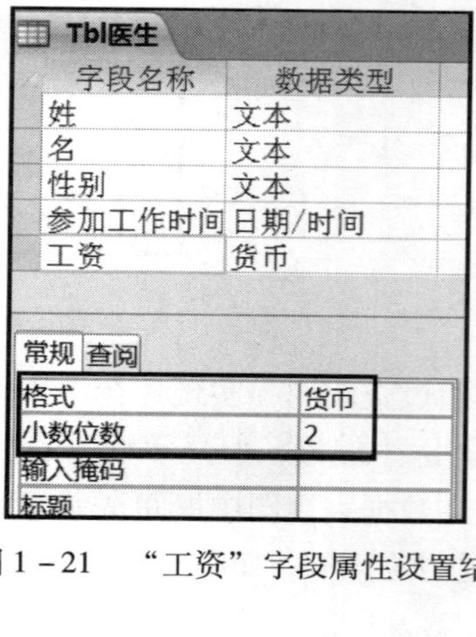

图 1-21 "工资"字段属性设置结果

（3）单击"邮政编码"字段的"输入掩码"属性，然后再单击其右侧的"生成器"按钮，在出现的"输入掩码向导"对话框中，选择"邮政编码"，如图 1-22 所示；单击"下一步"按钮，在出现的对话框中，选择默认值即可。设置结果如图 1-23 所示。

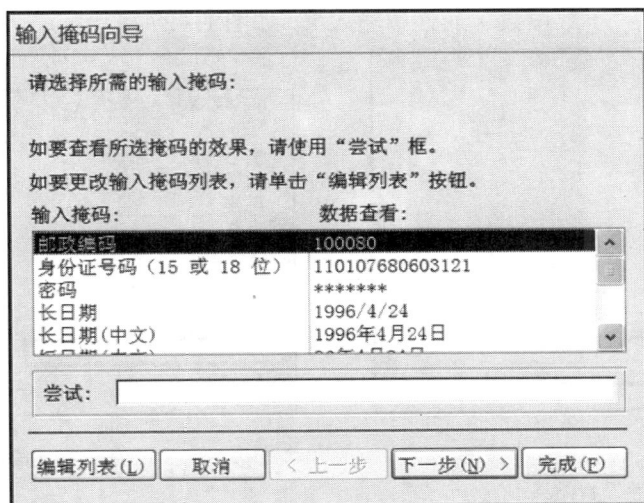

图 1-22 "输入掩码向导"对话框

（4）单击"电子邮箱"字段的"索引"属性，然后单击其右侧的下箭头，从列表中选择"有（无重复）"项。设置结果如图 1-24 所示。

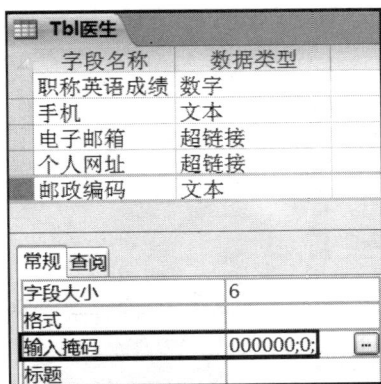

图 1-23 "邮政编码"字段
属性设置结果

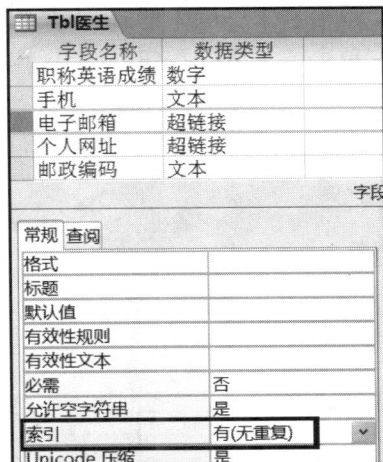

图 1-24 "电子邮箱"字段
属性设置结果

2. 在"设计视图"中打开"tbl 患者"表

（1）单击"民族"字段任意位置，在"默认值"属性中输入"汉"，如图 1-25 所示。

（2）单击"身高"字段的"字段大小"属性右侧的下箭头，在出现的下拉列表中选择"整型"选项。如图 1－26 所示。

（3）单击"体重"字段的"字段大小"属性右侧的下箭头，在出现的下拉列表中选择"单精度型"选项；单击"格式"属性右侧的下箭头，在出现的下拉列表中选择"固定"选项；在"小数位数"属性中输入 1。如图 1－27 所示。

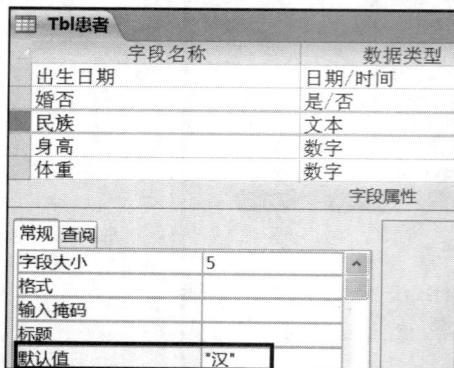

图 1－25　"民族"字段的
属性设置结果

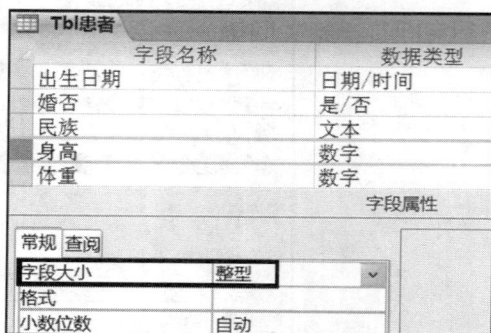

图 1－26　"身高"字段的属性设置结果

（4）单击"出生日期"字段任意位置，在"有效性规则"属性中输入" <= Date（）"。在"有效性文本"属性中输入"出生日期输入有误"。单击"输入掩码"属性框右侧的"生成器"按钮，在出现的"输入掩码向导"对话框中，选择"长日期（中文）"，单击"下一步"按钮；在出现的对话框中，从"占位符"下拉列表中选择"－"，单击"完成"按钮。结果如图 1－28 所示。

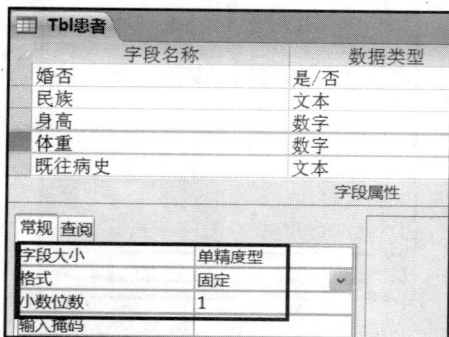

图 1－27　"体重"字段的属性设置结果

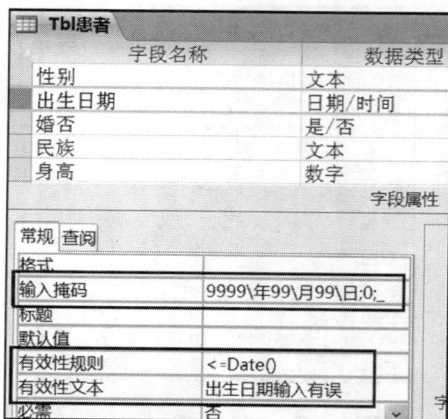

图 1－28　"出生日期"字段的属性设置结果

【知识点】

表中每个字段都有一系列的属性，字段的属性表示字段所具有的特性，它决定了如何保存、处理或显示该字段的数据。属性包括字段名称、数据类型、说明以及其他特征，如字段大小、格式、输入掩码等。

不同的字段类型有不同的属性，当选择某一字段时，"设计"视图下部的"字段属性"区就会显示出该字段的相应属性。

1. 字段大小

"字段大小"属性可以控制字段使用的空间大小。该属性可用于数据类型为"文本"或"数字"的字段。对于一个"文本"类型的字段，字段大小决定了该字段最多存储的字符数，其取值范围是 0～255，可以在该属性框中输入取值范围内的整数；对于一个"数字"型的字段，可以从其下拉列表框中选择一种类型来决定该字段存储数字的类型。可以定义的数字类型及取值范围如表 1-4 所示。

表 1-4　　　　　　　　　　　　数字类型及取值范围

数字类型	值的范围	有效位数	字段长度
字节	0～255	—	1 字节
整型	-32 768～32 767	—	2 字节
长整型	-2 147 483 648～2 147 483 647	—	4 字节
单精度型	$-3.4\times10^{38}～3.4\times10^{38}$	7	4 字节
双精度型	$-1.79734\times10^{308}～1.79734\times10^{308}$	15	8 字节

2. 格式

"格式"属性用来决定数据的打印方式和屏幕显示方式。不同数据类型的字段，其格式选择有所不同，如表 1-5 所示。

表 1-5　　　　　　　　　　　各种数据类型可选择的格式

数据类型	设置	说明
日期/时间	常规日期	如果其值只是一个日期，则不显示时间；如果其值只是一个时间，则不显示日期
	长日期	如：2007 年 6 月 19 日
	中日期	如：07 - 06 - 19
	短日期	如：2007/6/19
	长时间	如：17：34：23
	中时间	如：5：34 下午
	短时间	如：17：34
数字/货币	常规数字	格式的默认值，按原样显示输入的数字。如：3456.789
	货币	使用千位分隔符；对于负数、小数以及货币符号、小数点位置按照 Windows "控制面板"中的设置。如：￥3,456.79
	欧元	使用千位分隔符和欧元符号（€），不考虑 Windows "控制面板"中的"区域设置"中指定的货币符号。如：€3,456.79
	固定	至少显示一位数字，对于负数、小数以及货币符号、小数点位置按照 Windows "控制面板"中的设置
	标准	使用千位分隔符；对于负数、小数符号以及小数点位置，遵循 Windows "控制面板"中的区域设置中指定的设置。如：3,456.79
	百分比	将数值乘以 100 再加上百分号（%）；对于负数、小数以及货币符号、小数点位置按照 Windows "控制面板"中的设置。如：123.00%
	科学记数	使用标准的科学记数法。如：3.46E + 03，表示的数值为 3.46×10^3

续表

是/否	真/假	-1 为真（True），0 为假（False）
	是/否	-1 为是（Yes），0 为否（No）
	开/关	-1 为开（On），0 为关（Off）

3. 输入掩码

输入数据时会遇到有些数据具有相对固定的格式，如日期和邮政编码。此时可以定义一个输入掩码，包含不变的符号和限定的字符类别，这样在输入数据时，只需输入变化的、许可的值。

对于文本、数字、日期/时间、货币数据类型的字段，都可以定义输入掩码。Access为文本和日期/时间型的字段提供了设置输入掩码的向导；对于数字和货币型的字段只能使用字符来定义输入掩码。定义"输入掩码"属性所使用的字符及含义如表1-6所示。

表1-6　　　　　　　　　"输入掩码"属性所使用的字符及含义

字符	说明
0	必须输入数字（0~9）
9	可以选择输入数字或空格
#	可以选择输入数字或空格或 + -

4. 默认值

默认值是在输入新记录时自动显示的数据内容。在一个数据库中，往往会有一些字段的数据内容相同或含有相同的部分，设置"默认值"可以减少输入时的重复操作。

5. 有效性规则及有效性文本

有效性规则属性用于防止非法数据输入到字段中。例如，对"数字"类型字段，可以让 Access 只接受一定范围内的数据；对"日期/时间"类型的字段，可以将数值限制在一定的范围内。

有效性文本属性是在输入的数据不符合该字段的有效性规则时出现的提示信息。

6. 索引

可以使用索引来帮助 Access 快速地查找记录并对其进行排序。索引根据自身包含的一个或多个字段来存储记录的位置。

要创建索引，先决定是创建单字段索引还是多字段索引。通过设置"索引"属性可创建单字段索引。表1-7列出了"索引"属性的设置项。

表1-7　　　　　　　　　　　"索引"属性的设置项

属性	含义
无	不在该字段上创建索引（或删除现有索引）
有（有重复）	在该字段上创建索引，允许字段中有重复值
有（无重复）	在该字段上创建唯一索引，不允许字段有重复值

如果创建了唯一索引，则 Access 不允许在字段中输入这样的新值：该值已在其他

记录的同一字段中存在。例如，可以在电子邮箱的字段上创建唯一索引，以便不会有两个医生具有相同的电子邮箱地址。

创建多字段索引，单击"设计"选项卡 > "显示/隐藏"组 > "索引"命令。在"索引"窗口中，为索引中的每个字段设置一行，并且仅在第一行中包含索引名称。

7. 关键字

关键字是能够唯一标识一条记录的字段或字段的组合。如果"医生信息表"中包含"医生 ID"和"身份证号"两个字段，则这两个字段皆可作关键字。我们可以从这两个字段中选一个字段作为主要关键字，简称"主键"。在设计视图中，主键字段有"钥匙"图标，进行标识。

8. 外部关键字

如果表中的一个字段不是本表的关键字，而是另外一个表的关键字，这个字段就称为外部关键字，简称外键。例如，"医生 ID"字段是"tbl 医生"表和"tbl 挂号"表的共有字段，该字段是"tbl 医生"表的关键字，是"tbl 挂号"表的外键。通过"医生 ID"字段可将这两个表联接起来。

【思考与练习】

1. 如果已在字段中输入了数据，又将"字段大小"属性值改小，应注意什么？
2. 数字型的字段如果要求数值以百分比的形式显示，如何进行设置？
3. 如果保存到"医生 ID"字段中的内容只能是 4 位数字，如何实现这种限制？
4. 如果医生的最低工资为 3000 元，如何实现这种限制？
5. 若限制一个患者一天只能挂一个医生的一个号，如何实现这种限制？

【扩展资料】

1. 定义"输入掩码"属性所使用的字符及含义

如表 1 - 8 所示。

表 1 - 8　　"输入掩码"属性所使用的字符及含义

字符	说明
L	必须输入字母（A ~ Z）
?	可以选择输入字母（A ~ Z）
A	必须输入字母或数字
a	可以选择输入字母或数字
&	必须输入一个任意的字符或一个空格
C	可以选择输入任意的字符或空格
. , : - /	小数点占位符和千位，日期和时间分隔符（实际的字符根据 Windows "控制面板"中的"区域设置"中指定的设置而定）
<	使其后所有的字符转换为小写
>	使其后所有的字符转换为大写
!	使输入掩码从右到左显示（输入掩码的字符一般都是从左向右显示的）。可以在输入掩码的任意位置输入感叹号
\	使其后的字符显示为原义字符（例如：\A 只显示为 A）

2. 表的有效性规则

此功能是在 Access 2007 中引入的。与字段有效性规则不同，表有效性规则可以检查多个字段的值。可以使用表达式生成器来创建有效性规则。

例如，设置"中医门诊"数据库的"tbl 医生"表主任医师最低工资为 6000 元，其他职称最低 3000 元。

操作方法：在设计视图中打开"tbl 医生"表，单击"表格工具" > "显示/隐藏"组 > "属性表"命令，在"属性表"窗口中单击"有效性规则"属性的"生成器"按钮，输入表达式：[职称] = "主任医师" and [工资] >= 6000 or [职称] <> "主任医师" and [工资] >= 3000，如图 1 - 29 所示。

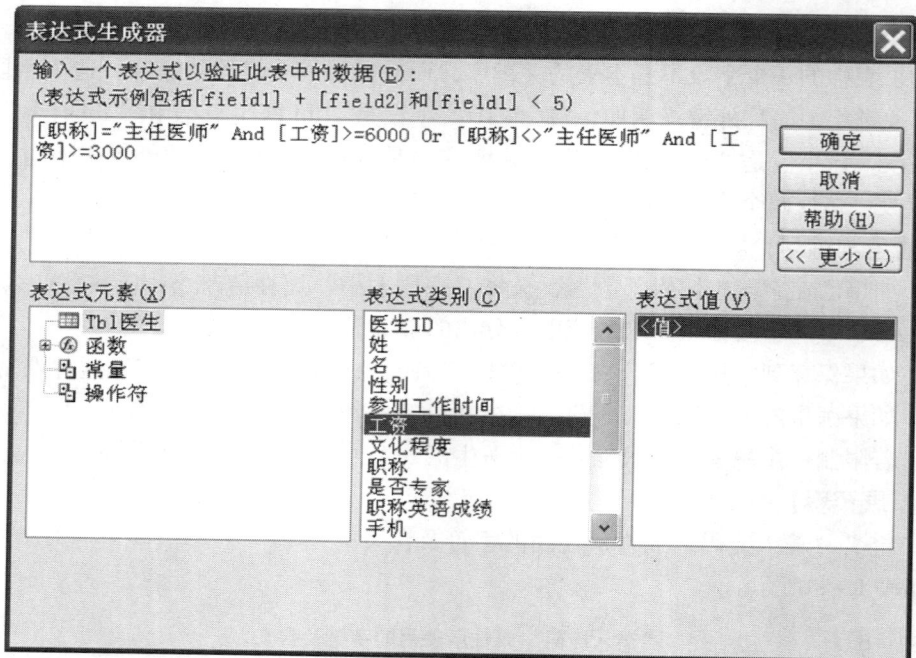

图 1 - 29 表有效性规则表达式

实例 5 输入表内容——直接输入数据和获取外部数据

【实例说明】

1. 在这个实例中，我们将学习向表中直接输入数据和获取外部数据的方法。

2. 操作要求：在"中医门诊 . accdb"数据库中，将表 1 - 9 所示的内容输入到"tbl 医生"表中，并将"第 1 章 数据库和表 \ 1 实例练习 \ 实例 5"文件夹中图片及相关文件分别添加到"照片"和"文档"字段中。

表 1-9   "tbl 医生" 表内容

医生 ID	姓	名	性别	工资	文化程度	职称	联系电话	电子邮箱	个人网址	邮政编码	备注
1101	陆	宇强	男	￥5,000	4	主任医师	12382539488	poga650@stgy.cn	www.vvon.cn	644118	博士生导师，副院长
1102	王	光正	男	￥3,500	3	副主任医师	12623018657	zrpu79@fcmu.cn	www.zyll.cn	718734	外语能力：英语六级

获取外部数据：将本实例练习文件夹中 Excel 文件 "中药.xlsx" 中的数据导入到 "中医门诊.accdb" 数据库。

【实现过程】

1. 在表中录入数据

（1）打开 "中医门诊.accdb" 数据库，在数据表视图下打开 "tbl 医生" 表。从第 1 个空记录的第 1 个字段开始分别输入 "医生 ID"、"姓"、"名"、"性别"、"工资"、"文化程度"、"职称"、"联系电话"、"电子邮箱"、"个人网址"、"邮政编码"、"备注" 字段的内容。当输入完一个字段值时，按【Enter】键或【Tab】键移至下一个字段。

（2）当输入 "照片" 字段时，右击 "照片" 字段对应的第 1 条记录位置，在出现的快捷菜单中选择 "插入对象" 命令，如图 1-30 所示。在打开的 "插入对象" 对话框中，单击 "由文件创建" 单选按钮，然后再单击 "浏览" 按钮，找到所需的图片文件，文件位置："第 1 章 数据库和表\1 实例练习\ 实例 5\1101.bmp"，如图 1-31 所示。最后单击 "确定" 按钮。

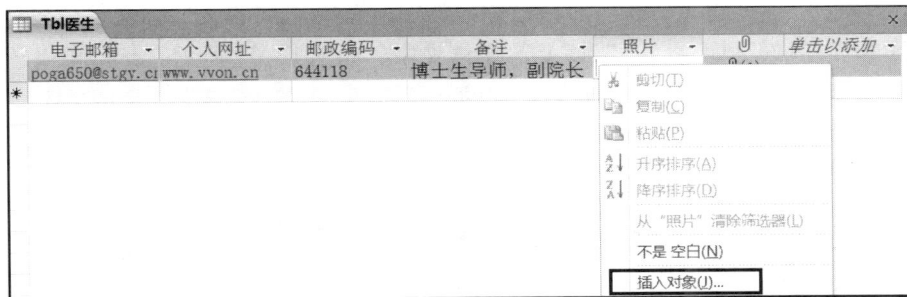

图 1-30 "照片" 字段输入界面

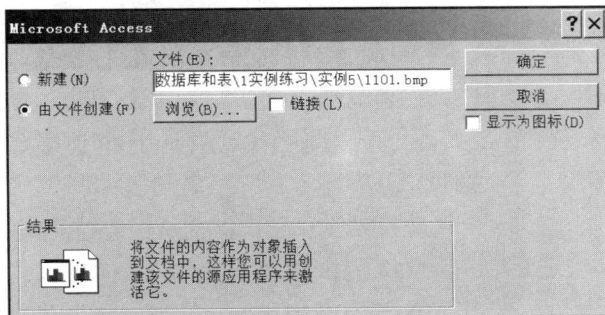

图 1-31 "插入对象" 对话框

（3）当输入"文档"字段时，右击"文档"字段对应的第 1 条记录位置，在出现的快捷菜单中选择"管理附件"命令，如图 1 – 32 所示。在打开的"附件"对话框中，单击"添加"按钮，如图 1 – 33 所示。

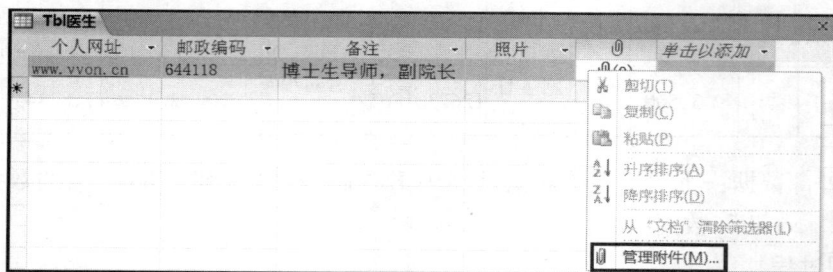

图 1 – 32　"文档"字段输入界面

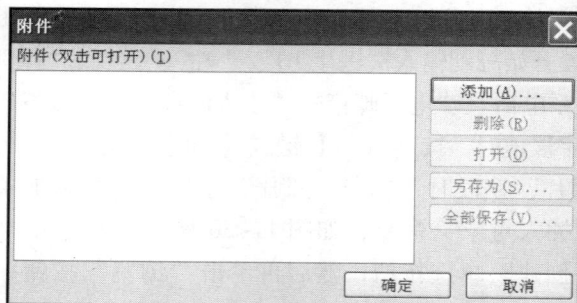

图 1 – 33　"附件"对话框

（4）在打开的"选择文件"对话框中，选中所有要添加的文件，文件位置："第 1 章数据库和表 \ 1 实例练习 \ 实例 5 \ "文件夹中，如图 1 – 34 所示，然后单击"打开"命令，在"附件"对话框中可以看到添加的文件，如图 1 – 35 所示，最后单击"确定"按钮，返回"tbl 医生"表数据表视图窗口，可以在"文档"字段看到添加的结果，括号中的数字"3"表示添加的是三个文件，如图 1 – 36 所示。

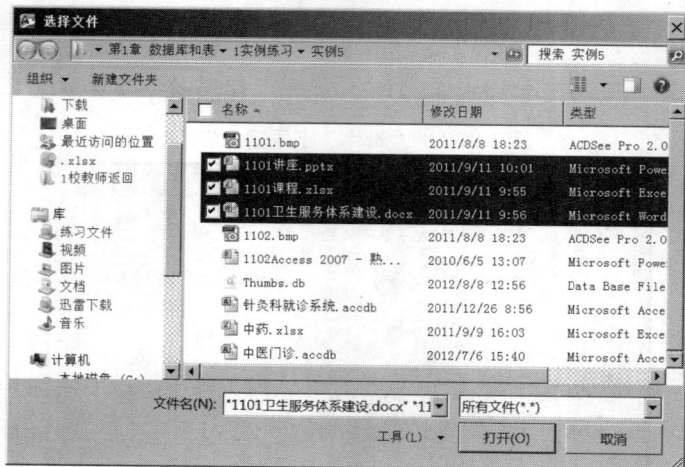

图 1 – 34　"选择文件"对话框

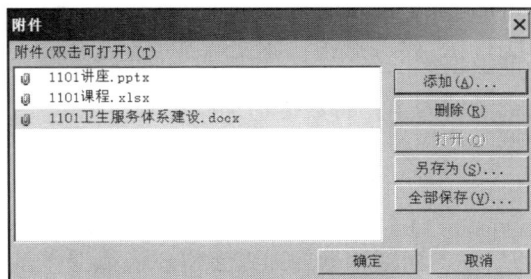

图 1-35 "附件"对话框

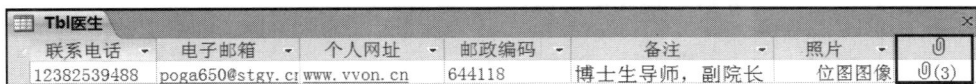

图 1-36 "tbl 医生"表数据表视图

（5）输入完一条记录后，按【Enter】键或【Tab】键移至下一条记录，继续输入第 2 条记录。

通常在输入一条记录的同时，Access 将自动添加一条新的空记录，并且该记录的选择器上显示一个星号▤；当前正在输入的记录选择器上则显示为铅笔▱。

（6）输入完所有数据后，单击工具栏上的"保存"按钮，保存表。结果如图 1-37 所示。

图 1-37 "tbl 医生"表输入的结果

2. 获取外部数据

（1）打开"中医门诊 . accdb"数据库。单击"外部数据"选项卡 > "导入并链接"组 > "导入 Excel 电子表格"命令▤，出现"获取外部数据 – Excel 电子表格"对话框。单击"文件名"右侧的"浏览"按钮，在出现的"打开"对话框中找到要导入文件的位置，选择"中药 . xlsx"文件，然后单击"打开"按钮，如图 1-38 所示。

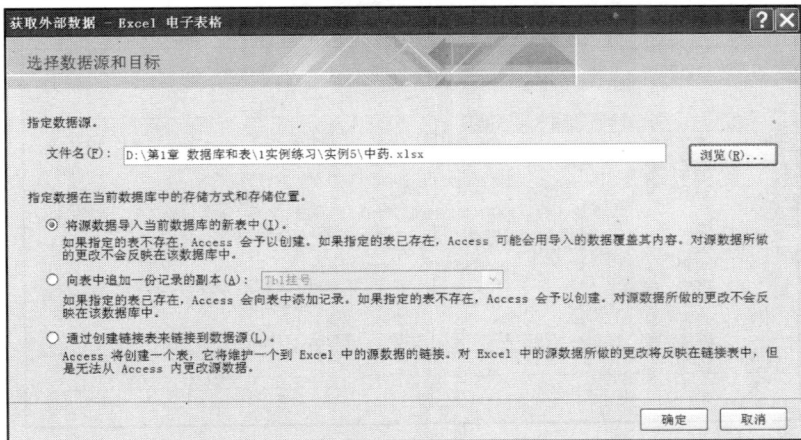

图 1-38 "获取外部数据 – Excel 电子表格"对话框

此时，可以指定所导入数据的存储方式。例如，可以选择下列选项中的一项。

●将源数据导入当前数据库的新表中：将数据存储在新表中，并且提示命名该表。

●向表中追加一份记录的副本：将数据追加到现有的表中。

●通过创建链接表来链接到数据源：在数据库中创建一个链接表，使其与外部数据源保持同步。

（2）这里单击"将源数据导入当前数据库的新表中"单选按钮，然后单击"确定"按钮，出现"导入数据表向导"第一个对话框，选择要导入的数据所在的工作表，如图 1-39 所示。

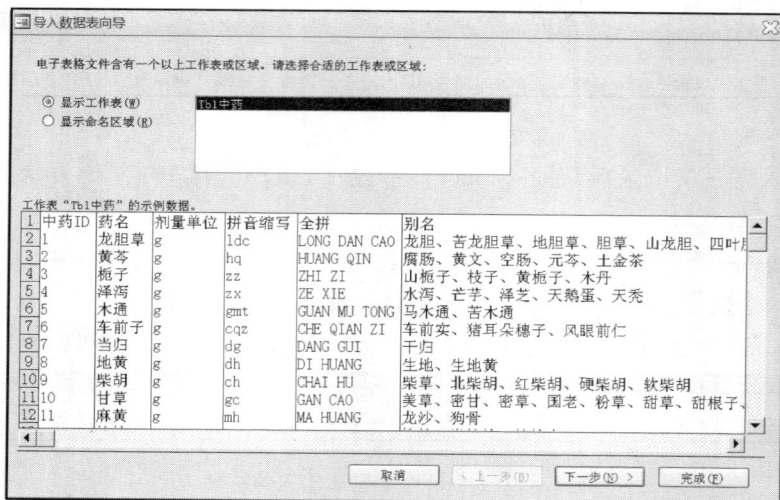

图 1-39   "导入数据表向导"第一个对话框

（3）单击"下一步"按钮，出现"导入数据表向导"第二个对话框，如果源工作表或者区域的第一行包含字段名称，则需选中"第一行包含列标题"复选框，如图 1-40 所示。

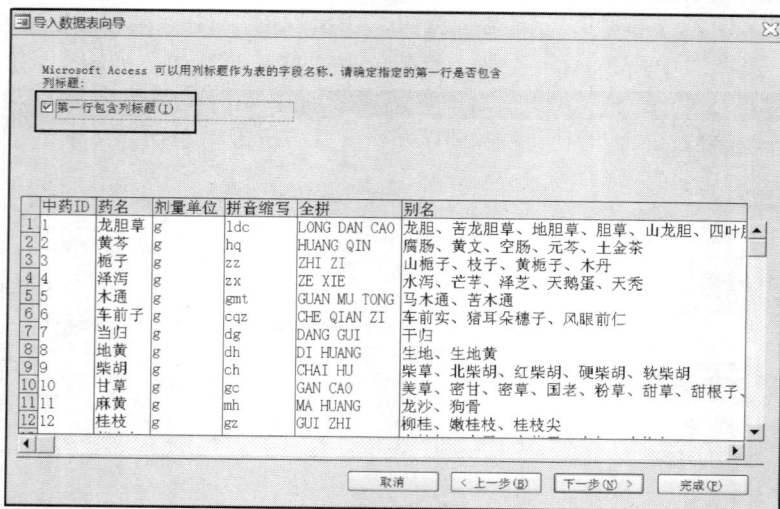

图 1-40   "导入数据表向导"第二个对话框

如果将数据导入新表中，Access 将使用这些列标题为表中的字段命名，可以在导入操作过程中或导入操作完成后更改这些名称。如果将数据追加到现有的表中，需要源工作表中的列标题与目标表中的字段名称完全匹配。

（4）单击"下一步"按钮，如图 1-41 所示。可以检查并更改目标字段的名称和数据类型。Access 会检查每一列的前 8 行，以建议对应字段的数据类型。如果工作表中某一列的前 8 行包含不同类型的值（如文本和数字），向导会建议使用与列中所有值都兼容的数据类型（最常用的是文本数据类型）。

要在字段上创建索引，可以单击"索引"下拉按钮。

要完全跳过某列。可以选中"不导入字段（跳过）"复选框。

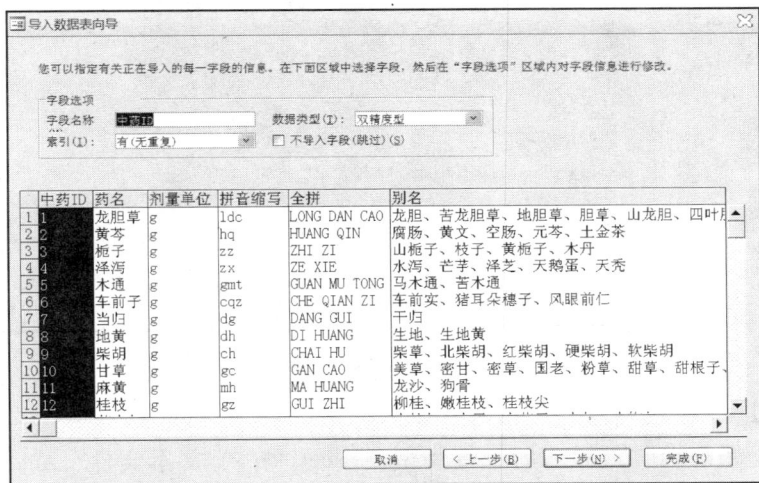

图 1-41　"导入数据表向导"第三个对话框

（5）单击"下一步"按钮，在该向导对话框中，可以指定数据表的主键。可以选择下列选项中的一项。

●让 Access 添加主键：Access 会将"自动编号"字段添加为目标表中的第一个字段。

●我自己选择主键：单击右侧的下箭头按钮，将显示所添加的 Excel 表中的所有字段，可从中指定主键字段。

●不要主键：该表将没有主键。

该例选择"我自己选择主键"，并将"中药ID"设置为主键，如图 1-42所示。

（6）单击"下一步"

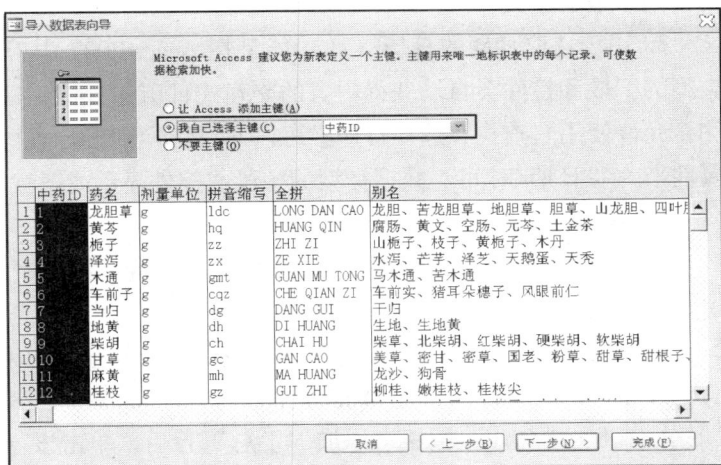

图 1-42　"导入数据表向导"第四个对话框

按钮，指定目标表的名称。在"导入到表"文本框中，输入表的名称"tbl 中药"，如图 1－43 所示。如果该表已存在，Access 提示是否要覆盖已有的表，单击"是"按钮，可继续操作。然后单击"完成"以导入数据。

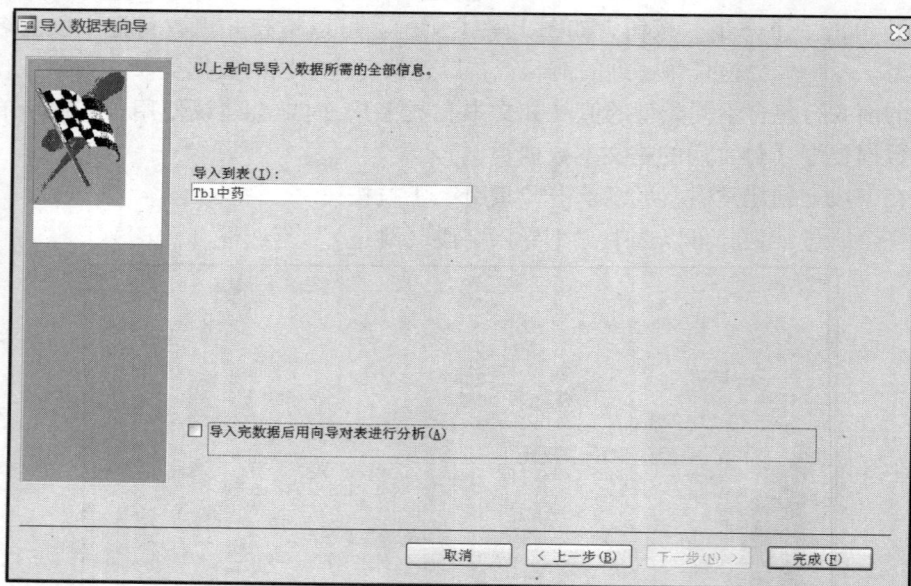

图 1－43　"导入数据表向导"最后一个对话框

【知识点】

1. 获取外部数据时可导入的文件类型：Excel 文件、文本文件、Access 数据库对象等。

2. 导入数据的操作是在向导的引导下完成的。从不同的数据源导入数据，Access 将启动与之相对应的向导。本例描述了从 Excel 工作表导入数据的过程，从中可以理解导入过程所需选定或输入的各项参数的含义，进而理解从不同数据源导入数据时所需要的不同参数的意义。

3. 用于选取日期的日历（此功能是在 Access2007 中引入的）。"日期/时间"数据类型的字段和控件会自动获得内置的交互式日历的支持。日历按钮自动出现在日期的右侧，允许使用它查找和选择日期。可以通过切换到设计视图，使用"显示日期选取器"属性来为"日期/时间"数据类型的字段或控件显示或隐藏日期选取器。

【思考与练习】

将"中医门诊"数据库中的"tbl 医生"表导入到"针灸科就诊系统"数据库中。

【扩展资料】

数据表视图提供了"汇总"行，在该行中可以显示总和、计数、平均值、最大值、最小值等。在"中医门诊"数据库中，打开"tbl 医生"表，单击"开始"选项卡 >"记录"组 > "合计"按钮，添加"汇总"行后，单击该行单元格中的箭头并选择所需的计算，如图 1－44 所示，对"工资"字段选择"平均值"项。

图 1-44 "tbl 医生" 表汇总计算

实例 6 查找及批量更新医生表中的数据——查找和替换

【实例说明】

1. 在这个实例中，我们将学习如何使用"查找和替换"命令查找及批量更新数据。

2. 操作要求：对"tbl 医生"表中"文化程度"为 3 的字段值，将 3 改为"本科"。

【实现过程】

1. 在"中医门诊 . accdb"数据库中，打开"tbl 医生"表。在"数据表视图"中，单击"文化程度"字段选定器选中该字段。

2. 单击"开始"选项卡 >"查找"组 >"查找"命令，在"查找和替换"对话框的"查找内容"框中输入"3"。然后单击"替换"选项卡，在"替换为"框中输入"本科"，在"查找范围"框中选中"当前字段"，在"匹配"框中，选中"整个字段"，如图 1-45 所示。单击"全部替换"按钮，一次替换全部指定的内容。

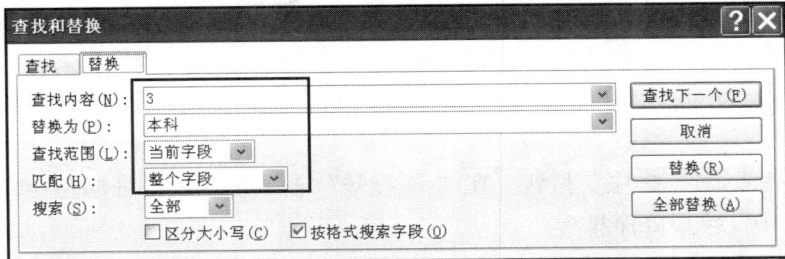

图 1-45 "查找和替换"对话框

【知识点】

"查找范围"下拉列表有"当前字段"、"当前文档"选项，"当前字段"就是光标所在的字段。"匹配"下拉列表有"字段任何部分"、"整个字段"和"字段开头"选项，"字段任何部分"选项是字段任何部分与要查找内容相同即可，"整个字段"选项是整个字段要与查找内容相同，"字段开头"选项是字段开头要与查找内容相同。

【思考与练习】

将"tbl 中药"表药味字段中的"，"全部改为"、"。

【扩展资料】

在"查找和替换"对话框中，可以使用通配符，见表 1－10。通配符的用法将在"第 2 章查询"中学习。

表 1－10   通配符的用法

字符	用法	示例
*	与任意个数的字符匹配	wh＊可以匹配 what、white 和 why
?	与任意单个字符匹配	b?ll 可以匹配 ball、bell 和 bill
[ ]	与方括号内任意单个字符匹配	b[ae]ll 可以匹配 ball 和 bell，但不能匹配 bill
!	匹配任何不在括号之内的字符	b[!ae]ll 可以匹配 bill 和 bull，但不能匹配 bell 和 ball
－	与范围内的任意一个字符匹配，范围必须为升序区域	b[a－c]d 可以匹配 bad、bbd 和 bcd
#	与任意单个数字字符匹配	1#3 可以匹配 103、113、123

注意：

（1）通配符主要用在文本数据类型中，有时候也可以使用在其他数据类型中。

（2）在使用通配符搜索星号（＊）、问号（?）、#、左方括号（[）或减号（－）时，必须将这些字符放在方括号内。例如：搜索"?"，请在"查找"对话框中输入"[?]"。如果同时搜索减号和其他字符时，请在方括号内将减号放置在所有字符之前或之后（但是，如果有惊叹号"!"，请在方括号内将减号放置在惊叹号之后）。如果在搜索惊叹号（!）或右方括号（]）时，不需要将其放在方括号内。

（3）必须将左、右方括号放在另一对方括号中（[[ ]]），才能同时搜索一对左、右方括号（[ ]），否则 Access 会将这种组合作为一个空字符串处理。

实例 7 筛选特定病史的患者——排序与筛选

【实例说明】

1. 在这个实例中，我们将学习数据排序和数据筛选。

2. 操作要求：在"中医门诊.accdb"数据库的"tbl 中药"表中按"拼音缩写"字段升序排列。

使用"高级筛选/排序"按钮，在"tbl 挂号"表中按"就诊日期"字段升序排列，再按"医生 ID"字段降序排列。

使用快速筛选数据方法，筛选出有高血压病史的患者；筛选出 2011 年 9 月 1 日前就诊的患者。

【实现过程】

1. 单字段排序

（1）在"中医门诊.accdb"数据库中，打开"tbl 中药"表。在"数据表视图"

中，单击"拼音缩写"字段列选定该列。

（2）单击"开始"选项卡 > "排序和筛选"组 > "升序"命令。

2. 多字段排序

（1）在"数据表视图"中打开"tbl 挂号"表。

（2）单击"开始"选项卡 > "排序和筛选"组 > "高级"命令，在出现的下拉列表中选择"高级筛选/排序"命令，打开"tbl 挂号筛选 1"窗口，如图 1 - 46 所示。

该窗口分为上、下两部分。上半部分显示了被打开表的字段列表。下半部分是设计窗格，用来指定排序字段、排序方式和排序条件。

（3）单击设计窗格中第 1 列字段右侧的向下箭头按钮，从打开的列表中选择"就诊日期"字段。然后用同样的方法，在第 2 列的字段上选择"医生 ID"字段。

（4）单击"就诊日期"字段的"排序"行右侧的向下箭头按钮，从打开的列表中选择"升序"；使用同样的方法，在"医生 ID"字段的"排序"行上选择"降序"，如图 1 - 47 所示。

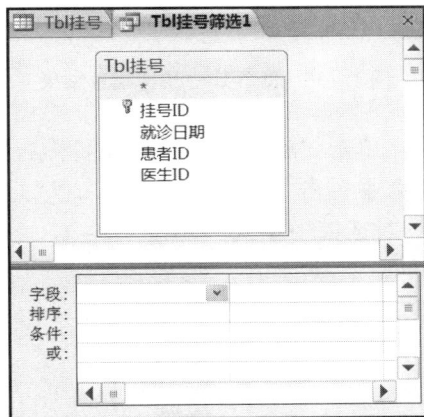

图 1 - 46　"tbl 挂号筛选 1"窗口　　　　图 1 - 47　设置排序次序

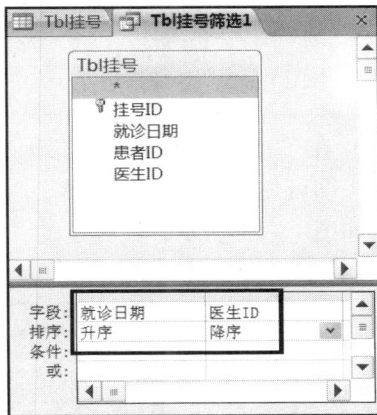

（5）单击"开始"选项卡 > "排序和筛选"组 > "切换筛选"命令。这时 Access 会按上面的设置排序"tbl 挂号"表中的所有记录，排序结果如图 1 - 48 所示。

图 1 - 48　排序结果

3. 快速筛选数据

（1）在"数据表视图"中打开"tbl 患者"表。单击"既往病史"字段名称右侧的下拉箭头即可显示"快速筛选器"。在下拉菜单命令中选中"高血压"，如图1-49所示；单击"确定"按钮，操作效果如图1-50所示。

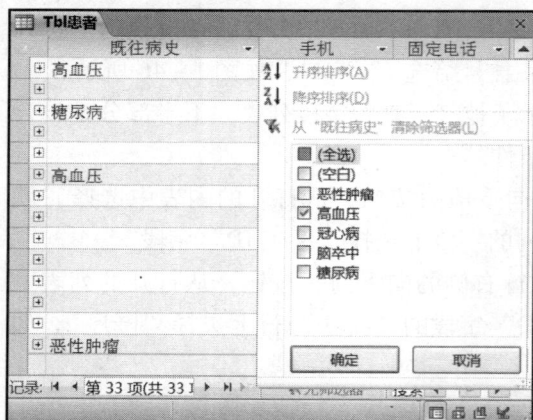

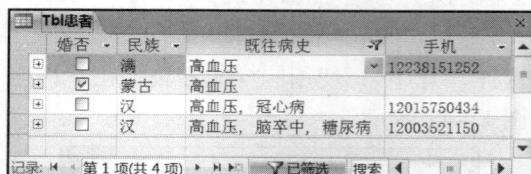

图1-49　快速筛选器　　　　　　　　　　图1-50　既往病史快速筛选结果

（2）在"数据表视图"中打开"tbl 挂号"表。单击"就诊日期"字段名称右侧的下拉箭头即可显示"快速筛选器"。在下拉菜单命令中单击"日期筛选器" > "之前"命令，如图1-51所示，在弹出的"自定义筛选"对话框中输入"2011-9-1"，单击"确定"按钮。操作效果如图1-52所示。

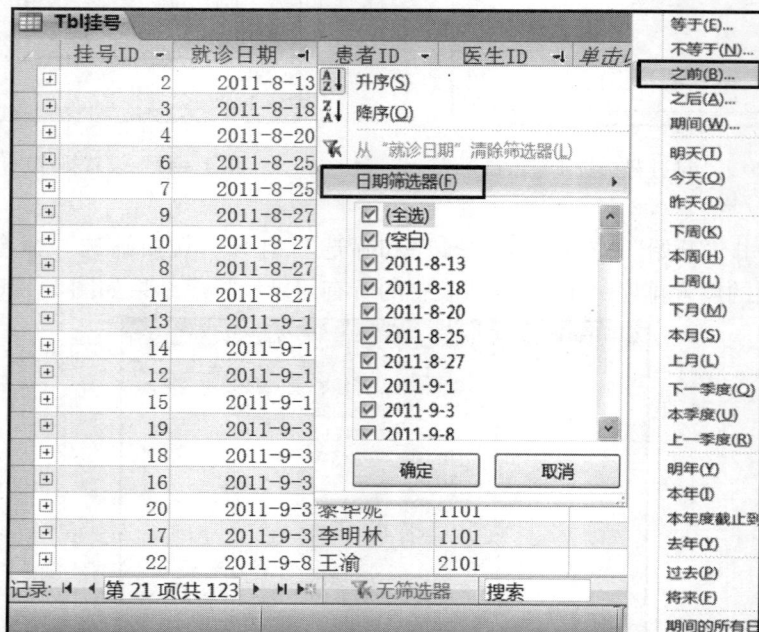

图1-51　日期筛选器

Tbl挂号

挂号ID	就诊日期	患者ID	医生ID
2	2011-8-13	李峰成	1102
3	2011-8-18	赵莉媛	1102
4	2011-8-20	李峰成	1102
7	2011-8-25	王渝	2101
6	2011-8-25	徐艳霖	2101
10	2011-8-27	李峰成	2101
9	2011-8-27	徐玲媛	2101
11	2011-8-27	李明林	1101
8	2011-8-27	黎华妮	1101
14	2011-9-1	王渝	2101
13	2011-9-1	徐艳霖	2101
12	2011-9-1	赵莉媛	1102
15	2011-9-1	先佑颖	1101

记录: 第 14 项(共 14 项)　已筛选　搜索

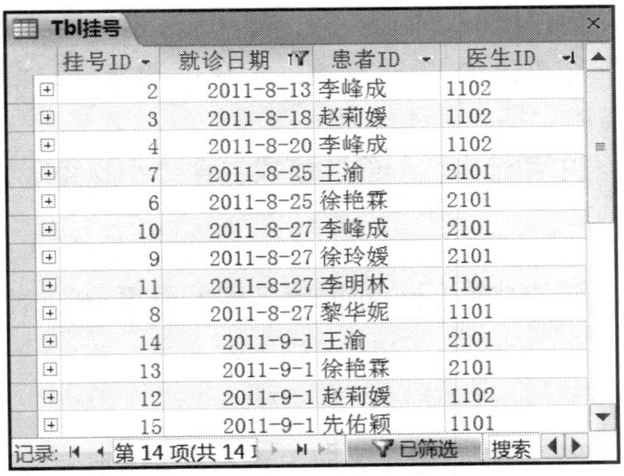

图 1－52　日期筛选结果

【知识点】

1. 排序是根据当前表中的一个或多个字段的值对整个表中的所有记录进行重新排列，对数据排序可以加快查找的速度。在 Access 中对数据的排序规则如下。

（1）英文按字母顺序排序，不区分大小写。升序时按 A 到 Z 排列，降序时按 Z 到 A 排列。

（2）中文按拼音字母的顺序排序。首先按第 1 个汉字的第 1 个拼音字母排序，如果第 1 个拼音字母相同，则比较该汉字其他的拼音字母；如果第 1 个汉字相同，则按第 2 个汉字的拼音字母排序，以此类推。

（3）数字按数字的大小排序，升序时从小到大排列，降序时从大到小排列。

（4）日期和时间字段，按日期的先后顺序排序，升序时按从前向后的顺序排列，降序时按从后向前的顺序排列。日期中相同部位的数字越大，日期就越大。

（5）对于文本型的字段，如果它的值为数字，那么 Access 将数字视为字符串。因此，排序时是按照 ASCII 码值的大小排列，而不是按照数值本身的大小排列。例如，若要将文本字符串“5”、“6”、“12”按升序排列，那么排序的结果将是“12”、“5”、“6”，这是因为“1”的 ASCII 码小于“5”的 ASCII 码。如果希望按其数值大小排列，则应在较短的数字前面加零，使他们成为等长的字符串，将这 3 个字符串改为“05”、“06”、“12”即可。

（6）按升序排列字段时，如果字段的值为空值，则将包含空值的记录排列在表的最前面。

（7）数据类型为备注、超链接或 OLE 对象的字段不能排序。

（8）排序后，排序次序将与表一起保存。

2. “快速筛选器”功能。

自 Access2007 开始引入的“快速筛选器”功能，可以快速排序、筛选数据，单击数据表视图中字段名称右侧的下拉箭头即可显示“快速筛选器”。

【思考与练习】

1. 在 Access 中对数字形式的文本如何排序？

2. 在"中医门诊"数据库的"tbl 患者"表中筛选出男性已婚患者的记录。

3. 在"中医门诊"数据库的"tbl 诊治"表中筛选出"诊治项目"字段值为"脉诊"的记录，并按"描述"字段升序排列。

4. 在"tbl 中药"表中筛选出"归经"字段包含"小肠经"的中药。

实例 8　建立中医门诊数据库各表间联系——表间关系与参照完整性

【实例说明】

1. 在这个实例中，我们将学习建立表间关系与设置参照完整性的方法。

2. 操作要求：创建"中医门诊.accdb"数据库中的 4 个表间的联系。

（1）设置"tbl 医生"表到"tbl 密码"表关系为一对一，实施参照完整性。

（2）设置"tbl 医生"表到"tbl 挂号"表关系为一对多，"tbl 患者"表到"tbl 挂号"表关系为一对多，并实施参照完整性。

【实现过程】

1. 在"设计视图"中打开"tbl 患者"表。选中"患者 ID"字段，单击"设计"选项卡 >"工具"组 >"主键"命令，将"患者 ID"设置为主键，以同样方法设置"tbl 挂号"表的"挂号 ID"字段、"tbl 密码"表的"医生 ID"字段为主键。

2. 单击"数据库工具"选项卡 >"关系"组 >"关系"命令，出现"显示表"对话框（也可通过"显示表"命令使其弹出），如图 1–53 所示。

3. 按住 Ctrl 键的同时单击"tbl 挂号"、"tbl 患者"、"tbl 密码"、"tbl 医生"表，选中这 4 个数据表。单击"添加"按钮，将所需表添加到"关系"窗口。然后，在"显示表"对话框中，单击"关闭"按钮，关闭"显示表"对话框。"关系"窗口如图 1–54 所示。

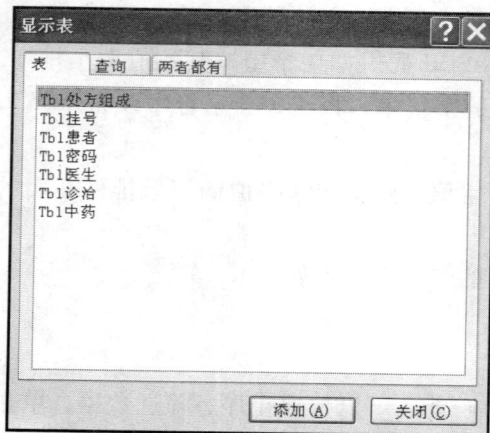

图 1–53　"显示表"对话框　　　　图 1–54　"关系"窗口

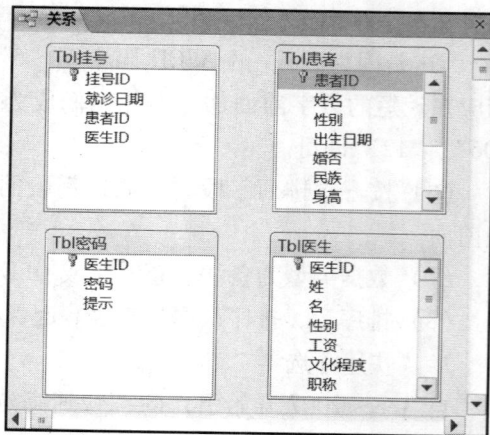

4. 在"关系"窗口中，拖动"tbl 医生"表的"医生 ID"字段至"tbl 密码"表的"医生 ID"字段，松开鼠标后，在出现的"编辑关系"对话框中将显示两个表联接的字段，选中"实施参照完整性"复选框，如图 1–55 所示。然后单击"创建"按钮，创建"tbl 医生"和"tbl 密码"表的一对一的关系，此时"关系"窗口如图 1–56 所示。

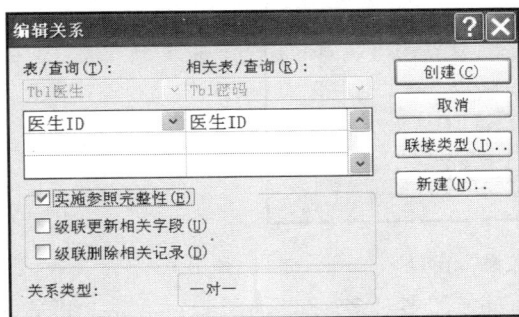

图 1–55 "编辑关系"对话框

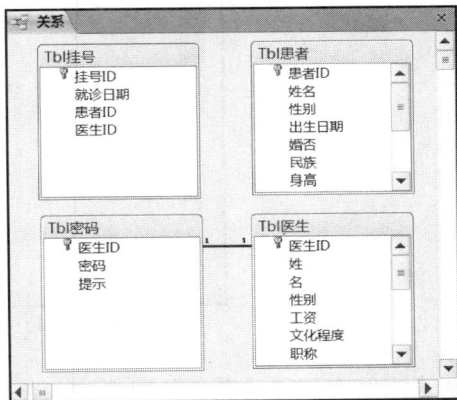

图 1–56 "关系"窗口

5. 在"关系"窗口中，拖动"tbl 医生"表的"医生 ID"字段至"tbl 挂号"表的"医生 ID"字段，松开鼠标后，在出现的"编辑关系"对话框中将显示两个表联接的字段，选中"实施参照完整性"复选框，如图 1–57 所示。然后单击"创建"按钮，创建"tbl 医生"和"tbl 挂号"表的一对多的关系，此时"关系"窗口如图 1–58 所示。

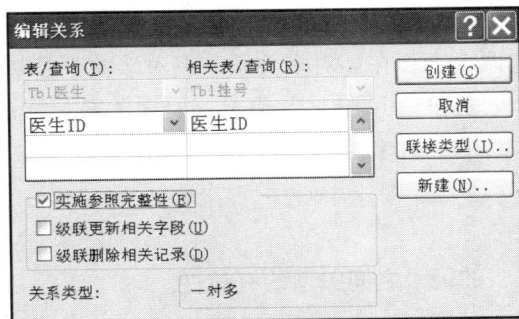

图 1–57 "编辑关系"对话框

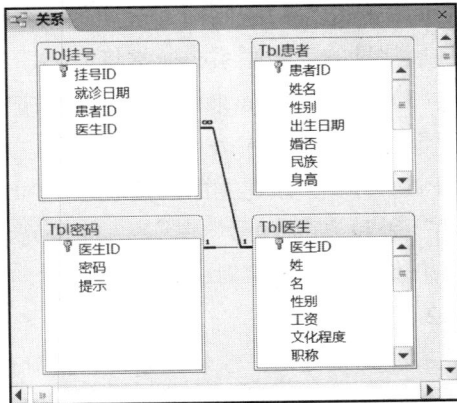

图 1–58 "关系"窗口

6. 重复上述步骤，创建"tbl 患者"表到"tbl 挂号"表的一对多的关系，创建后"关系"窗口如图 1–59 所示。

【知识点】

1. 表间关系的概念

Access 是一个关系型数据库，每个表都是数据库中一个独立的对象，但是每个表又不是完全孤立的，表与表之间可能存在着相互的联系。

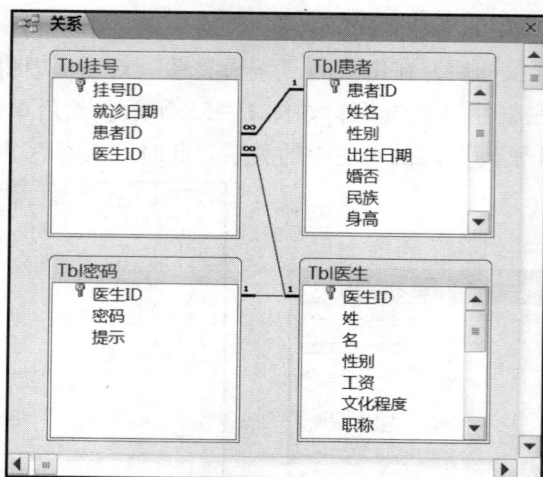

图 1-59   "关系"窗口

表之间有 3 种关系,分别为:一对一、一对多和多对多。

(1)一对一:如果 A 表中的一条记录最多只能匹配 B 表中的一条记录,B 表中的一条记录只能匹配 A 表中的一条记录,那么这两个表存在一对一关系。对于"tbl 医生"和"tbl 密码"这样的一对一关系的两个表可以合并为一个表,这样既不会出现重复信息,也方便查询表的信息。

(2)一对多:如果 A 表中的一条记录可以匹配 B 表中的 0 条或多条记录,但是 B 表中的一条记录只能匹配 A 表中的一条记录,那么这两个表存在一对多关系。一对多关系是最常见的表间联系,通常将"一"端表称为主表,将"多"端表称为相关表。

(3)多对多:如果 A 表中的一条记录可以匹配 B 表中的多条记录,且 B 表中的一条记录也可以匹配 A 表中的多条记录。那么这两个表存在多对多关系。多对多关系是基于两个一对多关系建立的间接联系。"tbl 医生"表和"tbl 挂号"表是一对多关系,"tbl 患者"表和"tbl 挂号"表是一对多关系,这两个一对多关系就建立了"tbl 医生"和"tbl 患者"间接的多对多关系。

2. 参照完整性

参照完整性是一个规则系统,能确保相关表的记录之间关系的有效性。

当实施参照完整性时,必须遵守以下规则:

(1)当主表中没有匹配记录时,不能将记录添加到相关表中,否则会出现孤立记录。

(2)当相关表中存在匹配的记录时,又未启用"级联删除相关记录"的功能,则不能删除主表中的记录。如果启用"级联删除相关记录"功能,在删除主表记录的同时,将自动删除相关表中的匹配记录。

(3)当相关表中有匹配的记录时,又未启用"级联更新相关字段"的功能,则不能更改主表中相关联的关键字的值,否则相关表会出现孤立记录。如果启用"级联更新相关字段"功能,在更新主表的关键字时,将自动更改相关表中的匹配记录的外键。

3. 编辑和删除已有关系的方法

在"关系"窗口中双击关系线,即可打开"编辑关系"对话框。若要删除表之间的关系,选择关系线后单击右键,在出现的快捷菜单中选择"删除"命令即可。

【思考与练习】

1. 为什么要设置主键?

2. 实施参照完整性的作用是什么?

3. 基于实例中创建的关系,实施了参照完整性但未启用"级联删除相关记录"、"级联更新相关字段",如果王光正医生对应"tbl 挂号"表中的 7 条出诊记录,能否直接删除王光正医生?能否直接删除 7 条出诊记录?

4. 根据本实例,在"中医门诊"数据库中建立"tbl 医生"、"tbl 密码"、"tbl 患者"、"tbl 挂号"、"tbl 诊治"、"tbl 处方组成"、"tbl 中药"表之间的关系,并实施参照完整性。

实例 9 设计中医门诊数据库——数据库的设计步骤

【实例说明】

1. 在这个实例中,我们将以"中医门诊"数据库的设计为例,学习数据库设计的基本步骤。

2. 合理的设计是创建数据库的基础,只有合理的设计,数据库才能有效地、准确地、及时地完成所需的功能。

【实现过程】

某中医门诊部的门诊医疗管理的主要工作包括医生管理、患者管理、挂号信息管理和中药处方管理等几项。

利用数据库组织和管理门诊医疗信息,设计过程如下。

1. 需求分析

设计数据库的第一个步骤是确定数据库的目的及需求。需要明确希望从数据库得到什么信息。

通过对门诊医疗管理工作的了解和分析,可以确定,建立"中医门诊"数据库的目的是为了实现门诊医疗信息的组织、管理和分析。主要任务应包括医生管理、患者管理、挂号信息管理和中药处方管理。

2. 确定数据库中需要的表

在设计表时,应该按以下设计原则对信息进行分类。

(1)每个表应该只包含关于一个主题的信息:门诊医疗管理的主要工作包括医生管理、患者管理、挂号信息管理和中药处方管理等,根据"中医门诊"数据库应完成的任务以及信息分类原则,应将门诊医疗管理数据分为 7 类,并分别存放在"tbl 医生"、"tbl 患者"、"tbl 挂号"、"tbl 诊治"、"tbl 中药"、"tbl 处方组成"和"tbl 密码"这 7 个表中。

（2）表不应包含冗余信息，不应有重复信息：冗余信息容易产生无效数据，增加录入和维护的工作。如在"tbl 挂号"表中只存放"医生 ID"，而不需再存放医生姓名、性别等信息。

3. 确定表中需要的字段

每个表中都包含关于同一主题的信息，例如，医生表可以包含医生的姓、名、性别、文化程度、所在科室、职称和联系电话等字段。在草拟每个表的字段时，请注意下列提示：

（1）每个字段直接与表的主题相关。

（2）以所需的最小的逻辑单元保存信息（例如，"中药"表中将"药名"和"拼音"分开）。

（3）除计算字段外，不应包含推导或计算结果的数据，比如年龄、基于成绩而得到的评级的信息。

4. 确定主键

应为每个表设置一个主键，如无合适关键字作为主键，可使用自动编号字段作主键。

5. 建立表间关系和实施参照完整性

在数据录入之前创建表间关系并实施参照完整性，可避免产生无效数据。

6. 优化设计

在设计完需要的表和关系后，就应该检查该设计并找出任何可能存在的不足。因为此时改变数据库的设计要比已经填满数据时容易得多。

在每个表中输入充足的示例数据，以验证设计。发现问题，修改该设计。

7. 输入数据并创建其他数据库对象

如果认为表的结构已达到了设计要求，就可在表中添加数据，创建所需的其他数据库对象。

【知识点】

数据库设计一般要经过：确定创建数据库的目的、确定数据库中需要的表、确定表中需要的字段、确定主键和确定表之间的关系等步骤，这是一个循环反复的过程，如图 1-60 所示。

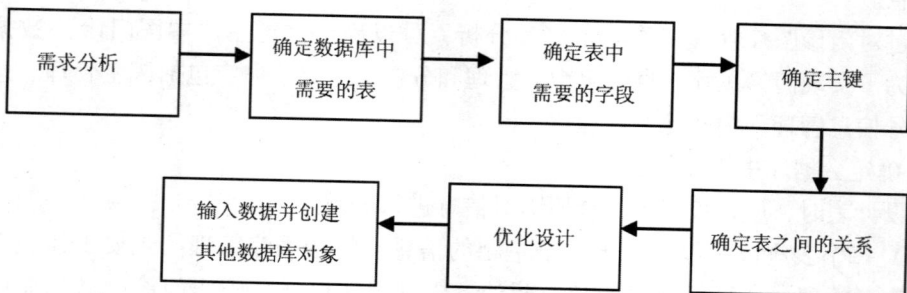

图 1-60　数据库设计步骤

【思考与练习】

1. 如果大夫给患者一次开了内服和外用 2 个方子，实例的"中医门诊"数据库的设计行吗？如何更改？

2. 按照数据库的设计步骤，设计"针灸科就诊系统"数据库。

3. 分析"第 1 章 数据库和表 \ 1 实例练习 \ 实例 9 \ 经方数据 . xlsx"Excel 表格，将其规范为"经方数据"数据库。

习 题

一、单选题

1. 创建数据库有两种方法。一种方法是先建立一个空数据库，然后向其中添加数据库对象；另一种方法是【 】。
    A. 使用"数据库视图"　　　　　　　B. 使用"数据库模板"
    C. 使用"数据库生成器"　　　　　　D. 使用"数据库导入"

2. 在 Access 中，空数据库是指【 】。
    A. 表中没有数据　　　　　　　　　　B. 没有基本表的数据库
    C. 没有窗体、报表的数据库　　　　　D. 没有任何数据库对象的数据库

3. Access 数据库中，表的组成是【 】。
    A. 字段和记录　　B. 查询和字段　　C. 记录和窗体　　D. 报表和字段

4. 以下关于 Access 表的叙述中，正确的是【 】。
    A. 一个表包含一到两个主题的信息
    B. 表的数据表视图只用于显示数据
    C. 表设计视图的主要功能是设计表的结构
    D. 在表的数据表视图中，不能修改字段名称

5. 以下各项中不是表中字段的数据类型的是【 】。
    A. 文本　　　　　B. 日期　　　　　　C. 备注　　　　　　D. 索引

6. 如果在表中建立字段"性别"并要求用汉字表示，其数据类型应当是【 】。
    A. 是/否　　　　　B. 数字　　　　　　C. 文本　　　　　　D. 备注

7. 如果要将 3KB 的文本块存入某一个字段，则该字段的数据类型是【 】。
    A. 文本型　　　　B. 备注型　　　　　C. 通用型　　　　　D. 字符型

8. 货币数据类型是【 】数据类型的特殊类型。
    A. 数字　　　　　B. 文本　　　　　　C. 备注　　　　　　D. 自动编号

9. 在数据表中要添加 Internet 站点的网址，字段的数据类型应采用【 】。
    A. 文本　　　　　B. 超链接　　　　　C. OLE 对象　　　　D. 自动编号

10. 下列关于 OLE 对象的叙述中，正确的是【 】。
    A. 用于输入文本　　　　　　　　　　B. 用于处理超链接数据
    C. 用于生成自动编号数据　　　　　　D. 用于链接或内嵌 Windows 支持的对象

11. 如果字段内容为声音文件，则该字段的数据类型应定义为【 】。

    A. 文本   B. 备注   C. 附件   D. 数字

12. 在一个数字类型的字段中已经有数据，现要改变该字段的"字段大小"属性，重新设置为"整型"，则以下所存数据会发生变化的是【 】。

    A. 50   B. 9. 26   C. −23   D. 531

13. 在定义表中字段属性时，对要求输入相对固定格式的数据，例如电话号码，应该定义该字段的【 】属性。

    A. 格式   B. 默认值   C. 输入掩码   D. 有效性规则

14. 邮政编码是由 6 位数字组成的字符串，为邮政编码设置输入掩码的格式是【 】。

    A. 000000   B. CCCCCC   C. 999999   D. LLLLLL

15. 字段默认值的作用是【 】。

    A. 不得使该字段为空

    B. 不允许字段的值超出某个范围

    C. 在新记录的该字段中未输入数据之前系统自动提供的数据

    D. 系统自动把小写字母转换为大写字母

16. 以下关于字段属性的叙述，错误的是【 】。

    A. 可以为任意类型的字段设置默认值属性

    B. 不同的字段类型，其字段属性有所不同

    C. 有效性规则属性是用于限制该字段输入值的表达式

    D. 字段大小可用于设置文本、数字或自动编号等类型字段

17. 如果想在已建立的"tbl 医生"表的数据表视图中只显示出姓"王"的医生记录，应使用 Access 提供的【 】。

    A. 筛选功能   B. 排序功能   C. 查询功能   D. 报表功能

18. 【 】不能导入到 Access 数据库中。

    A. Excel 电子表格   B. CSV 文本文件

    C. Word 文档中的表   D. Access 数据库中的表

19. 在 Access 的数据表中删除了一条记录，被删除的记录【 】。

    A. 可以恢复到原来位置   B. 可以恢复为最后一条记录

    C. 可以恢复为第一条记录   D. 不能恢复

20. 若将文本字符串"23"、"8"、"7"按升序排序，则排序的结果为【 】。

    A. "23"、"8"、"7"   B. "7"、"8"、"23"   C. "23"、"7"、"8"   D. "7"、"23"、"8"

21. 对数据表进行筛选操作，结果是【 】。

    A. 只显示满足条件的记录，将不满足条件的记录从表中删除

    B. 显示满足条件的记录，并将这些记录保存在一个新表中

    C. 只显示满足条件的记录，不满足条件的记录被隐藏

    D. 将满足条件的记录和不满足条件的记录分为两个表进行显示

二、填空题

1. 能够唯一标识表中每条记录的字段称为【 】。

2. 【　】是数据库中最基本的对象，也是整个数据库系统的数据来源。

3. 在 Access 中数据类型主要包括：文本、备注、数字、日期/时间、货币、自动编号、是/否、OLE 对象、超链接、【　】。

4. Access 提供了两种数据类型保存文本或文本和数字组合的数据，这两种数据类型是：文本和【　】。

5. 每个表最多可以包含自动编号字段的个数是【　】。

6. 【　】数据类型是不能人为地指定数值或修改数值的字段。

7. Access 数据库中，表与表之间的关系分为一对一、【　】和多对多 3 种。

8. 在向数据表中输入数据时，若要求输入的字符最多 3 位，第 1 位可以是数字、加减号或空白，第 2 位必须是数字，第 3 位可以是数字或空白，则应该设置的输入掩码是【　】。

9. 人员基本信息一般包括：身份证号码、姓名、性别、生日等。其中可以作为主关键字的是【　】。

10. 【　】是在输入或删除记录时，为维护表之间已定义的关系而必须遵循的规则。

三、操作题

说明：在“第 1 章　数据库和表 \ 3 课后习题 \ ”下各操作题对应的子文件夹中完成相关操作。

1. 创建数据库。
   （1）创建“学生信息. accdb”空数据库。
   （2）利用“Office. com 模板”创建“资产. accdb”数据库。

2. 建立表结构及输入表内容。
   （1）在“教学管理”数据库中建立“tbl 课程”表，数据内容如表 1 - 11 所示。

表 1 - 11　　　　　　　　　　　“tbl 课程”表内容

课程号	课程名称	学分	学时
1	创伤急救学	4	72
2	骨 X 线诊断学	3	54
3	中医骨病学	4	72
4	骨伤科手术学	4	72
5	公共关系学	2	36
6	医院管理学	1	18

   （2）根据“学生信息. docx”中的信息建立“tbl 学生”数据表，并将“学生信息. docx”中的数据录入到新建立的表中。

3. 打开“教学管理. accdb”数据库，在“tbl 班级”表中添加“班级名称”字段，“班级名称”的值为“专业”和“入学年份”字段的组合。

4. 将“教务. accdb”数据库中的“tbl 排课”表中的内容添加到“教学管理. ac-cdb”数据库中。

5. 在"教学管理.accdb"数据库中有 5 个表："tbl 课程"、"tbl 排课"、"tbl 成绩"、"tbl 班级" 和 "tbl 学生"，分析各表结构和表间关系。

6. 综合应用。

   （1）在"医院管理.accdb"数据库中建立一个名为"tbl 护士"的新表，数据内容如表 1 - 12 所示，且显示格式与表 1 - 12 所示相同。

表 1 - 12   "tbl 护士" 表内容

护士 ID	姓名	科室 ID	工作日期
001	李江	003	2000 年 10 月 1 日
002	王民	001	1999 年 8 月 1 日
003	周敏	002	2005 年 7 月 2 日

   （2）判断并设置表"tbl 护士"的主键。

   （3）"tbl 护士"表的"姓名"字段必须填内容，"工作日期"字段的默认值为系统当前日期的后一天。

   （4）将 Excel 文件"tbl 医生.xlsx"导入到"医院管理.accdb"数据库中，表名不变。

   （5）对"tbl 医生"表进行操作，使"tbl 医生"表中的性别通过下拉列表选取男、女值，而不需要手工录入，如图 1 - 61 所示。

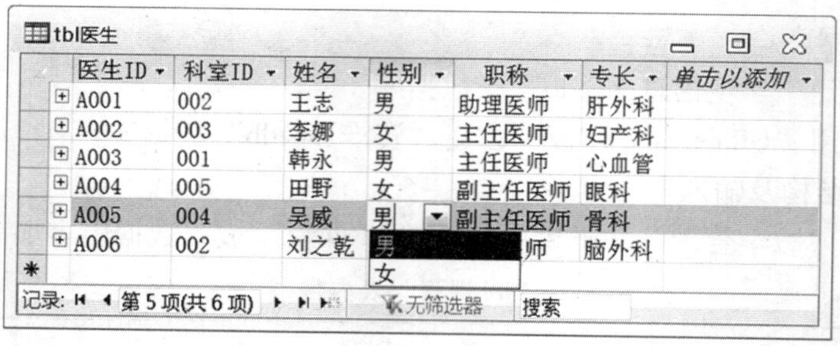

图 1 - 61   性别的选取效果

   （6）"tbl 预约信息"表中存储着预约 ID、病人 ID、预约日期、科室 ID 和医生 ID，通过相关字段建立"tbl 医生"、"tbl 护士"、"tbl 科室"、"tbl 患者" 和 "tbl 预约信息" 表之间的关系，并实施参照完整性。

第 2 章 查 询

查询是 Access 数据库的重要对象，是 Access 处理和分析数据的重要工具。查询可以根据用户设置的条件，将一个或多个数据表中的数据提取出来，对数据进行浏览、分析和统计。

查询包括选择查询、交叉表查询、参数查询、操作查询和 SQL 特定查询等类型。本章通过 18 个实例介绍各种类型的查询的创建、编辑与使用方法。

本章介绍的自 Access2007 以来的新功能包括：对多值字段和附件字段的条件设置方法；介绍的中医药典型应用为药对配伍分析、中药用量的统计分析及运用操作查询生成规范中医药数据的方法。

实例 1　显示患者挂号信息——使用向导创建选择查询

【实例说明】

1. 在这个实例中介绍查询的基本功能以及如何使用向导创建简单的查询。

2. 操作要求：利用查询向导显示挂号 ID、就诊日期、患者的姓名、性别、医生姓名和职称信息。

【实现过程】

1. 使用向导建立"患者挂号查询"

（1）打开"第 2 章　查询 \ 1 实例练习 \ 中医门诊"数据库，单击"创建"选项卡 > "查询"组 > "查询向导"命令，如图 2 - 1 所示。

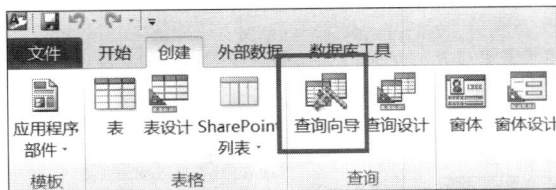

图 2 - 1　启动查询向导

（2）在出现的"新建查询"窗口中选择"简单查询向导"。如图 2 - 2 所示。

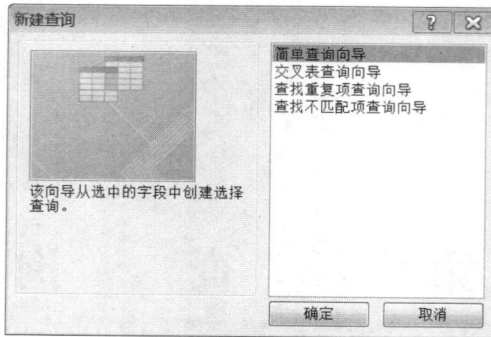

图 2 - 2   选择简单查询向导

（3）在出现的"简单查询向导"第一个窗口中选择需要的表和表中的字段。如图 2 - 3 所示。

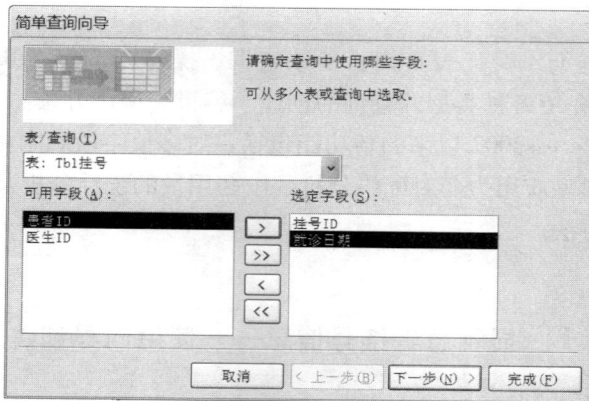

图 2 - 3   选择表和字段

在"表/查询"组合框中选择"tbl 挂号"表，将"挂号 ID"、"就诊日期"作为选定字段；在"表/查询"组合框中选择"tbl 患者"表，将"姓名"、"性别"作为选定字段；在"表/查询"组合框中选择"tbl 医生"表，将"姓名"、"职称"作为选定字段。

（4）从各表选择需要字段的结果如图 2 - 4 所示，选好后点击"下一步"。

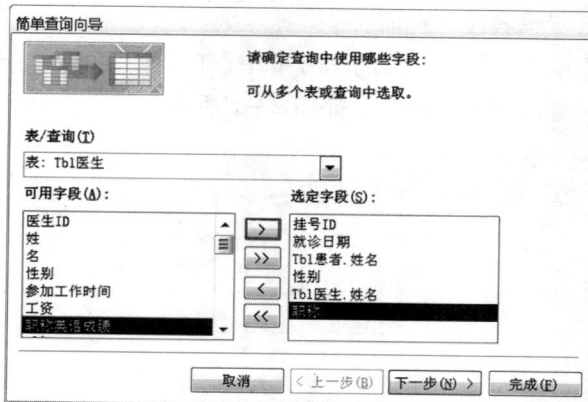

图 2 - 4   各表字段设置

（5）在出现的"简单查询向导"最后一个窗口中为查询定义标题。如图 2 - 5 所示。

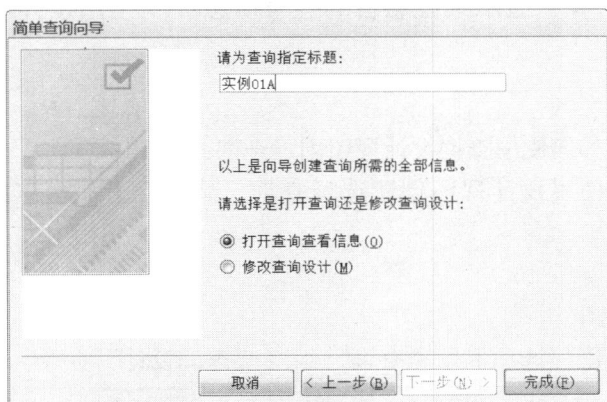

图 2 - 5　为查询指定标题

2. 显示查询结果

（1）在向导最后一步选定"打开查询查看信息"，如图 2 - 5，单击"完成"按钮即可显示查询结果。查询结果如图 2 - 6 所示。

图 2 - 6　患者挂号查询

（2）也可以在"查询"对象窗格中双击"患者挂号查询"名称，将该查询以数据表视图方式打开。

【知识点】

1. 查询的数据源可以是表，也可以是查询。

2. 本实例创建的是选择查询，这是最常见的查询类型，它从一个或多个表中检索数据。查询只保存准则而不存储数据，查询结果将随数据源的变化而变化。

【思考与练习】

1. 如果修改了"tbl 医生"表中某医生的"姓名"，显示在查询中的该医生姓名会随着变化吗？如果修改查询中的数据，对应的表中的数据会变吗？

2. 利用简单查询向导创建查询，仅显示"tbl 处方组成"表中"挂号 ID"、"中药 ID"、"剂量"字段的值。

实例 2　显示某位患者的挂号信息——使用设计视图创建选择查询

【实例说明】

1. 本实例介绍如何使用查询设计视图创建查询。

2. 操作要求：使用设计视图创建选择查询，显示挂了"李玉婷"医生号的患者信息。

【实现过程】

1. 打开设计视图

（1）选择"创建"选项卡 > "查询"组 > "查询设计"命令。如图 2 – 7 所示。

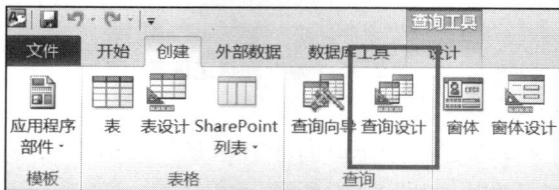

图 2 – 7　启动查询设计视图

（2）启动设计视图，如图 2 – 8 所示。

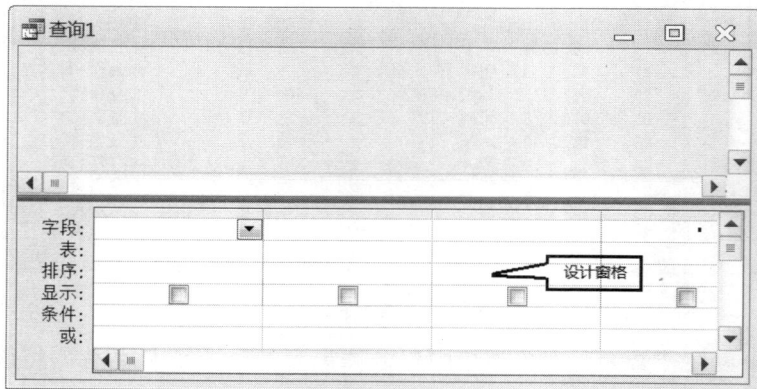

图 2 – 8　查询设计视图界面

（3）系统自动弹出"显示表"对话框。如果系统未弹出"显示表"对话框，可单击"查询工具" > "设计"选项卡 > "查询设置"组 > "显示表"命令。

（4）在"显示表"对话框中，选定数据源，数据源可以是表，也可以是查询。如图2 – 9所示。添加"tbl 医生"表、"tbl 挂号"表和"tbl 患者"表后，关闭"显示表"对话框。

2. 添加字段和建立查询条件

（1）将表中所需的字段拖拽到设计窗格的"字段"行中，或者在设计窗格的"表"行中选择表、在"字段"行中选择需要的字段。如图 2 – 10 所示。

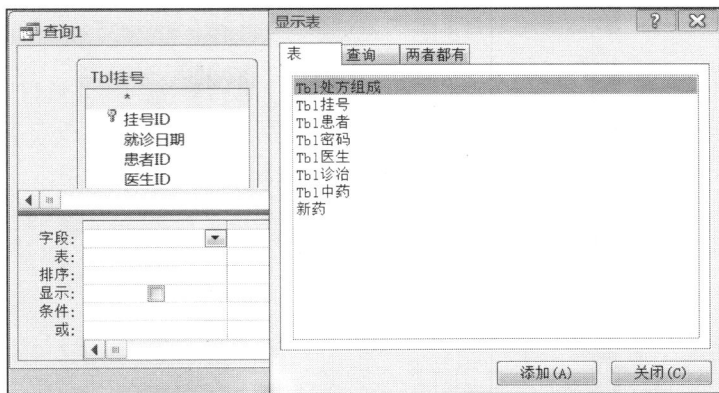

图 2－9　添加数据源

（2）在设计窗格的"tbl 医生"表"姓名"字段的"条件"行中填写条件"李玉婷"（注意：引号为英文字符，不能使用中文引号），如图 2－11。

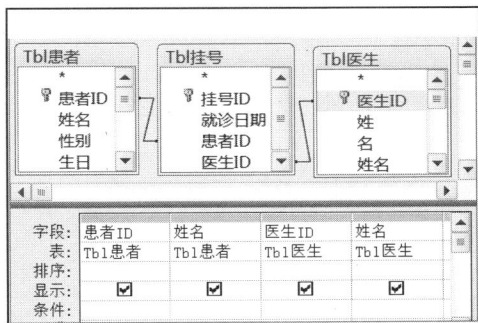

图 2－10　添加字段

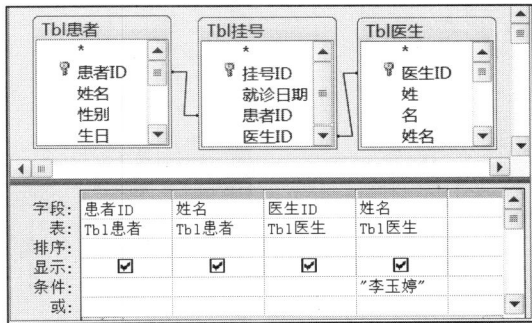

图 2－11　填写查询条件

3. 显示查询结果

（1）单击"查询工具"＞"设计"选项卡＞"结果"组＞"视图"命令，进入"数据表视图"。如图 2－12 所示。

（2）查询结果如图 2－13 所示。

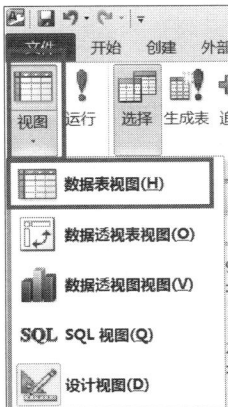

图 2－12　启动数据表视图

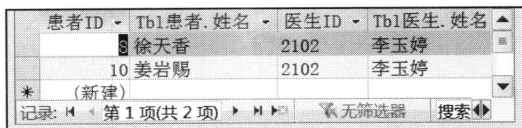

图 2－13　查询结果

4. 修改字段名

将来自"tbl 患者"表中的"姓名"字段改为"患者姓名",将来自"tbl 医生"表中的"姓名"字段改为"医生姓名",方法为:在两处姓名的"字段"行进行如图 2 – 14 的设置,即可改变查询中字段的名称。查询结果如图2 – 15所示。

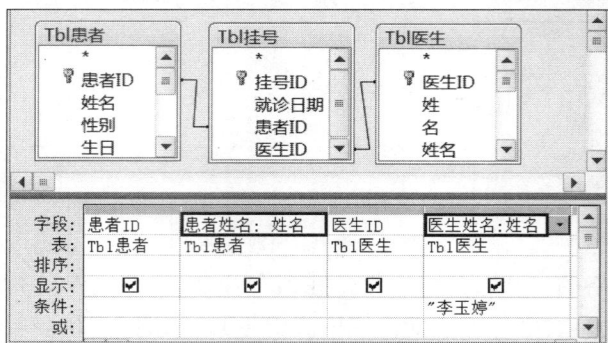

图 2 – 14   字段名设置

图 2 – 15   修改后字段名显示

【知识点】

1. 在"显示表"对话框中为查询添加数据源时,按住 Shift 键可实现连续多选,按住 Ctrl 键可实现不连续多选和反向选择。

2. 修改查询中字段名的方法是:查询设计视图中,在字段名的"字段"行中,将想要最终显示的字段名与字段用"冒号"隔开,格式为"新字段名:原字段名或表达式"。

3. 字段列表中"∗"表示所有字段。

4. 条件填写时的一些规则。

(1)定界符。

表 2 – 1   定界符

定界符	定界对象	示例
" "	文本	"李玉婷"
# #	日期	#2012/10/15#

数字类型无定界符。

(2)是否型字段的条件:显示"否"时,"条件"行可以设置为:false 或 no 或 off 或 0;显示"是"时,"条件"行可以设置为:true 或 yes 或 on 或 – 1。

5. 空值、空串的区别及条件设置。

(1)空值:字段中未填写任何信息时即为空值,其表示的含义为该值目前不知道。使用

"null"表示。在查询的条件中可使用 is null 筛选空值,使用 is not null 筛选非空值。

(2)空串:使用""表示,条件设置为""。空字符串代表该记录的这个值不存在。

【思考与练习】

1. 如果在查询设计视图的设计窗格中选择了不同表的同名字段,显示查询结果时,会出现什么情况?

2. 查询 2011 年 9 月 1 日哪些医生出诊,显示医生的姓名、性别和职称。

实例 3 复杂条件设计——在选择查询中使用运算符

【实例说明】

1. 本实例介绍运算符在选择查询中的应用。

2. 操作要求:创建查询,显示所有"刘"姓患者的诊治信息。

【实现过程】

1. 添加数据源和字段

在查询设计视图中添加"tbl 患者"、"tbl 挂号"、"tbl 诊治"3 个表中的"患者 ID"、"姓名"、"挂号 ID"、"就诊日期"、"诊治项目"、"描述"等字段。如图 2－16 所示。

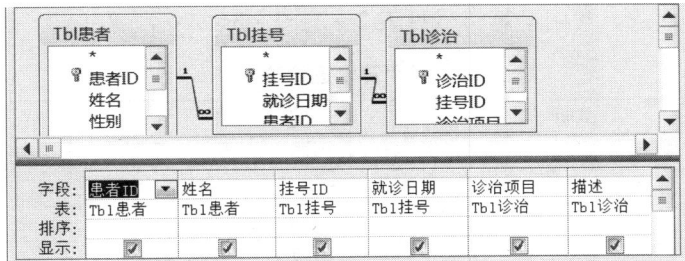

图 2－16 添加数据源和字段

2. 设置查询条件

在设计窗格的"姓名"字段的"条件"中填写:Like "刘 ＊"。如图 2－17 所示。

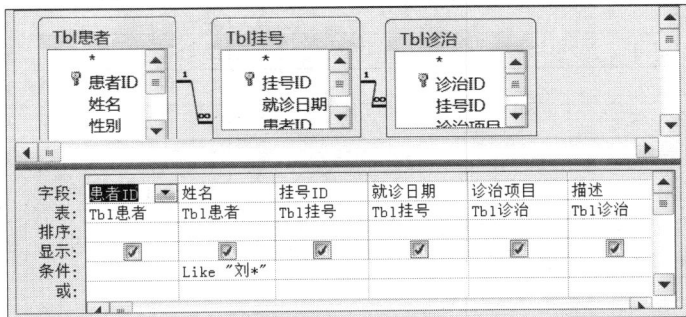

图 2－17 填写查询条件

3. 显示查询结果

在"数据表视图"中显示查询结果。如图2-18所示。

患者ID	姓名	挂号ID	就诊日期	诊治项目	
15	刘理仪	43	2011/9/24	脉诊	沉细滑
15	刘理仪	43	2011/9/24	舌诊	尖红，苔薄
15	刘理仪	55	2011/10/1	刻下症	体偏瘦，面
15	刘理仪	55	2011/10/1	脉诊	滑
15	刘理仪	63	2011/10/8	舌诊	淡，苔薄黄
15	刘理仪	63	2011/10/8	脉诊	细弦
15	刘理仪	63	2011/10/8	刻下症	子10个月，
27	刘晓英	115	2011/11/19	舌诊	淡苔薄白
27	刘晓英	115	2011/11/19	脉诊	弦滑
27	刘晓英	120	2011/11/26	血常规	白细胞4.1
27	刘晓英	120	2011/11/26	脉诊	滑

图2-18 条件选择查询

【知识点】

1. Access 中的运算符包括算术运算符、字符串连接运算符、比较运算符和逻辑运算符，优先级依次降低。通常情况下，算术运算的结果为数字，字符串连接运算的结果为字符串，比较运算和逻辑运算的结果为逻辑值 True 或 False。

2. 单击"查询工具" > "设计"选项卡 > "查询设置"组 > "生成器"命令，打开"表达式生成器"对话框，更容易创建表达式。可在"表达式元素" > "操作符"项下选择所需运算符。常用运算符号见表2-2、2-3、2-4、2-5。

表2-2 常用算术运算符

算术运算符	说明	示例	结果
+	加	2 + 3	5
-	减	5 - 2	3
*	乘	3 * 4	12
/	除	10/2	5
^	乘方	2^3	8

表2-3 比较运算符

比较运算符	说明	示例	结果
=	等于	2 = 1	false
<>	不等于	2 <> 1	true
<	小于	2 < 3	true
< =	小于等于	2 < = 3	true
>	大于	2 > 3	false
> =	大于等于	2 > = 3	false
In	用于指定一组值，只要其中一个值与被查询的值匹配，结果即为真	5 in (2, 8, 5)	true
Between 表达式1 And 表达式2	用于指定一个值的范围	Between 1 and 10	当数据在1至10内，其结果为true，否则为false

比较运算符	说明	示例	结果
Like	用于指定查找文本字段的字符模式。用?表示该位置可匹配任何一个字符；用＊表示该位置可匹配零或多个字符；用#表示该位置可匹配一个数字；用［］描述一个范围，用于表示可匹配的字符范围	Like　"王＊"	以"王"开头的字符串为 true

表 2－4　　　　　　　　　　　　　常用逻辑运算符

逻辑运算符	说明	示例	结果
Not	单目运算符，取反	Not（1＞2）	true
And	双目运算符，And 连接的 2 个表达式皆为真时，整个表达式才为真	（1＞2）and（2＜3）	false
Or	双目运算符，Or 连接的 2 个表达式至少有 1 个为真时，整个表达式为真	（1＞2）or（2＜3）	true

表 2－5　　　　　　　　　　　　　字符串连接运算符

连接运算符	说明	示例	结果
＋	可相连 2 个字符串	"ab" + "cd"	"abcd"
＆	安全的字符串连接符，可将 2 个不同数据类型的值以字符串形式连接起来	"num" & 123	"num123"

【思考与练习】

1. 显示"tbl 医生"表中"工资"在 3000 ~ 4000 元之间的医生名单。

2. 查找手机号码中包含"35"的患者。

3. 显示回族、满族、壮族的患者信息。

4. 显示少数民族患者信息。

【扩展资料】

1. 多值字段的条件设置

在"既往病史"字段名的"条件"行中键入条件"高血压"，以显示出高血压患者及其所患全部疾病的记录。如图 2－19。查询结果如图 2－20 所示，可见刘旭、赵磊的多种病史。

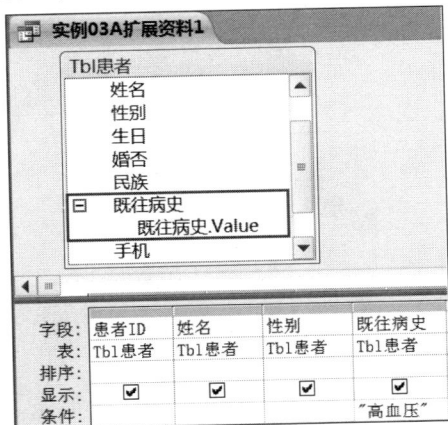

图 2－19　多值字段条件设置

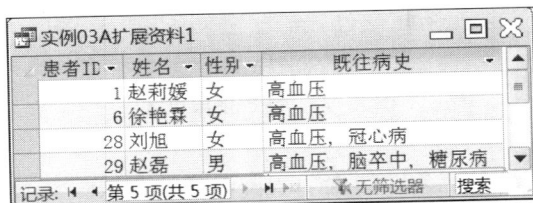

图 2－20　多值字段显示结果

在"既往病史. Value"字段的"条件"行中键入条件"高血压",显示出高血压患者的记录,此种方法将看不到"高血压"之外的其他病史,如图 2 - 21 和图 2 - 22 所示。

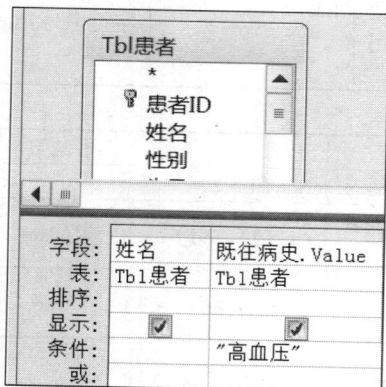

图 2 - 21　多值字段. Value 条件设置

图 2 - 22　多值字段显示结果

2. "附件"类型字段的条件设置

"附件"类型字段包括"字段名. FileData"、"字段名. FileName"和"字段名. File-Type",它们分别代表该附件字段的文件中数据、文件名称和文件类型。如图 2 - 23 所示。

在"条件"行中,键入适合于这些值所表示的数据类型的条件,即可查询到相关记录。查找"文档"字段中包含". xls"Excel 文件的医生,条件设置和结果如图 2 - 23 和图 2 - 24 所示。

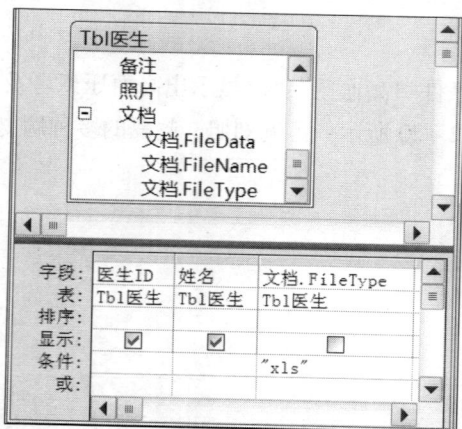

图 2 - 23　附件字段设计

图 2 - 24　文档查询结果

在"tbl 医生"表中看到陆宇强医生确有扩展名为 xls 的附件。如图 2 - 25 所示。

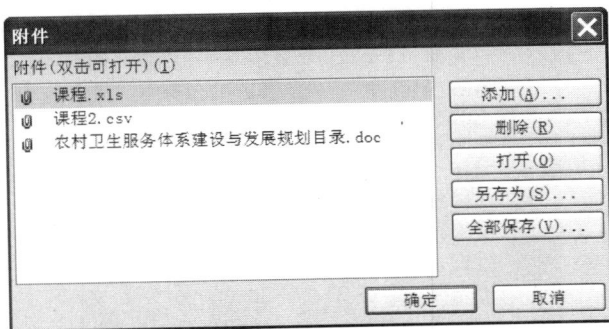

图 2 – 25　附件文件

实例 4　计算患者的年龄——在查询中添加计算字段

【实例说明】

1. 本实例介绍在查询中添加计算字段的方法。

2. 操作要求：基于"tbl 患者"表的"生日"字段计算出患者的年龄，以字段名"年龄"显示。

【实现过程】

1. 添加数据源和字段

打开查询设计视图，添加数据源"tbl 患者"表，添加姓名、性别、生日等字段。

2. 设置新字段和计算表达式

在设计窗格空白列的"字段"行中填写"年龄：Year(Date( )) – Year([生日])"，其中冒号左侧为新字段的字段名，冒号右侧为计算表达式。如图 2 – 26 所示。

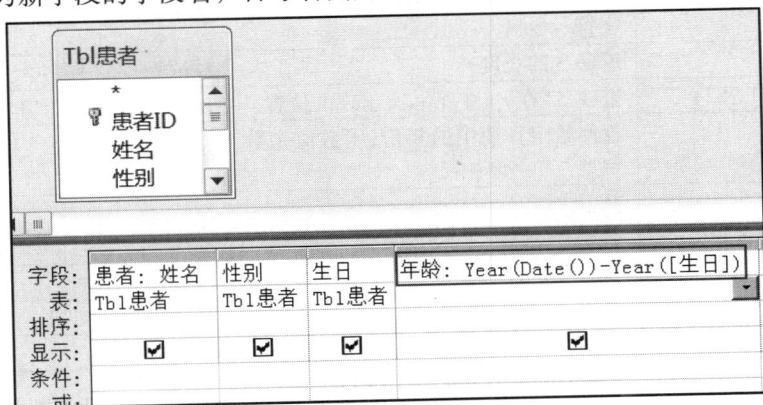

图 2 – 26　填写查询条件

3. 显示查询结果

在"数据表视图"中显示查询结果，如图 2 – 27 所示。更改患者出生年份后，年龄将自动重新计算。

患者 ▾	性别 ▾	生日 ▾	年龄 ▾
赵莉媛	女	83-07-01	29
李峰成	女	81-01-16	31
王渝	女	65-11-23	47
吴金雁	女	68-08-24	44
陈梓文	男	42-11-15	70
徐艳霖	女	45-07-26	67
徐玲媛	女	71-07-14	41
徐天香	女	81-10-27	31
杨先英	女	56-03-20	56
姜岩赐	女	82-03-07	30
黎华妮	女	82-01-16	30
赵宏燕	女	93-12-11	19
翟海鹏	男	09-07-22	3

图 2 - 27　查询结果

【知识点】

1. 在表达式中，方括号用于标识字段。如"年龄：Year(Date( )) - Year([生日])"中［生日］表示"生日"字段。

2. 常用函数，如表 2 - 6 所示。

表 2 - 6　　　　　　　　　　　　　　常用函数

类别	函数	说明	示例	结果
数学	Fix(N)	返回 N 的整数部分	Fix(5.6)	5
	Int(N)	返回不大于 N 的整数部分	Int(- 5.6)	- 6
	Round(N1,N2)	将 N1 按照 N2 指定的小数位数进行四舍五入运算,N2 为 0 时无小数部分	Round(5.66,1)	5.7
文本	Left(S, N)	从 S 左侧截取 N 个字符	Left("abcd",2)	"ab"
	Right(S, N)	从 S 右侧截取 N 个字符	Right("abcd",2)	"cd"
	Mid(S, N1, N2)	从 S 第 N1 个字符开始,截取 N2 个字符	Mid("abcd",2,2)	"bc"
	Len(S)	返回 S 的长度	Len("abcd")	4
	InStr(S1, S2)	查找 S2 在 S1 中第一次出现的位置	InStr("abcd","c")	3
日期/时间	Year(T)	返回给定日期中的年份,函数值是数字型	Year(#2012/6/3#)	2012
	Date( )	返回当前系统日期	Date( )	当前的系统日期
检查	IsNull(E)	判断 E 是否为 Null	IsNull("")	false
转换	Nz(E1, E2)	E1 是 null 时,返回 E2;否则返回 E1	Nz(null,"good")	"good"
	Str(N)	将 N 转成字符串	Str(345)	"345"
程序流程	IIf(L, E1, E2)	如果 L 的值为 true,返回 E1;如果 L 的值为 false,返回 E2	IIf(5 > 3,"A","B")	"A"

注：N 为数值型表达式，S 为字符型表达式，L 为逻辑型表达式，T 为日期型表达式，E 为表达式。

【思考与练习】

1. 基于"tbl 医生"表创建查询，显示医生姓名、工资、本月收入、收入水平等信息，"本月收入"为"工资"加 500 元过节费，工资超过 4000 元，收入水平为"高"，工资低于 3000 元，收入水平为"低"。如图 2 - 28。

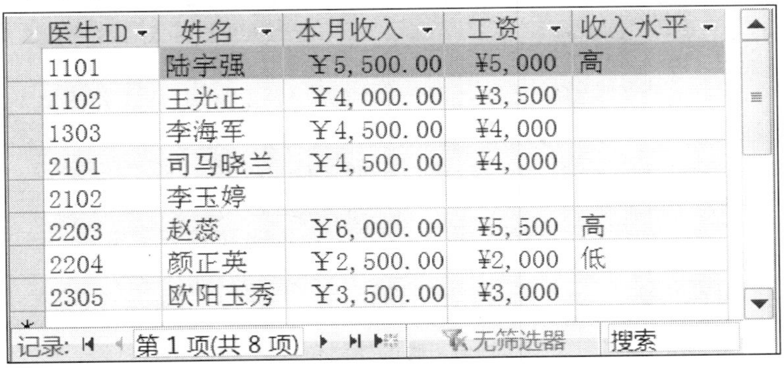

医生ID	姓名	本月收入	工资	收入水平
1101	陆宇强	￥5,500.00	￥5,000	高
1102	王光正	￥4,000.00	￥3,500	
1303	李海军	￥4,500.00	￥4,000	
2101	司马晓兰	￥4,500.00	￥4,000	
2102	李玉婷			
2203	赵蕊	￥6,000.00	￥5,500	高
2204	颜正英	￥2,500.00	￥2,000	低
2305	欧阳玉秀	￥3,500.00	￥3,000	

记录：第 1 项(共 8 项)　无筛选器　搜索

图 2 - 28　计算字段思考题 1

2. 基于"tbl 患者"表创建查询，添加"手机信息"字段，对于手机号码为空值的部分显示为"未知"、为空串的部分显示为"没有"。

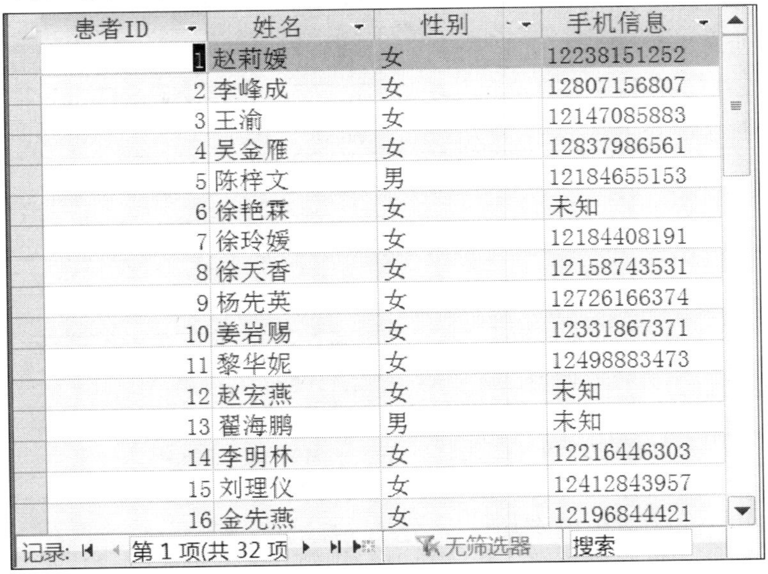

患者ID	姓名	性别	手机信息
1	赵莉媛	女	12238151252
2	李峰成	女	12807156807
3	王渝	女	12147085883
4	吴金雁	女	12837986561
5	陈梓文	男	12184655153
6	徐艳霖	女	未知
7	徐玲媛	女	12184408191
8	徐天香	女	12158743531
9	杨先英	女	12726166374
10	姜岩赐	女	12331867371
11	黎华妮	女	12498883473
12	赵宏燕	女	未知
13	翟海鹏	男	未知
14	李明林	女	12216446303
15	刘理仪	女	12412843957
16	金先燕	女	12196844421

记录：第 1 项(共 32 项)　无筛选器　搜索

图 2 - 29　计算字段思考题 2

【扩展资料】

函数介绍。

表 2 - 7　　数学函数的功能和示例

函数	功能	示例	函数值
Abs（N）	绝对值	Abs（-7）	7
Cos（N）	余弦	Cos（3.14159265）	-1
Exp（N）	e 指数	Exp（1）	2.71828182845905
Log（N）	自然对数	Log（2.71828182845905）	1
Rnd（N）	返回一个 0～1 之间的随机数	Rnd（1）	随机产生 0 至 1 之间的值

续表

函数	功能	示例	函数值
Sgn（N）	当 x > 0，函数返回 1； 当 x = 0，函数返回 0； 当 x < 0，函数返回 −1	Sgn（7）	1
Sin（N）	正弦	Sin（0）	0
Sqr（N）	平方根	Sqr（4^2 + 3^2）	5
Tan（N）	正切	Tan（3.14/4）	1

注：N 是数值型表达式。

表 2 - 8 　　　　　　　字符串函数的功能和示例

函数	功能	示例	函数值
Lcase（S）	将字符串 S 中的字母转换为小写	Lcase（"BUCM"）	"bucm"
Ltrim（S）	删除字符串 S 左边的空格	Ltrim（" BUCM"）	"BUCM"
Rtrim（S）	删除字符串 S 右边的空格	Rtrim（"BUCM "）	"BUCM"
Space（N）	生成 N 个空格字符	Space（5）	"　　　　　" 注：引号内为 5 个空格
Trim（S）	删除字符串 S 首尾两端的空格	Trim（" BUCM "）	"BUCM"
Ucase（S）	将字符串 S 中的字母转换为大写	Ucase（"Bucm"）	"BUCM"

注：S 是字符串表达式。N 是数值型表达式。

表 2 - 9 　　　　　　　日期时间函数的功能和示例

函数	功能	示例	函数值
Hour(T)	计算时间 T 的小时	Hour(#19：02：13#)	19
Minute(T)	计算时间 T 的分钟	Minute(#19：02：13#)	2
Second(T)	计算时间 T 的秒	Second(#19：02：13#)	13
DateAdd（C，N，D）	对日期 D 的 C 部分增加特定时间 N	DateAdd("D", 2, #2008 − 5 − 1#)	2008 − 5 − 3
		DateAdd（"M", 2, #2008 − 5 − 1#)	2008 − 7 − 1
DateDiff（C，D1，D2）	计算日期 D1 和日期 D2 的 C 类间隔	DateDiff（"D", #2008 − 5 − 15#, #2008 − 5 − 19#)	4
		DateDiff（"YYYY", #2008 − 2 − 17#, #2010 − 1 − 29#)	2
Weekday（D）	返回指定日期是星期几	Weekday（#2012 − 5 − 1#）	3（表示为星期二）

注：D、D1 和 D2 是日期型表达式；T 是时间型表达式；C 是专门的字符串。

实例 5　分析所有处方中的中药用量——利用分组查询进行统计

【实例说明】

1. 本实例介绍分组查询和统计计算的方法。

2. 操作要求：统计"tbl 处方组成"表中每味中药用量总和、平均值、最大值、最小值及出现次数，结果按中药使用次数降序排列。

【实现过程】

1. 添加数据源和字段

在查询设计视图中将“tbl 处方组成”表作为数据源，在下部的设计窗格中添加2个“中药 ID”字段和4个“剂量”字段。

2. 分组查询统计

（1）单击“查询工具”>“设计”选项卡>“显示/隐藏”组>“Σ 汇总”命令，设计窗格中出现“总计”行。

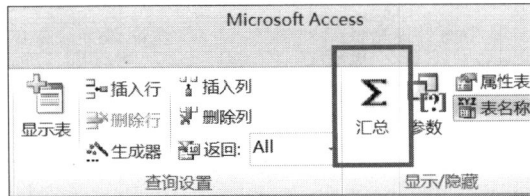

图2-30 汇总命令按钮

（2）在2个“中药 ID”字段的“总计”单元格中分别选择“Group By”和“计数”；4个“剂量”的“总计”单元格中分别选择“合计”、“平均值”、“最大值”、“最小值”，完成分组统计。在“中药 ID 之计数”字段的“排序”行中选择“降序”，如图2-31所示。

字段:	中药ID	中药ID之计数: 中药ID	剂量之合计: 剂量	剂量之平均值: 剂量	剂量之最大值: 剂量	剂量之最小值: 剂量
表:	Tbl处方组成	Tbl处方组成	Tbl处方组成	Tbl处方组成	Tbl处方组成	Tbl处方组成
总计:	Group By	计数	合计	平均值	最大值	最小值
排序:		降序				
显示:	☑	☑	☑	☑	☑	☑
条件:						

图2-31 分组与排序

3. 显示查询结果

单击“数据表”视图，显示分组统计结果。如图2-32所示。

中药ID	中药ID之计数	剂量之合计	剂量之平均值	剂量之最大值	剂量之最小值
甘草	102	568	5.56862745098039	10	3
黄芩	99	980	9.8989898989899	15	5
赤芍	94	1050	11.1702127659574	15	6
柴胡	92	842	9.15217391304348	10	5
白术	91	923	10.1428571428571	15	4
半夏	87	827	9.50574712643678	10	4
陈皮	78	487	6.24358974358974	10	3

图2-32 分组统计结果

【知识点】

1. 聚合函数

表 2 - 10　　　　　　　　　　　　　聚合函数

函数	总计行显示	说明
Sum	合计	返回该字段值的总和
Avg	平均值	返回该字段值的平均值
Count	计数	返回该字段中非空值的记录数
Max	最大值	返回该字段中的最大值
Min	最小值	返回该字段中的最小值
StDev	StDev	返回该字段值的标准偏差

2. 总计行常用功能

表 2 - 11　　　　　　　　　　　　　总计行

总计行内容	说明
Group by	对字段值进行分组，字段值相同为一组
First	分组后，每组记录中字段第一条记录的值
Last	分组后，每组记录中字段最后一条记录的值
expression	该字段为基于聚合函数运算的表达式
where	在分组查询中用于设置 group by 运算之前的条件，只有符合条件的记录才参加 group by 运算，此列不可显示。分组查询中非 where 列设置的条件作用于分组计算的结果

【思考与练习】

1. 基于"tbl 医生"表，计算不同职称的人数。

2. 分组查询中的条件设置有几种？完成下面操作：

（1）显示处方中单味药用量大于等于 20g 的中药名及出现的次数。

（2）显示所有处方中用量总和大于 700g 的中药名及该药出现次数。

两题结果如图 2 - 33 所示。

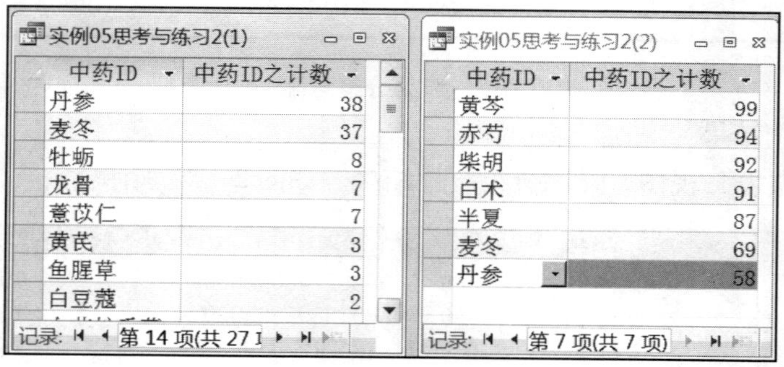

图 2 - 33　查询结果

3. 统计出 2000 - 1 - 1 之前出生的患者各年龄段的人数，并按人数降序排列，如图 2 - 34 所示。

年龄范围	人数
30-	11
40-	7
50-	4
20-	4
70-	2
60-	1
10-	1

图 2-34 年龄统计

实例 6 统计各种功能各种药性中药的数量——交叉表查询

【实例说明】

1. 本实例介绍交叉表查询的设计。

2. 操作要求：基于"tbl 中药"表创建交叉表查询，统计不同功能类别不同药性的中药数量。

【实现过程】

1. 添加数据源和字段

在查询设计视图中以"tbl 中药"表为数据源，添加表中的功能类别、药性和中药 ID 字段。

2. 设计交叉表查询

（1）单击"查询工具"＞"设计"选项卡＞"查询类型"组＞"交叉表"命令，设计窗格中出现"总计"和"交叉表"行。

（2）"功能类别"、"药性"和"中药 ID"字段的"总计"行分别选择"Group By"、"Group By"和"计数"。

（3）"功能类别"、"药性"和"中药 ID"字段的"交叉表"行分别选择"行标题"、"列标题"和"值"。如图 2-35。

单击"数据表"视图，显示交叉表统计结果。如图 2-36 所示。

由于本查询的数据源是"tbl 中药"表，有些记录的"功能类别"或"药性"字段值为空，为此在设计中，对字段"功能类别"和"药性"字段都加入条件"Is Not Null"，

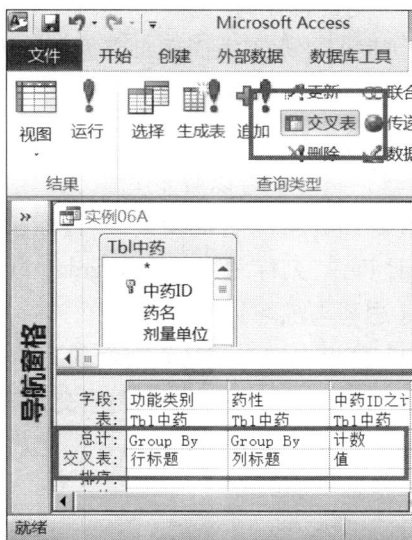

图 2-35 设置交叉表查询规则

使得"功能类别"和"药性"字段都不存在空字段组。添加条件得到的交叉表查询结果如图 2-37 所示。

功能类别	<>	大寒	大热	寒	凉	平	热	微寒	微温	温
	18									
安神药				1		5				1
补虚药				4	2	8	1	7	6	10
化湿药						1			1	6
化痰止咳平喘药				1	1	1		3	4	6
活血化瘀药				2		6		5	1	9
解表药				3	3			4	4	8
开窍药								1		1

记录：第 10 项(共 19 I) 无筛选器 搜索

图 2 – 36 未加条件的交叉表查询结果

功能类别	大寒	大热	寒	凉	平	热	微寒	微温	温
安神药			1		5				1
补虚药			4	2	8	1	7	6	10
化湿药					1			1	6
化痰止咳平喘药			1	1	1		3	4	6
活血化瘀药			2		6		5	1	9
解表药			3	3			4	4	8
开窍药							1		1
理气药					2				11

记录：第 1 项(共 18 项) 无筛选器 搜索

图 2 – 37 添加条件的交叉表查询结果

【知识点】

1. 交叉表查询

可同时在水平方向和垂直方向对表中数据进行分组，对数据完成聚合运算，这样的结果更紧凑且更容易阅读。

2. 交叉表查询规则

（1）行标题可以有多个，列标题和值都只能有一个。

（2）"总计"行的设置："行标题"至少有一个是 group by，其他可以是 group by 或基于计算；"列标题"必须是 group by；"值"必须基于计算。

【思考与练习】

1. 分组查询与交叉表查询的不同点是什么？

2. 基于"tbl 医生"表创建交叉表查询，计算不同性别下各种职称的人数。

3. 使用"交叉表查询向导"完成上题，分析其设计视图的组成。

实例 7　查询某位医生的出诊情况——参数查询

【实例说明】

1. 本实例介绍使用参数查询完成灵活的条件设置。

2. 操作要求：设计一个显示医生出诊记录的查询，在打开该查询时询问医生姓名，输入后即可显示该医生的出诊情况。

【实现过程】

1. 添加数据源和字段

在设计视图中添加"tbl 患者"、"tbl 医生"和"tbl 挂号"表中的字段，将"tbl 患者"表中的"姓名"字段名改为"患者"，将"tbl 医生"表中的"姓名"字段名改为"医生"，如图 2－38 所示。

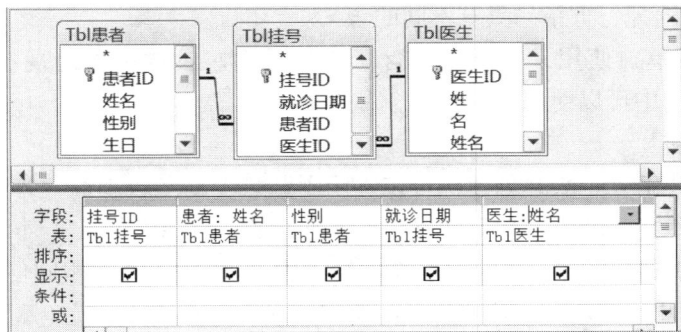

图 2－38 添加数据源和字段

2. 设置参数查询

（1）在"医生：姓名"字段的条件行中填写"［请输入医生姓名:］"

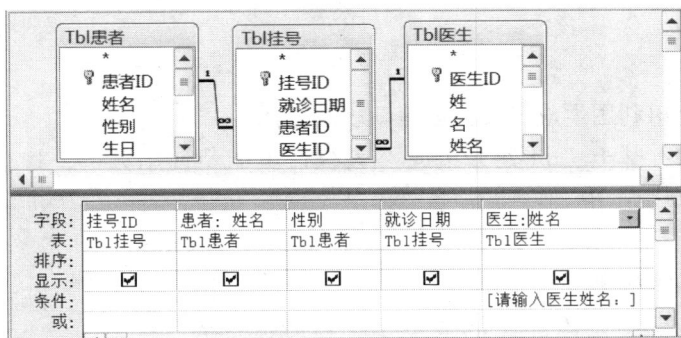

图 2－39 添加参数

（2）单击"数据表视图"命令，将显示参数对话框。在对话框中输入需要查询的医生姓名。

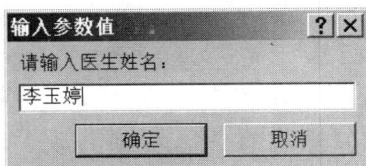

图 2－40 参数对话框

3. 显示参数查询的结果

挂号ID	患者	性别	就诊日期	医生
36	徐天香	女	2011/9/17	李玉婷
66	姜岩赐	女	2011/10/8	李玉婷
*	(新建)			

记录: I ◀ 第3项(共3项) ▶ I ▶ ▼ 无筛选器   搜索

图 2 - 41   参数查询结果

【知识点】

1. 参数查询是利用对话框来提示用户输入数据的查询。参数相当于变量，需要使用［ ］标识，其内容不能与查询数据源中的字段名相同。参数标识符的方括号与运算符 like 中使用的通配符方括号具有不同的含义。

2. 参数可以单独使用，也可以包含于表达式中。参数可以出现在"条件"行或"字段"行。查询中可以使用一个或多个参数。

【思考与练习】

1. 基于"tbl 患者"表，创建一个按姓氏浏览患者的参数查询，打开查询时，对话框提示用户"请输入姓氏"，然后即可显示该姓氏的所有患者信息。

2. 若医生的每月收入 = 工资 + 奖金，所有医生的奖金数额相同但每月都会变化。创建查询，在打开该查询时，对话框提示用户"请输入奖金金额"，然后即可显示每位医生的工资和当月收入。

实例 8   将查询结果存入新表中——生成表查询

【实例说明】

1. 本实例介绍利用生成表查询创建新表的方法。

2. 操作要求：基于"tbl 处方组成"表统计单味药使用频率，将结果保存到新表"单味药频次统计表"中。

【实现过程】

1. 添加数据源和字段

在查询设计视图中添加"tbl 处方组成"表的"中药ID"字段，使"中药ID"字段出现 2 次。

2. 分组统计

单击"查询工具" > "设计"选项卡 > "显示/隐藏"组 > "Σ 汇总"命令，设计窗格中出现"总计"行。将 2 个"中药ID"字段的"总计"行分别设置为"Group by"和"计数"，并将"计数"列的"排序"行设置为"降序"，如图2 - 42 所示。

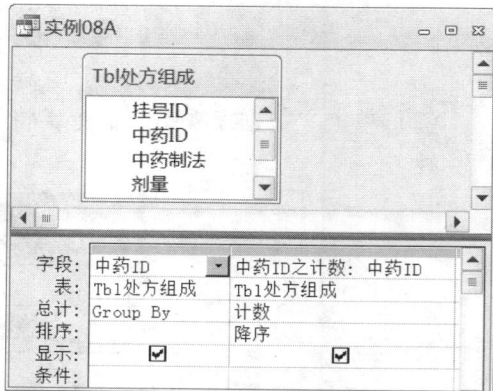

图 2 - 42   分组统计设计

3. 生成新表

(1) 单击"查询工具" > "设计"选项卡 > "查询类型"组 > "生成表"命令，如图 2 - 43 所示。系统出现"生成表"对话框。在对话框中输入新表的名称"单味药频次统计表"，如图 2 - 44 所示。

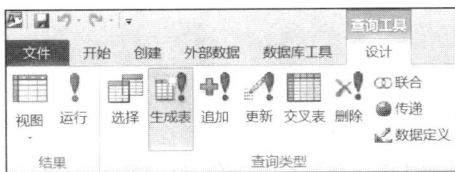

图 2 - 43　生成表命令

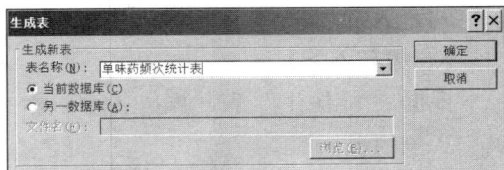

图 2 - 44　生成表对话框

(2) 可以切换到"数据表视图"预览数据。如果功能区下方出现"安全警告"，则需首先单击"启用内容"按钮。

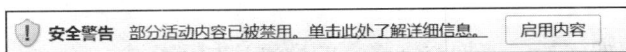

图 2 - 45　启用被禁内容

(3) 生成新表：在查询设计视图中，单击"查询工具" > "设计"选项卡 > "结果"组 > "运行"命令，此时系统显示提示对话框，如图 2 - 46 所示。

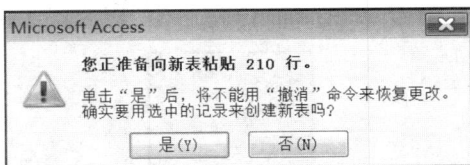

图 2 - 46　生成新表前的提示

(4) 单击"是"按钮后，新表立即生成。新表内容如图 2 - 47 所示。

图 2 - 47　生成的新表

【知识点】

1. 生成表查询被运行时可将选择查询的结果存入到新表中，如果有同名的表存在，原表将被删除。

2. 交叉表查询的数据表现形式不能被原样保存到新表中，只能以分组查询的结果保存到新表中。

【思考与练习】

根据"tbl 医生"表计算出各个职称的人数、平均工资，然后将此结果生成一个新表"工资情况表"。

实例 9　将新药追加到"tbl 中药"表中——追加查询

【实例说明】

1. 本实例介绍如何通过追加查询将新的数据追加到表中。

2. 操作要求：假设采购人员新购进几味中药，需要将其添加到"tbl 中药"表中。

【实现过程】

1. 添加数据源

"新药"表如图 2-48 所示。在查询设计视图中添加数据源"新药"表。

药名 ▾
阿魏
安息香
桉叶
淡竹叶
刀豆
稻芽
灯心草
灯盏细辛
地不容
地胆草

图 2-48　新购入中药名单

2. 设计追加查询

（1）单击"查询工具" > "设计"选项卡 > "查询类型"组 > "追加"命令，将默认的"选择查询"更改为"追加查询"，在出现的"追加"对话框中选择被追加的目标表"tbl 中药"，点击确定，如图 2-49 所示。

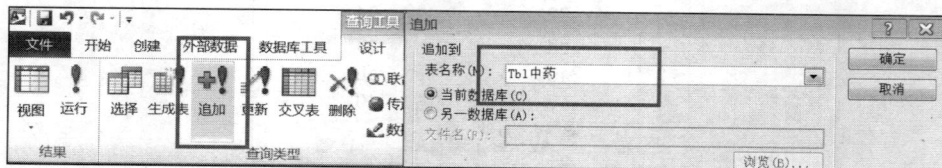

图 2-49　追加查询

（2）设计窗格中出现"追加到"行，在此行选择"药名"字段，这样就将"新药"表的"药名"字段作为源字段，"tbl 中药"表的"药名"字段作为目标字段。如图 2 – 50 所示。

3. 运行追加查询

单击"查询工具" > "设计"选项卡 > "结果"组 > "运行"命令，运行查询，如图 2 – 51 所示，出现提示对话框，点击"是"。

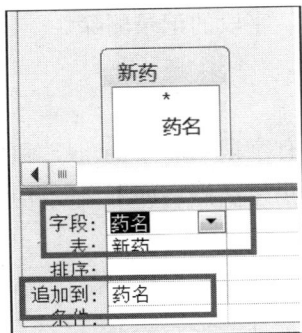

图 2 – 50　设计追加字段　　　　　　图 2 – 51　运行追加查询

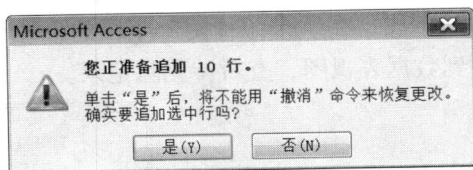

追加记录后，结果如图 2 – 52 所示。

图 2 – 52　被追加记录后表中的记录

【知识点】

追加查询：从一个或多个数据源中选择记录，并将记录添加到现有表的尾部。

【思考与练习】

1. 如果被追加的表设置了主键，追加的数据与被追加表的主键有重复值，追加是否成功？

2. 追加表比被追加表的字段多，多余字段能否添加到被追加表中？

实例 10   删除"tbl 中药"表中部分记录——删除查询

【实例说明】

1. 本实例说明删除查询的设计和使用。

2. 操作要求：将"tbl 中药"表中未填"来源种类"字段的记录删除。

【实现过程】

1. 查看待删除记录

在选择查询的设计视图中添加"tbl 中药"表的所有字段"tbl 中药.＊"和"来源种类"字段，在"来源种类"字段的条件行中添加"is null"条件，如图 2 – 53 所示。切换到数据表视图，查看待删除记录。

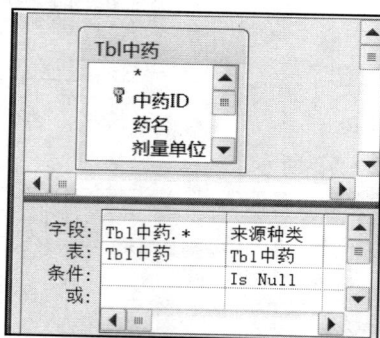

图 2 – 53   添加数据源和字段

2. 将选择查询改为删除查询

单击"设计"选项卡＞"查询类型"组＞"删除"命令，设计窗格中出现"删除"行。

（1）将"tbl 中药.＊"的"删除"行设置为"from"，意为从指定表中删除满足条件的记录。将"来源种类"字段的"删除"行设置为"where"。如图 2 – 54 所示。

（2）单击"设计"选项卡＞"结果"组＞"运行"命令，系统将显示提示对话框，如图 2 – 55，单击对话框"是"按钮后，将删除"tbl 中药"表中满足条件的记录。

【知识点】

1. 删除查询是一种操作查询，会对表进行删除记录的操作。通过使用删除查询的 where 条件来指定所要删除表中的记录。

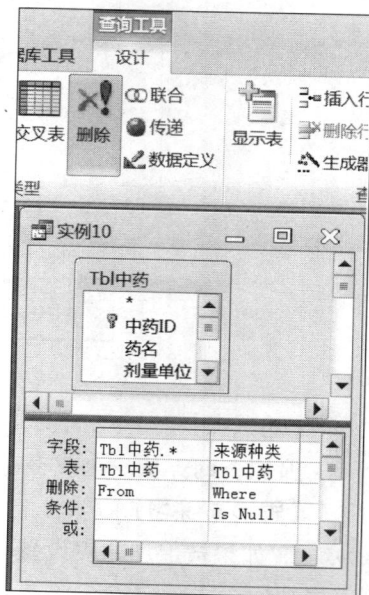

图 2 – 54   删除查询设计

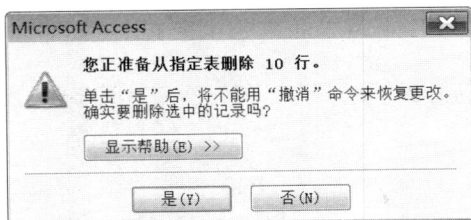

图 2 - 55　删除记录

2. 删除查询执行删除记录操作时与手动删除记录效果相同，在一对一或一对多的关系类型中，如果选中了"级联删除相关记录"，在删除主表记录时，相关表中的关联记录将自动被删除。如果实施了参照完整性但未选中"级联删除相关记录"，则无法删除在相关表中有关联记录的主表记录。

【思考与练习】

1. 当删除一个表中符合条件的记录时，另一个表中的相关记录被自动删除。此时两表之间的关系仅仅是实施参照完整性吗？

2. 假设 2011 - 10 - 16 尿常规检测仪出现故障，需对该日尿样重新检测，如何将该日诊治项目为"尿常规"的记录删除？

实例 11　修改"tbl 中药"表中的字段内容——更新查询

【实例说明】

1. 本实例介绍更新查询的设计与使用。

2. 操作要求：将"tbl 中药"中"来源种类"字段中的值更新为某类。例如原"来源种类"的值为"植物"，修改为"植物类"。如果字段内容未填，则不更改。

【实现过程】

1. 启动更新查询

（1）在查询的设计视图中添加"tbl 中药"表的"来源种类"字段，并单击"设计"选项卡 > "查询类型"组 > "更新"命令，如图 2 - 56 所示，设计窗格中出现"更新到"行。

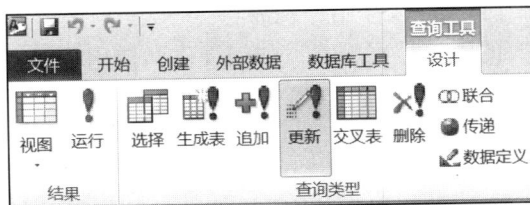

图 2 - 56　更新命令

（2）在"来源种类"字段的"更新到"行输入：［来源种类］+ "类"，在"条件"行中输入"Is Not Null"，排除该字段未填的记录，如图 2 - 57 所示。

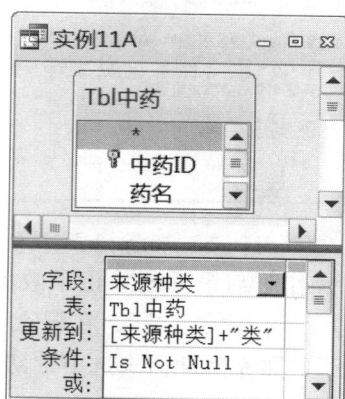

图 2 – 57　设置更新规则

2. 运行更新查询

（1）单击"设计"选项卡＞"结果"组＞"运行"命令，出现提示对话框，点击"是"按钮。如图 2 – 58。

（2）打开"tbl 中药"表查看更新查询的结果。如图 2 – 59。

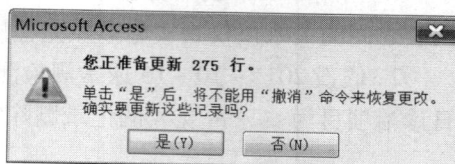

图 2 – 58　运行更新查询

【知识点】

1. 更新查询可对表中字段的内容进行有规则的批量更改。其目标值可以是常量，也可以包含字段名、函数的表达式。目标值可以是可见字符，也可以是空值或空串。

2. 更新查询的数据源可包含一个或多个表。

【思考与练习】

1. 将"tbl 密码"表中职称为"主任医师"的密码统一更改为"1234"。

2. 将"tbl 医生"表中女医生的工资都增加 100 元。

3. 以"120"开头的手机号段停用，现需将患者信息中"120"开头的手机号码删除，如何操作？使用更新查询还是删除查询？

图 2 – 59　更新结果

实例 12　经方数据的规范化处理——操作查询的综合应用

【实例说明】

1. 本实例将介绍使用操作查询将数据进行规范化处理。

2. 操作要求：打开"第 2 章　查询 \ 1 实例练习 \ 经方库"，"经方数据"表数据如图 2 – 60 所示。将数据进行规范化处理后，形成如图 2 – 61 所示的三个规范的表，并建立表间关系，如图 2 – 62 所示。

图 2 – 60 经方数据表

图 2 – 61 三个规范的表

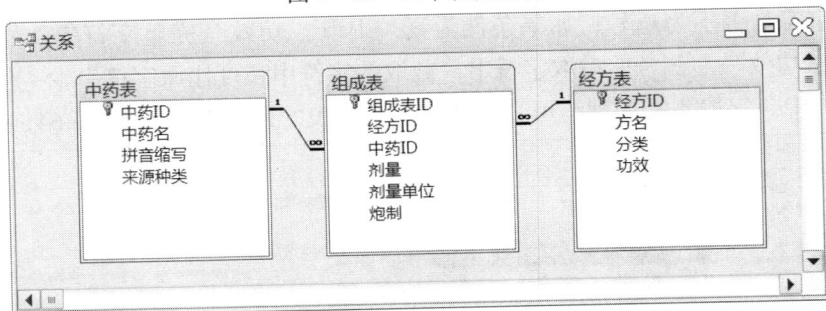

图 2 – 62 表间关系

【实现过程】

1. 生成"经方表"

图 2 – 63 经方表字段

"经方表"字段组成如图 2 – 63 所示。由于"经方数据"表中一些字段与"经方表"的要求不吻合，需要进行规范。

（1）"经方数据"表中的"经方"字段分解为"经方表"中的"方名"和"分类"字段。例如"乌梅丸：杂方类"，在"经方表"中将被分解为"方名"字段中的"乌梅丸"和"分类"字段中的"杂方类"。

"经方数据"表中的"经方"字段中方名与分类之间均用冒号隔开，无一例外。故"经方表"中的字段"方名"的值可以使用如下表达式得到：

方名：$Left([经方], InStr([经方], ":") - 1)$

该表达式用 Left 函数嵌套 InStr 函数。InStr 函数可以求出"经方"字段中冒号的位置，Left 函数从"经方"字段左侧开始截取字符串，截取到冒号的前一字符为止。

（2）"经方表"中的"分类"字段使用如下表达式可以得到：

分类：$Mid([经方], InStr([经方], ":") + 1)$

该表达式用 Mid 函数嵌套 InStr 函数。Mid 函数从"经方"字段冒号之后的字符开始截取字符串，截取到字段末尾。

（3）"经方数据"表"功效"字段有些末尾有逗号，需删除。

因原表中已包含"功效"字段，计算字段不能直接使用"功效"作为字段名，先临时命名为"效用"，在"经方表"生成后在表的设计视图中再修改为"功效"。

可以使用如下表达式获取：

效用：$IIf(Right([功效], 1) <> ",", [功效], Left([功效], Len([功效]) - 1))$

该表达式用 IIF 函数嵌套 Right、Left 和 Len 函数。该表达式首先判断"功效"字段最右侧的字符是否不为逗号；如果条件为真，则取"功效"完整字符串；如果条件为假，则从"功效"左侧开始截取字符串，截取的字符串长度比原字符串少一位。

"经方 ID"字段不需处理，可直接使用。生成表的设计视图如图 2-64 所示。

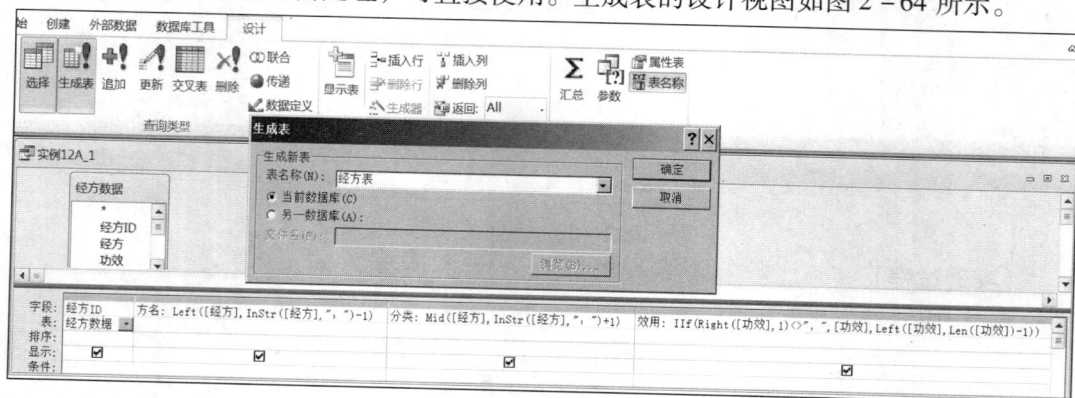

图 2-64　生成经方表

2. 生成"中药表"

"中药表"所需字段均在"经方数据"表中。所以生成表查询的操作是选定"经方数据"表中的所需字段生成"中药表"。

由于"经方数据"表内中药重复出现，需将查询的唯一值属性设为"是"。如图 2-65。

3. 生成"组成表"

"组成表"字段如图 2-66 所示。

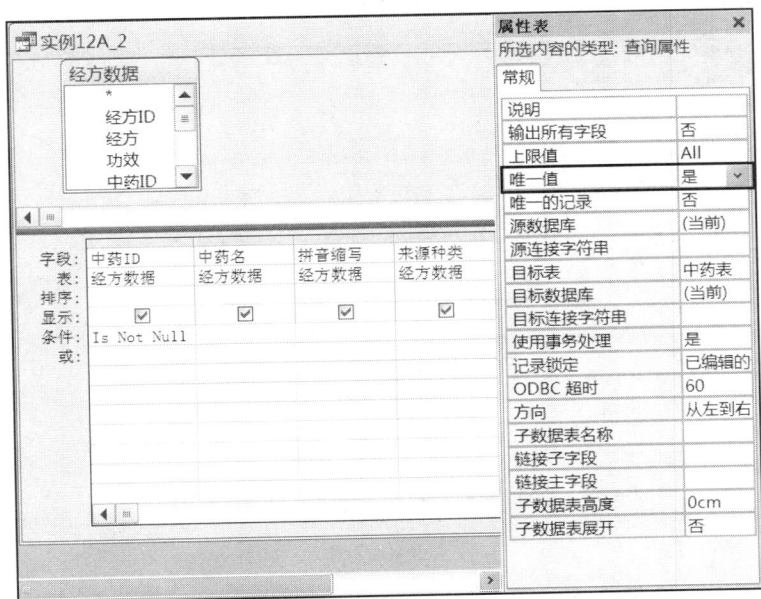

图 2-65 生成中药表设计示意图　　　　图 2-66 组成表字段

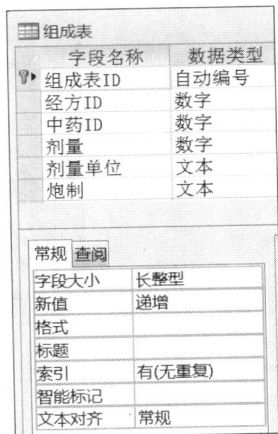

生成"组成表"的操作是选定"经方数据"表中的所需字段生成"组成表",如图 2-67。再在"组成表"中为其手工添加"组成表 ID"字段。

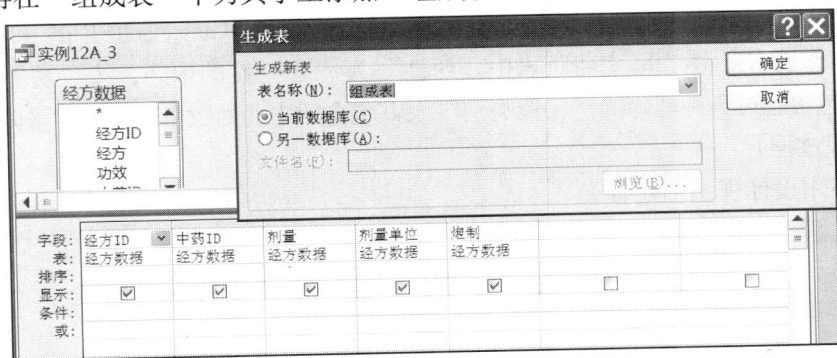

图 2-67 生成组成表设计示意图

三个表生成后,设置各自主键,再建立它们之间的关系。

【知识点】

1. 唯一值属性

当查询的结果有重复记录时,可将查询的"唯一值"属性设置为"是",则查询的结果中原有的重复记录仅显示一条。设置查询的"唯一值"属性方法是选择"设计"选项卡 >"显示/隐藏"组 >"属性表"命令,在"属性表"窗格中可见"唯一值"属性。见图 2-68。

2. 上限值属性

"上限值"是指取指定的前若干个记录。可以按照个数指定，也可以按照百分比指定显示的记录数量。选择"设计"选项卡 > "显示/隐藏"组 > "属性表"命令，可设置该属性，见图 2 – 68。

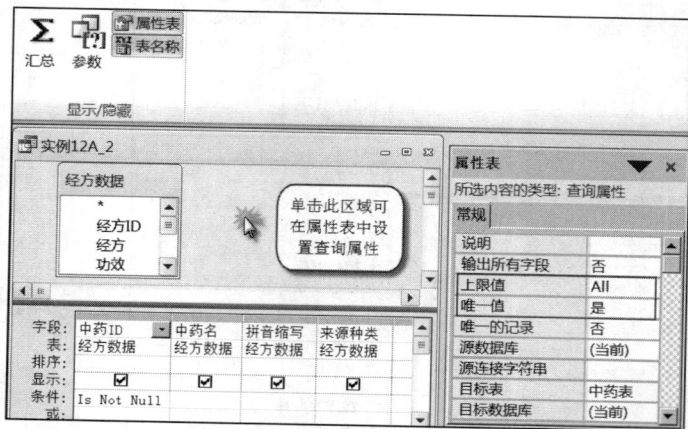

图 2 – 68　查询属性设置

实例 13　SQL 结构化查询语言——Select 语句用法

【实例说明】

1. 本实例介绍结构化查询语言（SQL, Structured Query Language）中的 select 语句。

2. 操作要求：将"tbl 中药"表中"药性"为"寒"性的中药，按"功能类别"分组，显示包含超过 3 种药物的"功能类别"及其包含的中药的数量，并按数量降序排列。

【实现过程】

1. 使用设计视图创建查询

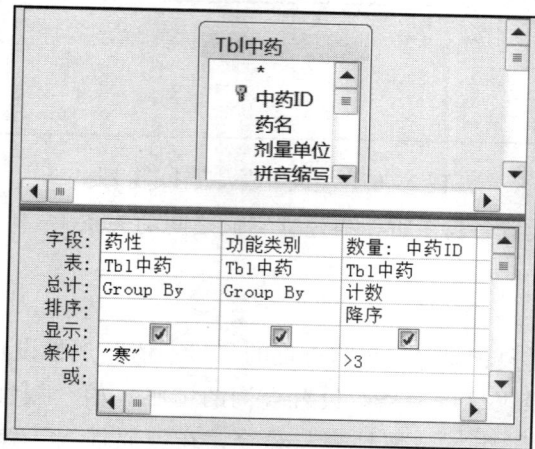

图 2 – 69　设置查询规则

2. 查询的 SQL 视图

单击"设计"选项卡 > "结果"组 > "视图" > "SQL 视图"命令，出现该查询的 SQL 视图，如图 2 -70 所示。

```
SELECT Tbl中药.药性, Tbl中药.功能类别, Count(Tbl中药.中药ID)
AS 数量
FROM Tbl中药
GROUP BY Tbl中药.药性, Tbl中药.功能类别
HAVING (((Tbl中药.药性)="寒") AND ((Count(Tbl中药.中药
ID))>3))
ORDER BY Count(Tbl中药.中药ID) DESC;
```

图 2 -70 SQL 视图

【知识点】

1. SQL 简介

SQL（Structured Query Language，结构化查询语言）是在数据库领域中应用最广泛的数据库查询语言。SQL 语言是一种一体化语言，它包括了数据定义、数据查询、数据操作和数据控制等方面的功能，可以完成数据库活动中的全部工作。

2. SQL 数据查询语句基本格式

select［*all* | *distinct* | *TOP n*］ *** | 字段［*as* 新字段名］| 表达式［*as* 新字段名］，… *from* 表 1［，表 2］…［*where* 条件表达式］［*group by* 字段名 | 表达式］［*having* 条件表达式］［*order by* 字段名 ］［*asc* | *desc*］

关键字含意见下表。

表 2 -12 关键字说明

关键字	说明
select	指定要显示的字段列表。all：显示所有满足条件的记录；distinct：唯一值；top n：上限值；as：字段重命名
from	指定作为数据源的表、查询或 SQL 语句
where	筛选符合条件的记录
group by	指定分组的字段或表达式
having	对分组及分组计算的结果指定条件
order by	指定排序的字段，asc：升序；desc：降序

例如，显示职称英语考试成绩 80 分以上的医生的姓名和成绩。使用 select 语句为：

SELET 姓名，职称英语成绩 *FROM tbl* 医生 *WHERE* 职称英语成绩 >80；

【思考与练习】

1. 当 from 子句后有多个表时，如何表示某个字段属于哪个表?

2. 用 SQL 语句计算"tbl 医生"表中男医生的人数。

3. 查看前面实例中选择查询对应的 select 语句。

【扩展资料】

1. UPDATE 语句

语句格式：

UPDATE table SET 字段名 = 表达式 *WHERE* 条件表达式；

表 2 – 13 语句说明

部分	说明
table	表名，其中包含要修改的数据
字段名＝表达式	用表达式的值更新指定字段中的值
条件表达式	只更新满足表达式条件的记录

2. DELETE 语句

语句格式：

DELETE [*table.* *] *FROM table WHERE* 条件表达式；

表 2 – 14 语句说明

部分	说明
[table. *]	table 代表从中删除记录的表的名称，可选
table	从中删除记录的表的名称
条件表达式	表达式，用于确定要删除哪些记录。

3. INSERT 语句

语句格式：

INSERT INTO table[（字段 1 [, 字段 2]…）] *VALUES*(表达式 1 [, 表达式 2]...)；

表 2 – 15 语句说明

部分	说明
table	要追加记录的表的名称
字段 1、字段 2	向其中追加数据的字段的名称
表达式 1、表达式 2	要插入新记录特定字段中的值。每个值将插入到与该值在字段列表中的位置相对应的字段内：表达式 1 的值将插入到新记录的字段 1 中，表达式 2 的值将插入到字段 2 中

实例 14 　合并医生和患者的名单——联合查询

【实例说明】

1. 本实例介绍联合查询的用法。

2. 操作要求：医院希望了解医生和患者的全部名单。医生的名单在"tbl 医生"表中，患者名单在"tbl 患者"表中。现将两个表的姓名、手机及人员类别信息合并展示。显示结果如图 2 – 71 所示。

【实现过程】

1. 打开 SQL 视图

选择"创建"选项卡 >"查询"组 >"查询设计"命令，关闭"显示表"对话框，选择"设计"选项卡 >"查询类型"组 >"联合"命令。如图 2 – 72 所示。

图 2 - 71　联合查询结果

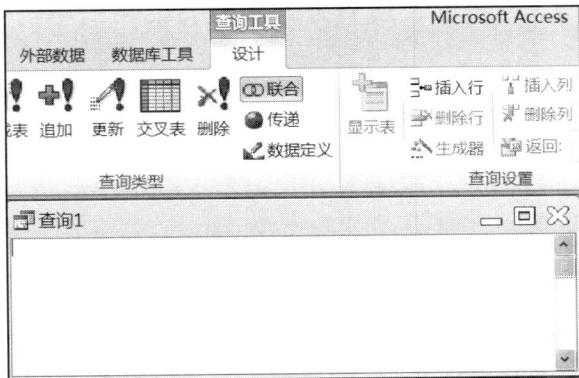

图 2 - 72　进入 SQL 视图

2. 输入联合查询语句

> *SELECT* 姓名，*"医生" AS* 　类别，手机　*FROM tbl* 医生
> *UNION*
> *SELECT* 姓名，*"患者" AS* 　类别，手机　*FROM tbl* 患者
> *ORDER BY* 　类别 *DESC*，姓名；

3. 显示联合查询结果

与选择查询相同，切换到数据表视图中即可。显示结果如图 2 - 71 所示。

【知识点】

1. 联合查询可将字段数目相同的多个记录集合并，每两个 select 语句之间使用一个 union 命令，其语法格式为：

> *select* 　字段列表　*from* 　表 1
> *union* 　［*all*］
> *select* 　字段列表　*from* 　表 2
> *union* 　［*all*］
> *select* 　字段列表　*from* 　表 3

2. 关键字含义：见下表。

表 2 – 16   关键字说明

关键字	说明
union	当联合查询结果中有重复记录时，不显示重复记录
union all	当联合查询结果中有重复记录时，显示重复记录

【思考与练习】

1. 字段属性不同，能否用联合查询语句联合为一列？

2. 当两个记录集中对应字段的名称不同时，联合查询的结果集的字段名称是什么？

实例 15   统计在所有处方中没有使用的中药——子查询

【实例说明】

1. 本实例介绍子查询及其使用。

2. 操作要求："tbl 中药"表记录了药房库存的所有中药，现要查看有哪些中药从未被医生在处方中使用。

【实现过程】

1. 首先查询在"tbl 处方组成"表中使用了哪些中药 ID

因不同处方中有相同药物，故中药 ID 有重复值时，使用 distinct 去除重复值，语句为：

> *Select distinct* 　中药 ID 　*from* 　tbl 处方组成

2. 查找"tbl 中药"表中没有在"tbl 处方组成"表中使用过的中药

在查询设计视图中添加"tbl 中药"表的"药名"和"中药 ID"字段，在"中药 ID"字段的条件行中输入"not in(select distinct 中药 ID　from 　tbl 处方组成)"，如图 2 – 73 所示。

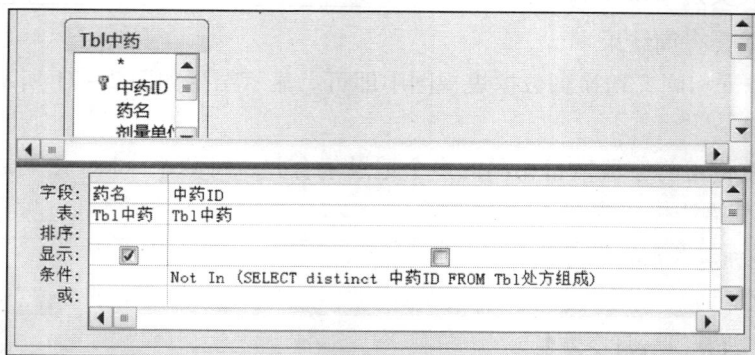

图 2 – 73   子查询作为条件

其对应的 SQL 语句为：

select 药名 *from* *tbl* 中药
where 中药 ID *not in*(*select distinct* 中药 ID *from* *tbl* 处方组成)

【知识点】

1. 子查询：查询中存在的另一个查询，含有子查询的查询是嵌套结构。

2. 子查询的 SQL 语句必须用圆括号括起来。

3. 查询的类型。见下表。

表 2 – 17　　　　　　　　　　　　　　查询类型

设置	查询类型
选择查询	根据指定的查询准则，从一个或多个表中获取数据并显示结果，其对应的 SQL 语句以 SELECT 开头
交叉表查询	对表中的字段分组，形成查询的行与列来统计表中某字段的数据
操作查询	在查询运行时对表中数据进行修改的查询，包括生成表查询、删除查询、更新查询、追加查询
SQL 特定查询	只能使用 SQL 语句创建的查询，如联合查询

【思考与练习】

1. 显示没有开具处方的挂号信息，显示结果包括挂号 ID、患者姓名、就诊日期和医生姓名。

2. 显示工资高于平均工资的医生姓名、职称和工资。

实例 16　显示重名医生——查找重复项查询向导

【实例说明】

1. 本实例介绍"查找重复项查询向导"的使用。

2. 操作要求：显示重名医生的姓名及医生 ID。由于此例需要"tbl 医生"表中有姓名的重复值，添加医生"王光正"，医生 ID 为"3101"，性别为"女"。

【实现过程】

1. 使用"查找重复项查询向导"

（1）单击"创建"选项卡 > "查询"组 > "查询向导"命令，打开"新建查询"对话框，选择"查找重复项查询向导"，如图 2 – 74 所示。

（2）在向导中选择查重复值的表："tbl 医生"，点击下一步。

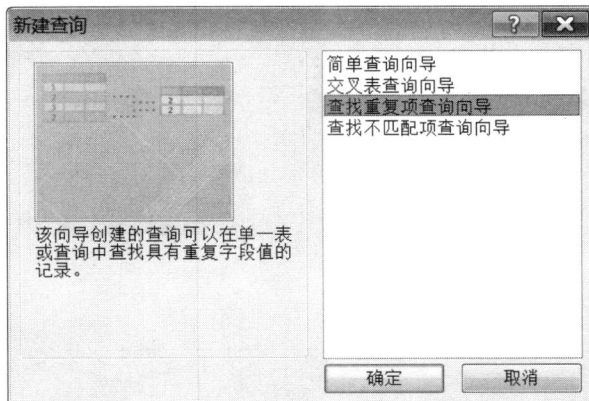

图 2 – 74　查询向导

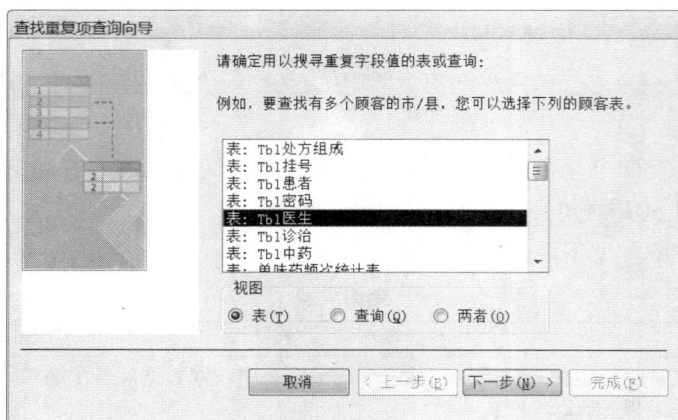

图 2-75　选择数据源

（3）选择包含重复值的字段："姓名"。

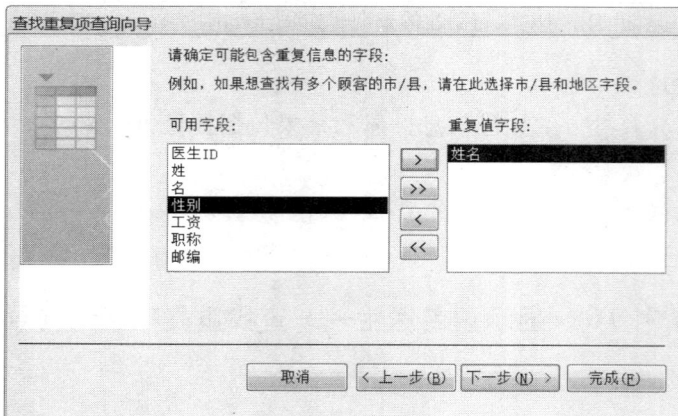

图 2-76　选择重复值字段

（4）选择查询中需要显示的其他字段："医生 ID"、"性别"、"职称"，如图 2-77，点击下一步，为查询指定名称，如图 2-78，点击完成。

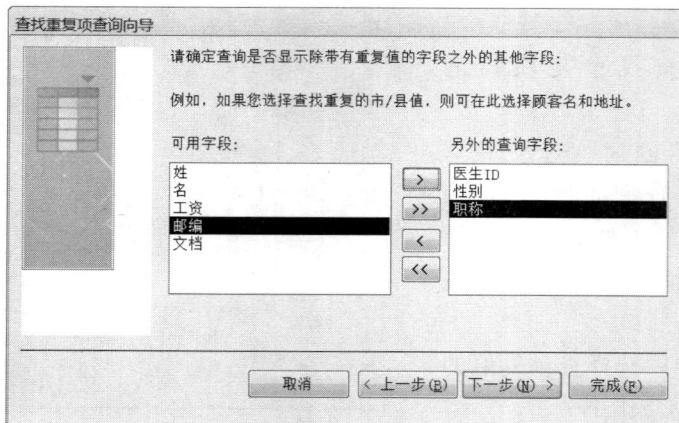

图 2-77　选择其他字段

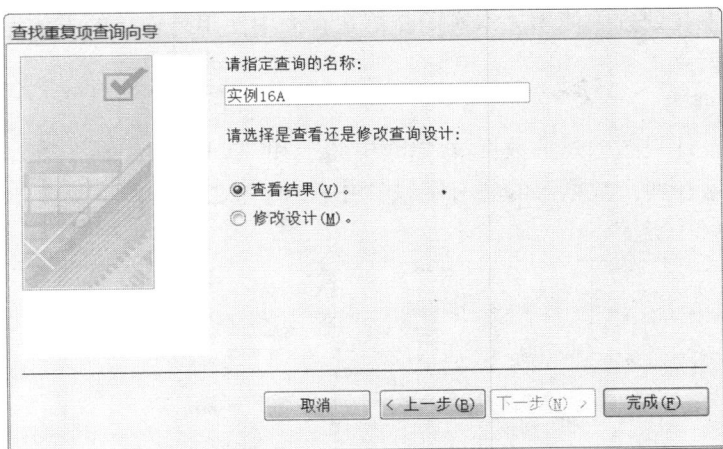

图 2 – 78 确定查询名称

2. 查看查询的结果

图 2 – 79 查看查询结果

【知识点】

1. "查找重复项查询向导"的功能是查找表中单字段或组合字段有重复值的记录。

2. "查找重复项查询"的设计思路为对包含重复值的字段分组并计数,计数结果大于 1 的字段值即为重复项,再通过 in 子查询显示所有重复项的记录内容,查询的 SQL 语句如下:

```
SELECT    姓名,医生 ID,性别,职称
FROM    tbl 医生
WHERE    姓名 In ( SELECT  [姓名]  FROM  [tbl 医生]    GROUP BY    [姓名]
HAVING    Count( * ) >1 );
```

【思考与练习】

1. 查看是否有患者在同一天挂号次数为 2 次或 2 次以上,如有,则显示相关挂号信息。

2. 查看就诊超过 3 次的患者的个人全部信息。

实例 17　显示处方未使用的中药——查询中的连接类型

【实例说明】

1. 本实例介绍查询中的内连接和外连接的用法。

2. 操作要求:在实例 15 中介绍了使用子查询的方法查找"tbl 中药"表中有哪些

中药从未被医生在处方中使用。本实例介绍在查询中使用外连接的方法完成上述查找。

【实现过程】

1. 添加数据源

在查询的设计视图中添加数据源"tbl 中药"和"tbl 处方组成"表，系统会依据已建立的表间关系在两个数据源的共有字段"中药 ID"之间用"一对多"的连接线连接起来，如图 2-80 所示。

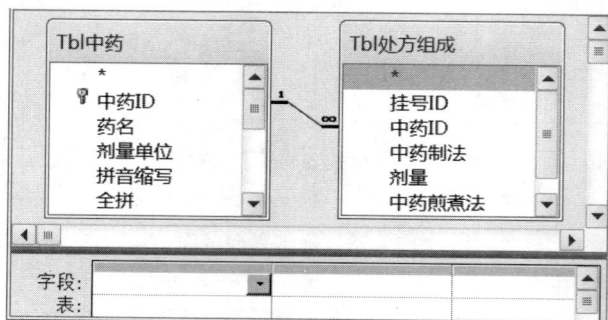

图 2-80　添加两个数据源

2. 改变连接类型

（1）鼠标指针指向连接线，单击鼠标右键，选择"联接属性"，如图 2-81 所示。

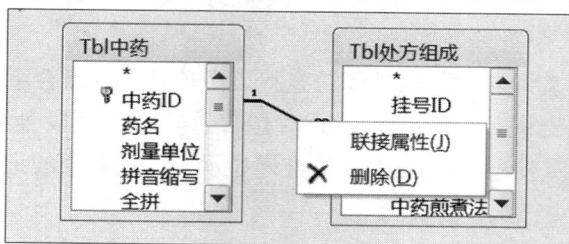

图 2-81　启动连接类型设置

（2）在"联接属性"对话框中，左表为"tbl 中药"，右表为"tbl 处方组成"。选择选项"2"，将显示左表"tbl 中药"的所有记录和右表"tbl 处方组成"中联接字段相等的记录。

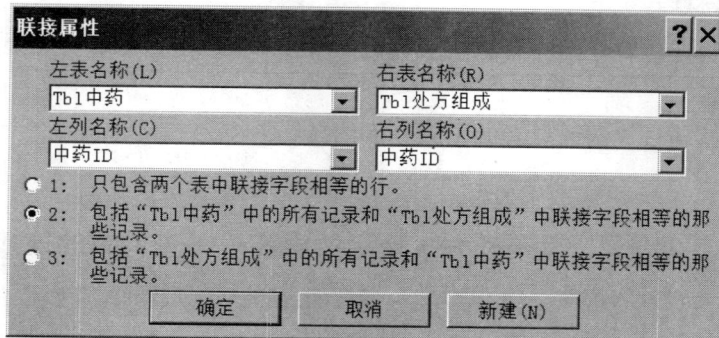

图 2-82　选择连接类型

（3）连接线如图所示，连接线的箭头由"tbl 中药"表指向"tbl 处方组成"表。

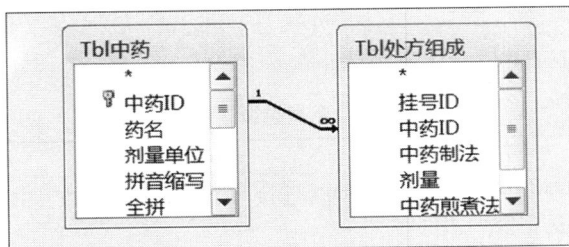

图 2 – 83　显示连接类型

3. 进行不匹配项查询

在设计窗格中添加字段：tbl 中药. 中药 ID, tbl 中药. 药名, tbl 处方组成. 中药 ID, 并在"tbl 处方组成"表的"中药 ID"字段中添加条件"is null"，用来筛选只存在于"tbl 中药"表而不存在于"tbl 处方组成"表的中药。

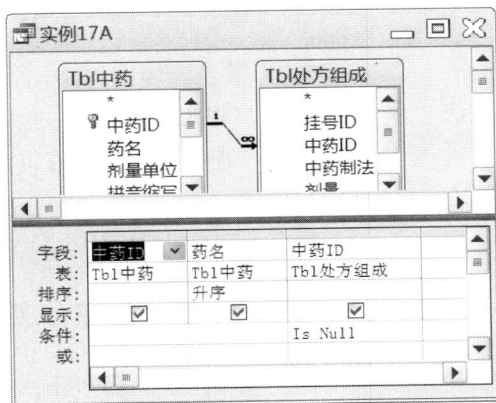

图 2 – 84　添加字段

4. 显示查询结果

图 2 – 85　查询结果

【知识点】

1. 各连接类型的功能和语法见下表。

表 2－18　连接类型

名称		说明
内连接		在 FROM 子句中使用 INNER JOIN 连接两个数据源，在结果中只显示两数据源中连接字段相等的记录 SELECT 字段列表 FROM 表1 INNER JOIN 表2 ON 表1. 字段 ＝ 表2. 字段；
外连接	左连接	在 FROM 子句中使用 LEFT JOIN 连接两个数据源，在结果中显示 LEFT JOIN 左边数据源的所有记录和右边数据源中连接字段相等的记录 SELECT 字段列表 FROM 表1 LEFT JOIN 表2 ON 表1. 字段 ＝ 表2. 字段；
	右连接	在 FROM 子句中使用 RIGHT JOIN 连接两个数据源，在结果中显示 RIGHT JOIN 右边数据源的所有记录和左边数据源中连接字段相等的记录 SELECT 字段列表 FROM 表1 RIGHT JOIN 表2 ON 表1. 字段 ＝ 表2. 字段；

【思考与练习】

1. 用外连接的方法完成“实例 15”的“思考与练习”的第 1 题。

2. 使用“查询向导”命令对话框中的“查找不匹配项查询向导”，查找挂号但未开处方的记录，并分析该向导实现的机理。

实例 18　药对配伍分析——查询的综合应用

【实例说明】

1. 本实例将介绍通过选择查询完成处方内药对的统计分析方法。

2. 药对又称对药，是临床用药中相对固定的两味药物的配伍形式，在方剂配伍中能起到相辅相成的作用。药对是古今医家长期医疗实践的经验总结，具有丰富的内容和奥妙的内涵。由于研究单味药难以反映出其在复方中的真实作用，而复方由于药味多，作用关系复杂，对其研究也难以得出准确结论。“药对”研究恰好可以弥补上述研究的不足。通过药对的研究，有利于进一步理解方剂的配伍规律，可以减少盲目性，提高组方水平和临床用药的准确性及有效性。

3. 操作要求：基于“tbl 处方组成”表，统计处方库中“药对”的频率，按频率从高到低排列，如图 2－86 所示。

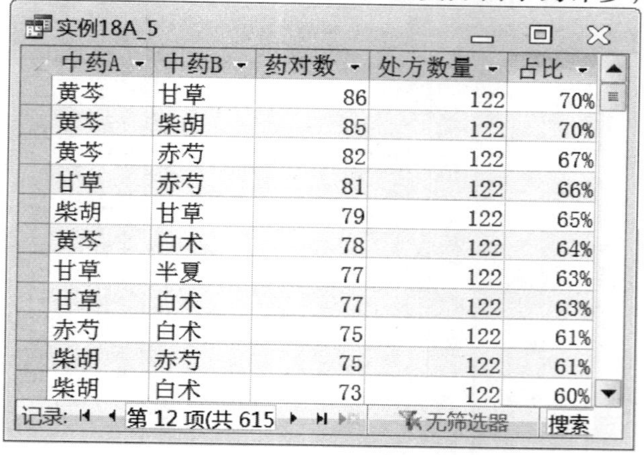
实例18A_5

中药A	中药B	药对数	处方数量	占比
黄芩	甘草	86	122	70%
黄芩	柴胡	85	122	70%
黄芩	赤芍	82	122	67%
甘草	赤芍	81	122	66%
柴胡	甘草	79	122	65%
黄芩	白术	78	122	64%
甘草	半夏	77	122	63%
甘草	白术	77	122	63%
赤芍	白术	75	122	61%
柴胡	赤芍	75	122	61%
柴胡	白术	73	122	60%

记录: 第 12 项(共 615　无筛选器　搜索

图 2－86　药对展示

【实现过程】

1. 生成处方内中药的两两组合

设计思路：同一处方中的中药 1 与中药 2，中药 1 与中药 3……中药 2 与中药 3……两两组合。

创建"实例18A_1"查询，在查询设计视图中将"tbl 处方组成"表作为数据源添加 2 次，分别选中这 2 个表并在对应的"属性表"窗口中将它们分别命名别名为"A"和"B"。将 A 表、B 表通过"挂号ID"字段进行连接，实现处方内所有中药的两两组合，如图 2 - 87 所示。

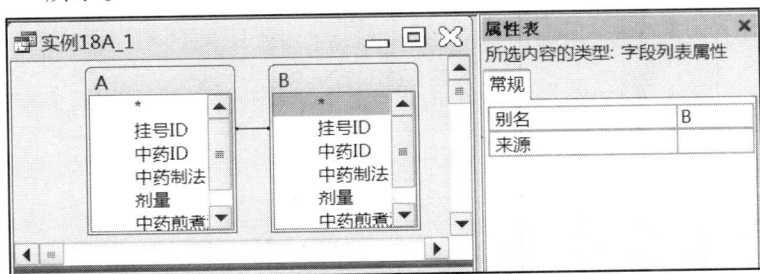

图 2 - 87 建立别名

在上述组合中，还应去除自身的组合，如"中药 1 - 中药 1"、"中药 2 - 中药 2"等；还要去除"中药 1 - 中药 2"、"中药 2 - 中药 1"类似的重复组合，通过对 A 表的"中药 ID"字段添加条件"＜［B］！［中药 ID］"即可。

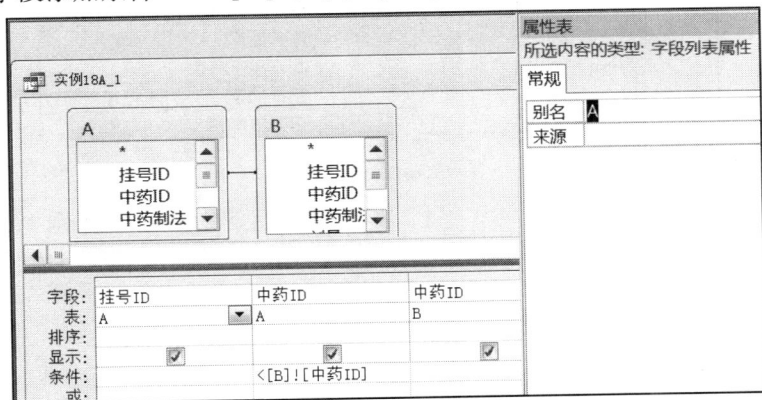

图 2 - 88 生成药对

2. 药对频次统计

基于"实例18A_1"查询，创建"实例18A_2"查询，对 A 表和 B 表的"中药 ID"字段进行分组，对"挂号 ID"字段进行计数，并降序排列，如图 2 - 89 所示。

3. 计算药对出现的比率

药对出现的比率 = 药对在所有处方中出现的次数 ÷ 处方总数。

（1）无重复显示处方对应的"挂号 ID"：基于"tbl 处方组成"表创建新查询"实例18A_3"，只添加"挂号 ID"字段，并在查询属性窗口中设置"唯一值"属性为"是"。如图 2 - 90 所示。

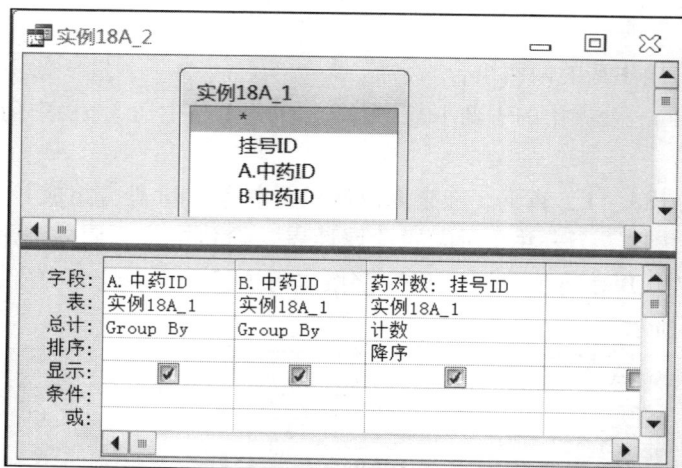

图 2-89　药对统计

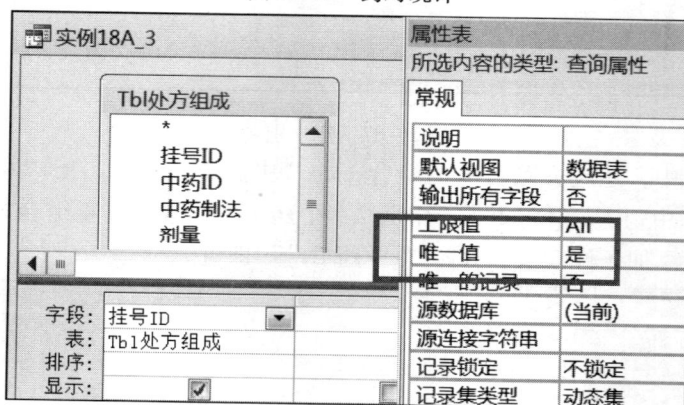

图 2-90　挂号清单

（2）计算处方总数：基于查询"实例18A_3"创建新查询"实例18A_4"，计算"挂号ID"的个数得到处方总数，并将结果字段重命名为"处方数量"。如图 2-91 所示。

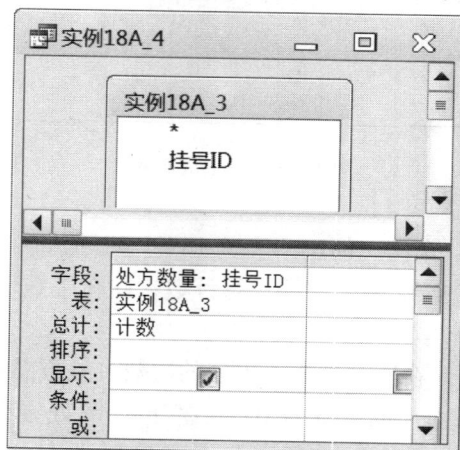

图 2-91　处方数量

（3）显示药对在所有处方中出现的比率：基于"实例 18A_ 2"和"实例 18A_ 4"两个查询创建新查询"实例 18A_ 5"，在设计窗格中添加两个查询中的所有字段，再添加计算字段"占比:[药对数]/[处方数量]"，如图 2 - 92 所示：

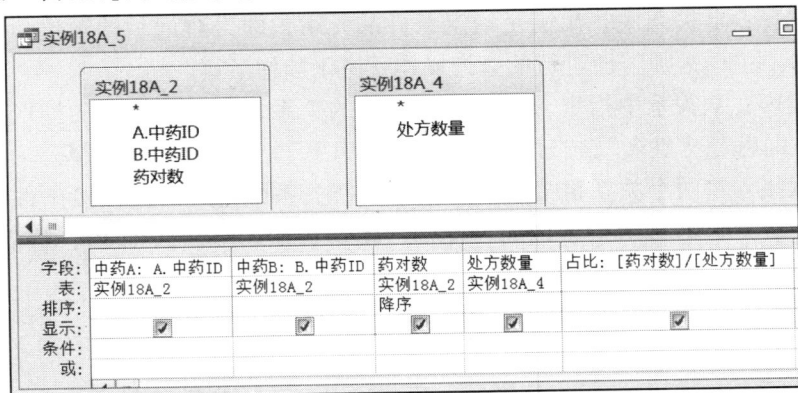

图 2 - 92　药对比率

在属性窗口中设置"占比"字段的"格式"属性为"百分比"，查询结果如图 2 - 86 所示。

【思考与练习】

1. 在实例中计算处方数量的时候使用了"tbl 处方组成"表，使用"tbl 挂号"表对"挂号 ID"字段进行计数，可以吗？

2. 实例操作的第 1 步中，通过对 A 表的"中药 ID"字段添加条件"<[B]![中药 ID]"去除无效或重复组合，条件表达式改为">[B]![中药 ID]"可否？

【扩展资料】

1. 基本术语

关系：数据库中的二维表格也称作关系，例如，"中医门诊"数据库中的"tbl 医生"表也可称作"tbl 医生"关系。表间联系也称作表间关系，这两个"关系"含义不同。

元组：关系中的行，对应于数据库表中的记录。

属性：关系中的列，对应于数据库表中的字段。

2. 传统的集合运算

（1）差：设有两个相同结构的关系 R 和 S，R 与 S 的差是由属于 R 但不属于 S 的元组组成的集合。

例如，设有全部患者关系 R，在诊所挂"李玉婷"医生号的患者关系 S，求未挂"李玉婷"医生号的患者，应当进行差运算。

（2）并：设有两个相同结构关系 R 和 S，R 与 S 的并是由属于 R 与 S 的元组组成的集合。

例如，设有诊所医生关系 R，诊所患者关系 S，将患者信息与医生信息合并，应当进行并运算。联合查询可完成并运算。

（3）交：设有两个相同结构关系 R 和 S，R 与 S 的交是由既属于 R 又属于 S 的元组组成的集合。

例如，设有挂"王光正"医生号的患者关系 R，挂"陆宇强"医生号的患者关系 S，求既挂过"王光正"医生的号，又挂过"陆宇强"医生的号的患者，应当进行交运算。

3．专门的关系运算

（1）选择：从关系中找出满足给定条件的元组，即为对记录的筛选。例如，从医生表中找出"主任医师"所进行的查询操作就属于选择运算。

（2）投影：从关系中指定若干属性组成新的关系，即为对字段的抽取。例如，从患者表中查询患者"姓名"、"性别"和"既往病史"，就属于投影运算。

（3）联接：将两个关系拼接成新的关系，新关系中包含满足联接条件的元组。例如，为在一个关系中显示患者姓名、性别、就诊日期、出诊医生 ID，就需将"tbl 患者"表、"tbl 挂号"表联接起来。

习　　题

一、单选题

1．运行后将对表中数据进行修改的查询是【　】。

 A．选择查询 B．交叉表查询 C．操作查询 D．联合查询

2．【　】在执行时会弹出对话框，提示用户输入必要的信息，再按照这些信息进行查询。

 A．选择查询 B．参数查询 C．交叉表查询 D．操作查询

3．以下关于选择查询，叙述错误的是【　】。

 A．根据查询准则，从一个或多个表中获取数据并显示结果

 B．可以对记录进行分组

 C．可以对查询记录进行总计、计数和平均等计算

 D．查询的结果是不随数据源的变化而变化

4．Access 查询准则的运算符是【　】。

 A．比较运算符 B．逻辑运算符 C．算术运算符 D．以上都是

5．某数据库表中有一个工作时间字段，查找 1992 年参加工作的职工记录的条件是【　】。

 A．Between #1992 – 01 – 01# And #1992 – 12 – 31#

 B．Between "1992 – 01 – 01" And "1992 – 12 – 31"

 C．Between "1992. 01. 01" And "1992. 12. 31"

 D．#92. 01. 01# And #92. 12. 31#

6．可将"计算机应用软件"课程不及格的学生从"学生"表中删除的是【　】。

 A．生成表查询 B．更新查询 C．删除查询 D．追加查询

7．可将信息系 1999 年以前参加工作的教师的职称改为副教授的是【　】。

 A．生成表查询 B．更新查询 C．删除查询 D．追加查询

8. 在创建交叉表查询时，最少需要指定【　】个字段。

    A. 1　　　　　　　　B. 2　　　　　　　　C. 3　　　　　　　　D. 4

9. SELECT 语句正确的是【　】。

    A. SELECT ＊ FROM "教师表" WHERE ＝"男"

    B. SELECT ＊ FROM "教师表" WHERE 性别＝男

    C. SELECT ＊ FROM 教师表 WHERE ＝男

    D. SELECT ＊ FROM 教师表 WHERE 性别＝"男"

10. 数据库表中有一个"地址"字段，查找地址最后两个字为"8 号"的记录，应该使用的查询准则是【　】。

    A. Right（［地址］,2）="8 号"　　　　　B. Right（［地址］,4）="8 号"

    C. Right（"地址",2）="8 号"　　　　　D. Right（"地址",4）="8 号"

11. 合法的 SQL 语句 where 表达式是【　】。

    A. "教师编号" between 100000 And 200000

    B. ［性别］＝"男"or 城市 in（"北京","上海"）

    C. ［基本工资］＞＝1000［基本工资］＜＝10000

    D. ［性别］Like"男" or is null

12. 数据库表中有一个工作时间字段，查找 15 天以前参加工作的记录的准则是【　】。

    A. ＝Date（）＋15　B. ＜Date（）－15　　C. ＞Date（）－15　　D. ＜＝Date（）＋15

13. 关于删除查询，下面叙述正确的是【　】。

    A. 每次操作只能删除一条记录

    B. 每次只能删除单个表中的记录

    C. 删除过的记录只能用"撤销"命令恢复

    D. 每次可删除多条满足某种条件的记录

14. SQL 能够创建【　】。

    A. 更新查询　　B. 追加查询　　　　C. 各类查询　　　　D. 选择查询

15. 以下关于查询的操作，正确的是【　】。

    A. 只能基于数据表创建查询

    B. 只能基于已建查询创建查询

    C. 可以基于数据表和已建查询创建查询

    D. 不能基于已建查询创建查询

16. Access 支持的查询类型有【　】。

    A. 选择查询、交叉表查询、SQL 特定查询和操作查询

    B. 基本查询、选择查询、SQL 特定查询和操作查询

    C. 多表查询、单表查询、交叉表查询、参数查询、操作查询

    D. 选择查询、统计查询、参数查询、SQL 特定查询和操作查询

17. 设计视图的条件行中，年龄在 18 ~21 岁之间的条件可以设置为【　】。

A. ＞18 Or ＜21   B. ＞18 And ＜21   C. ＞18 Not ＜21   D. ＞18 Like ＜21

18. 学生表中存有学生姓名、性别、班级、成绩等数据，若想统计各个班各个分数段的人数，最好的查询方式是【　】。

A. 联合查询   B. 交叉表查询   C. 参数查询   D. 操作查询

19. 将成绩在 90 分以上的记录找出后放在一个新表中，比较合适的查询是【　】。

A. 删除查询   B. 生成表查询   C. 追加查询   D. 更新查询

二、填空题

1. 查询的数据源包括【　】和【　】对象。

2. 创建联合查询时，【　】连接 2 个 Select 语句。

3. 在输入查询的条件时，输入日期型数据的定界符是【　】。

4. 若在"学生表"的"录入日期"字段设置默认值为系统日期，则应在"录入日期"字段的默认值属性输入的函数是【　】。

5. 函数 left("北京中医药大学",5)的返回值是【　】。

6. 学生表中有"生日"字段，要想计算年龄，计算表达式是【　】。

7. 返回数字型表达式中值的平均值的统计函数是【　】。

8. 参数查询中，用【　】将提示信息标识。

9. 生成表的数据源既可是一个表，也可以是多个表，也可以是【　】。

10. 【　】查询可以将其他数据源中的记录追加到已存在的表中。

11. 在 SQL 语句中，【　】子句的作用是不显示重复值。

12. 显示右边数据源的所有记录和左边数据源中连接字段相等的记录的连接是【　】。

三、操作题

在"第 2 章　查询 \ 3 课后习题 \ 教学管理. accdb"数据库中完成下列操作。

1. 创建"各学期学生学分"查询，统计"中医 05 七 C"（编号：00155）班级中每个学生每个学期的学分和各学期的总学分，运行结果如图 2－93 所示。

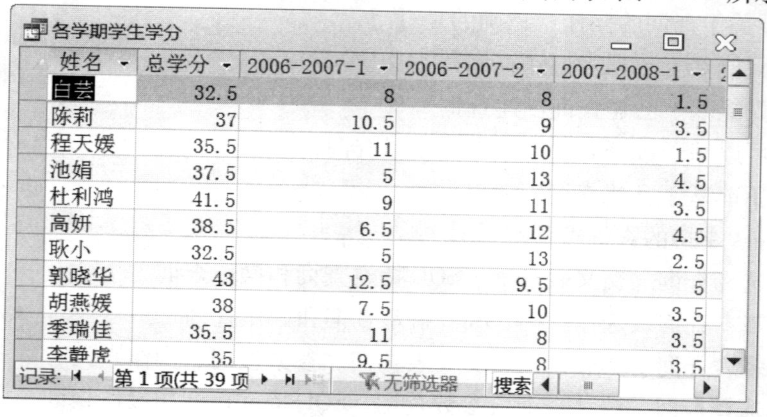

姓名	总学分	2006-2007-1	2006-2007-2	2007-2008-1
白芸	32.5	8	8	1.5
陈莉	37	10.5	9	3.5
程天媛	35.5	11	10	1.5
池娟	37.5	5	13	4.5
杜利鸿	41.5	9	11	3.5
高妍	38.5	6.5	12	4.5
耿小	32.5	5	13	2.5
郭晓华	43	12.5	9.5	5
胡燕媛	38	7.5	10	3.5
季瑞佳	35.5	11	8	3.5
李静虔	35	9.5	8	3.5

记录: 第 1 项(共 39 项) 　无筛选器　搜索

图 2－93　各学期学生学分查询结果

2. 统计各民族各年龄段的人数（已知"tbl 学生"表中学生的出生日期都在 1980 年以后），出生日期在 1980 ~ 1990 年之间的显示为 80 后，出生日期在 1990 年以后的显示为 90 后。运行结果如图 2 - 94 所示。

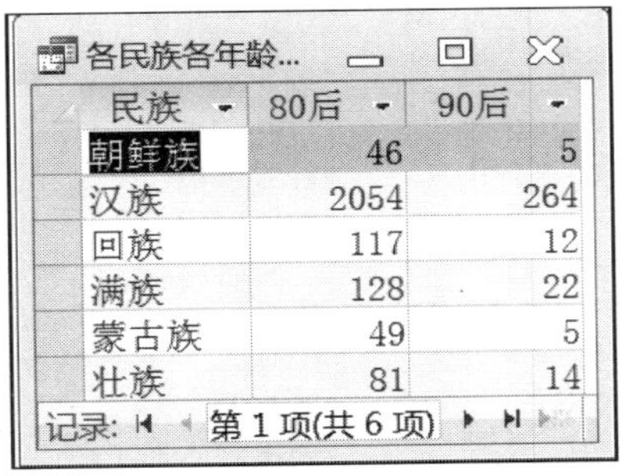

图 2 - 94　年龄段查询结果

3. 创建"按学号学期查询学生的平均分"查询，查询运行时，要求用户输入"学号"和"学期"信息，并按学号和学期计算学生的平均分，运行结果如图 2 - 95 所示。

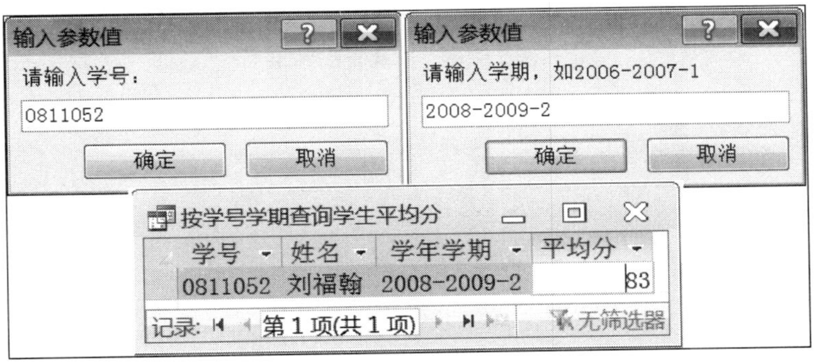

图 2 - 95　按学号学期查询平均分结果

4. 现从人事处获得教师信息的 Excel 表格，请按下列要求处理表中信息。

（1）将 Excel 文件"人员信息. xlsx"中的教师数据导入到"教学管理"数据库中。

（2）删除"教师姓名"、"教师教学单位编号"、"教学单位名称"、"学院名称"任意一项未填的教师信息。

（3）以"计算机"开头的教学单位，其"学院名称"全部更改为"信息中心"。

（4）"教师姓名"栏中包含了姓名和性别信息，姓名和性别之间使用"-"连接，将数据规范化处理。

（5）全校教师、全校教学单位均没有重名，建立新表与已有表的联系，并实施参照完整性。

5. 查找"tbl 排课"表中没有"计算机基础"类课程排课信息的班级。"计算机基础"类课程包括：00416 计算机基础、00417 计算机基础Ⅰ、00418 计算机基础Ⅱ。运行结果如图 2 - 96 所示：

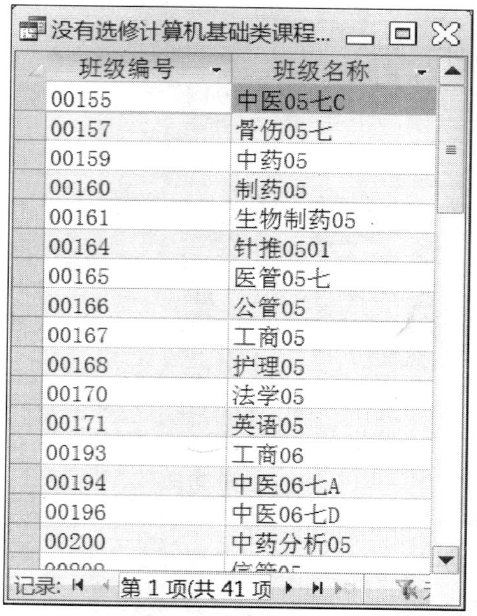

图 2-96   选课查询结果

第 3 章　窗　体

　　窗体是 Access 的重要对象。通过窗体，用户可以方便地输入数据、编辑数据、显示和查询数据。利用窗体可以将数据库中的对象组织起来，形成一个功能完整、风格统一的数据库应用系统。

　　本章将通过 9 个实例介绍窗体的基本操作，包括窗体的概念和作用、窗体的组成和结构、窗体的创建和设置等。通过学习，读者将掌握使用向导、设计视图和布局视图等方式创建各种功能的窗体的方法。

　　本章介绍的自 Access2007 以来的新功能包括：布局视图、导航窗体、附件控件、条件格式；介绍的中医药典型应用为使用数据透视表窗体和数据透视图窗体进行中医药数据分析。

实例 1　创建各种形式的窗体展示医生信息——窗体工具

【实例说明】

1. 在这个实例中，我们将学习使用"创建"选项卡上的命令创建窗体的方法。

2. 操作要求：基于"第 3 章　窗体 \ 1 实例练习 \ 中医门诊"数据库中的"tbl 医生"表，创建"数据表"窗体、"多个项目"窗体、"分割窗体"和"主/子窗体"。

【实现过程】

1. 使用"数据表"命令创建如图 3 - 1 所示的"实例 1A - 医生数据表"窗体

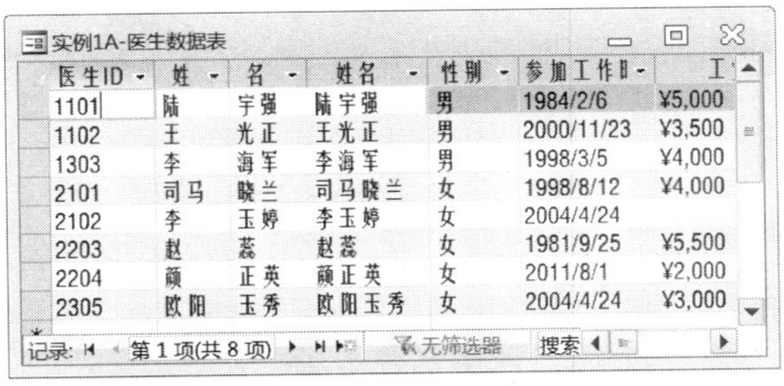

图 3 - 1　"实例 1A - 医生数据表"窗体

（1）在导航窗格的"表"对象下，单击选中"tbl 医生"表。

（2）单击"创建"选项卡 >"窗体"组 >"其他窗体"命令下的"数据表"命令，Access 将自动创建窗体，并以数据表视图显示该窗体。

（3）保存该窗体为"实例 1A – 医生数据表"。

2. 使用"多个项目"命令创建如图 3 – 2 所示的"实例 1A – 医生多个项目"窗体

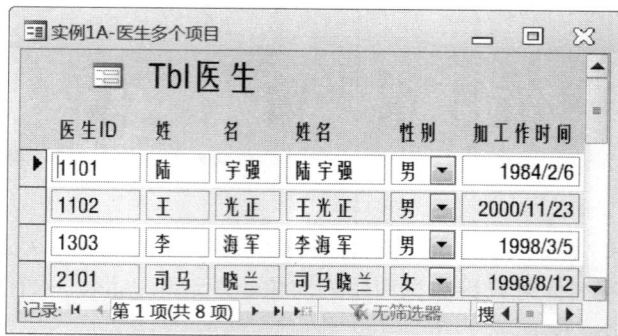

图 3 – 2 "实例 1A – 医生多个项目"窗体

（1）在导航窗格的"表"对象下，单击选中"tbl 医生"表。

（2）单击"创建"选项卡 >"窗体"组 >"其他窗体"命令下的"多个项目"命令，Access 将自动创建窗体，并以布局视图显示该窗体。

（3）保存该窗体为"实例 1A – 医生多个项目"。

3. 使用"分割窗体"命令创建如图 3 – 3 所示的"实例 1A – 医生分割窗体"

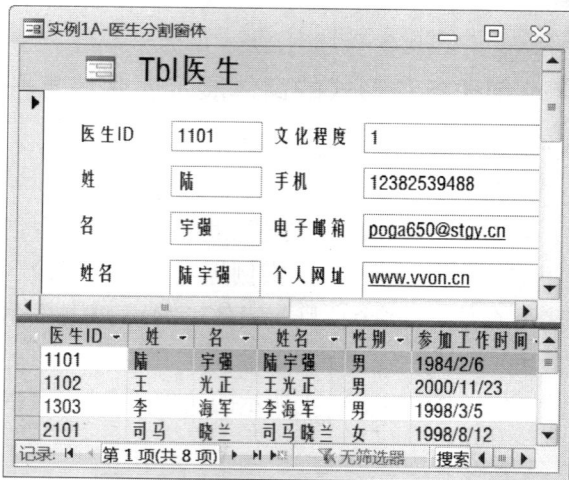

图 3 – 3 实例 1A – 医生分割窗体

（1）在导航窗格的"表"对象下，单击选中"tbl 医生"表。

（2）单击"创建"选项卡 >"窗体"组 >"其他窗体"命令下的"分割窗体"命令，Access 将自动创建窗体，并以布局视图显示该窗体。

（3）保存该窗体为"实例 1A – 医生分割窗体"。

4. 使用"窗体"命令创建如图 3 – 4 所示的"实例 1A – 医生主/子窗体"

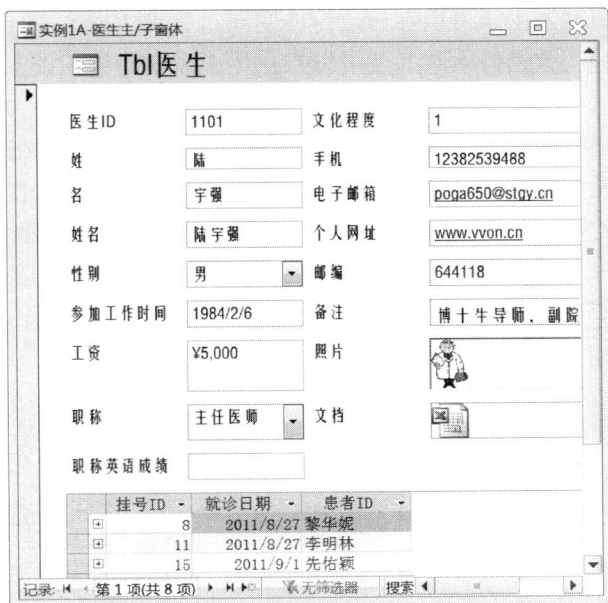

图 3 - 4 实例 1A - 医生主/子窗体

（1）在导航窗格的"表"对象下，单击选中"tbl 医生"表。

（2）单击"创建"选项卡＞"窗体"组＞"窗体"命令，Access 将自动创建窗体，并以布局视图显示该窗体。

（3）保存该窗体为"实例 1A - 医生主/子窗体"。

【知识点】

1. 窗体概述

窗体是一种数据库对象，通过窗体，用户可以方便地输入数据、编辑数据、显示表和查询中的数据，利用窗体可以将整个应用程序组织起来，形成一个完整的应用系统。

2. 窗体的视图

打开任一窗体，然后单击"开始"选项卡＞"视图"组＞"视图"命令底部箭头，可以展开视图选择菜单。Access 为窗体对象提供了多种视图查看方式，最常见的有"窗体视图"、"布局视图"和"设计视图"，如图 3 - 5 所示。

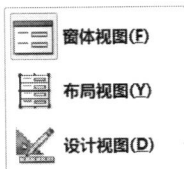

图 3 - 5 窗体的视图

（1）窗体视图：窗体视图是窗体的运行视图，用户可以通过它来查看、添加和修改数据，并完成图形界面上的操作。

（2）布局视图：布局视图是用于修改窗体的最直观的视图。在布局视图中，窗体实际正在运行，看到的数据与使用该窗体时显示的外观非常相似，而且可以在此视图中对窗体的设计进行更改。由于可以在修改窗体的同时看到数据，布局视图可以根据实际数据重新排列控件和调整控件大小，还可以在窗体上放置新的控件，并设置窗体及其控件的属性。

（3）设计视图：设计视图提供了窗体结构的详细视图。窗体在设计视图中显示时并没有运行，因此无法看到实际数据。不过，有些任务必须在设计视图中完成，比如向窗体添加更多类型的控件，调整窗体各部分的大小，以及更改某些无法在布局视图中更改的窗体属性，例如窗体格式属性中的是否"允许窗体视图"、是否"允许数据表视图"属性等。

3. "数据表"窗体

数据表窗体从外形上看类似于表对象的数据表视图。可以同时查看多条记录，可以像表那样单击字段名旁的箭头打开"排序和筛选"菜单。通常用它来分析带条件格式的数据，或作为其他窗体的子窗体使用。

4. "多个项目"窗体

多个项目窗体是一种连续窗体，它可以同时显示多条记录中的信息。这些数据排列在行和列中，类似于表对象，但它可以显示图像、按钮及其他控件。

5. "分割窗体"

分割窗体同时提供了数据的两种视图：窗体视图和数据表视图，这两种视图连接到同一个数据源，并且总是保持同步。如果在窗体的一个部分中定位到某条记录的某个字段，则会在窗体的另一部分中定位到相同位置。只要数据允许修改，就可以从任一部分添加、编辑或删除数据。"分割窗体"的常用方法是使用窗体的"数据表"视图快速定位记录，然后使用"窗体"视图查看或编辑记录。

6. 主/子窗体

窗体中的窗体称为子窗体，包含子窗体的基本窗体称为主窗体。主窗体和子窗体通常用于显示多个表或查询中的数据，这些表或查询中的数据具有一对多的关系。

【思考与练习】

以"tbl 患者"表为数据源，创建"数据表"窗体、"多个项目"窗体、"分割窗体"和包含就诊记录的主/子窗体，使用这些窗体查看和修改患者信息，并比较上述数据表窗体和"tbl 患者"表的"数据表视图"，看看他们有什么区别。

实例 2　　创建窗体显示挂号、处方信息——窗体向导

【实例说明】

1. 在这个实例中，我们将学习如何使用"窗体向导"工具创建单数据源和多数据源窗体。

2. 操作要求：基于"tbl 挂号"表，使用窗体向导工具创建一个如图 3 - 6 所示的显示挂号信息的纵栏式窗体。

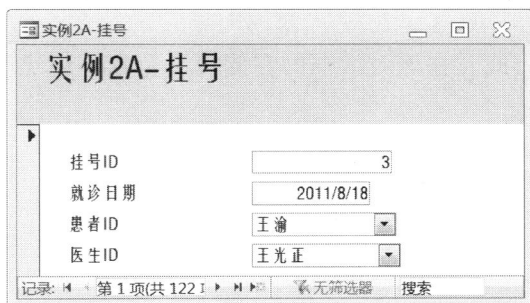

图 3 - 6　"实例 2A - 挂号"窗体

基于"tbl 挂号"表和"tbl 处方组成"表，使用窗体向导工具创建一个如图 3 - 7 所示的显示挂号及相应处方信息的主/子窗体。

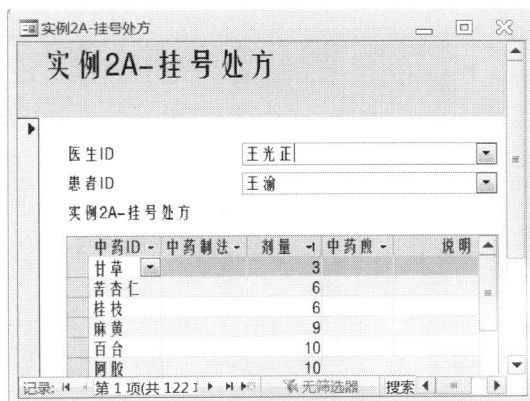

图 3 - 7　"实例 2A - 挂号处方"窗体

【实现过程】

1. 使用"窗体向导"工具创建单数据源窗体

（1）单击"创建"选项卡 > "窗体"组 > "窗体向导"命令，出现"窗体向导"的第 1 个对话框。在该对话框中，在"表/查询"下拉列表中选择"tbl 挂号"表，然后选择需要的字段，如图 3 - 8 所示。

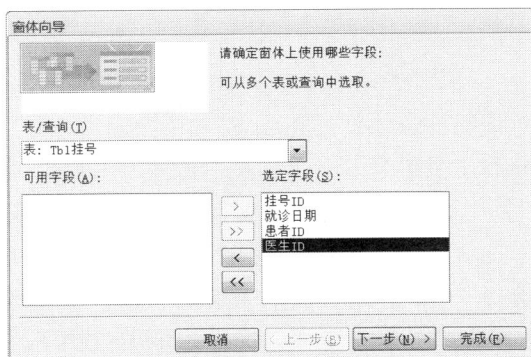

图 3 - 8　窗体向导对话框 1

（2）单击"下一步"按钮，出现"窗体向导"的第 2 个对话框。在该对话框中，单击"纵栏表"选项，此时在该对话框的左侧可以看到要创建窗体的布局，如图3－9所示。

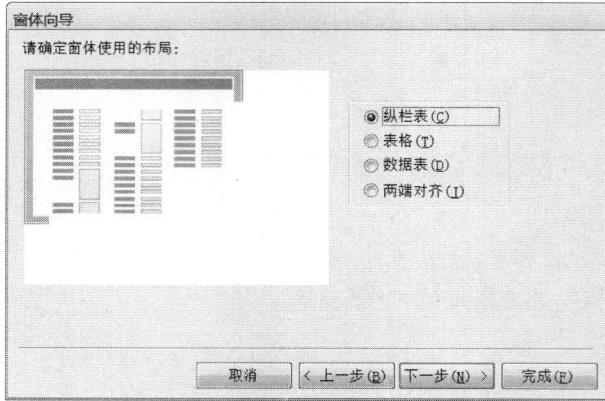

图3－9　窗体向导对话框2

（3）单击"下一步"按钮，出现"窗体向导"的最后一个对话框。在此对话框中，为所建窗体输入标题"实例2A－挂号"。如果想在完成窗体创建后，打开窗体并查看或输入数据，选中"打开窗体查看或输入信息"选项，如图3－10所示；如果要调整窗体的设计，则选中"修改窗体设计"选项。

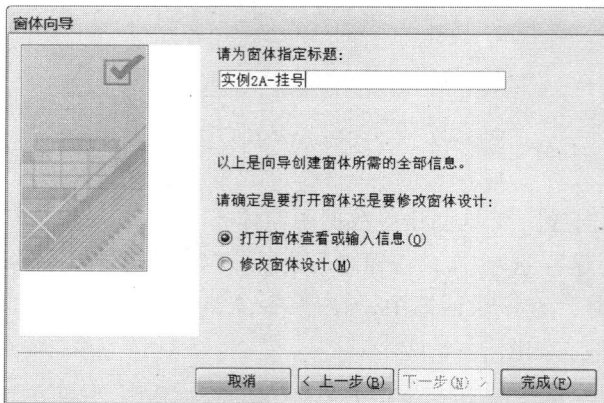

图3－10　窗体向导对话框3

（4）单击"完成"按钮，窗体创建完成。

2. 使用"窗体向导"工具创建基于多数据源的主/子窗体

（1）确保"tbl 挂号"表和"tbl 处方组成"表已建立一对多关系。

（2）单击"创建"选项卡＞"窗体"组＞"窗体向导"命令，在出现的"窗体向导"第 1 个对话框中选择"tbl 挂号"表中需要的字段，不要单击"下一步"或"完成"按钮，而是重复选择表或查询的步骤，选择"tbl 处方组成"表中需要的字段，使"选定字段"列表中包含来自这两个表的字段，如图3－11所示。

（3）单击"下一步"按钮，出现"窗体向导"的第 2 个对话框。在该对话框中确

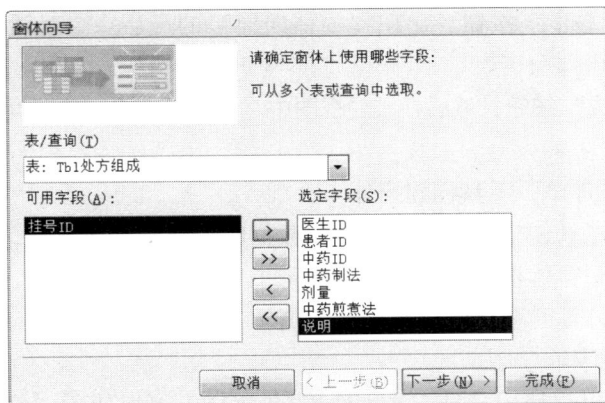

图 3 – 11　窗体向导主/子窗体对话框 1

定查看数据的方式，这里选择"通过 tbl 挂号"查看数据，并选中"带有子窗体的窗体"选项，如图 3 – 12 所示。

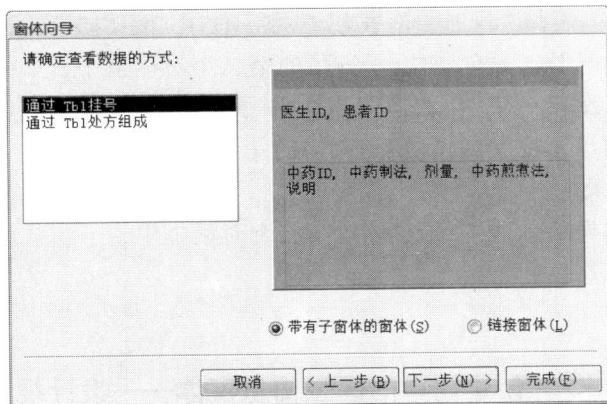

图 3 – 12　窗体向导主/子窗体对话框 2

（4）单击"下一步"按钮，出现"窗体向导"的第 3 个对话框。在该对话框中确定子窗体使用的布局方式，这里选中"数据表"选项，如图 3 – 13 所示。

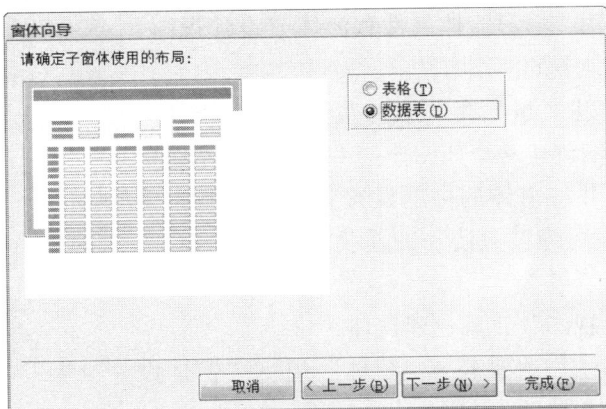

图 3 – 13　窗体向导主/子窗体对话框 3

（5）单击"下一步"按钮，出现"窗体向导"的最后一个对话框。在该对话框中，分别为主窗体和子窗体命名。

（6）单击"完成"按钮，然后在布局视图中对创建好的窗体进行微调，窗体创建完成。

【知识点】

1. 使用"窗体向导"工具创建窗体

使用窗体向导工具创建窗体，可以指定数据的组合和排序方式，可以更灵活、更全面地控制数据来源和窗体格式。如果事先指定了表与表之间的关系，还可以使用来自多个表或查询的字段，创建基于多个数据源的窗体。

2. 创建主/子窗体的方法

在 Access 中，可以使用多种方法创建主/子窗体，可以使用"窗体向导"工具创建主/子窗体，也可以使用"创建"选项卡中的"窗体"命令创建主/子窗体，还可以将已建好的窗体作为子窗体添加到另一个已建窗体中。

【思考与练习】

1. 以"tbl 患者"表和"tbl 挂号"表为数据源，使用"窗体向导"工具创建主/子窗体。

2. 在"窗体向导"工具创建主/子窗体的第二个对话框中，如果选择"通过 tbl 处方组成"选项查看数据，创建出的窗体还是主/子窗体类型吗？

3. 在"窗体向导"工具创建主/子窗体的第二个对话框中，单击"链接窗体"选项，查看创建的效果。

4. 在"窗体向导"创建主/子窗体的第三个对话框中，子窗体的布局选择"表格"单选按钮，查看创建的效果。

实例 3　　创建简单的医生信息窗体——设计视图和布局视图

【实例说明】

1. 在这个实例中，我们将学习使用设计视图和布局视图创建窗体的方法，学习窗体属性和窗体"设计视图"的组成，了解字段列表的使用方法。

2. 操作要求：以"tbl 医生"表为数据源，分别使用设计视图和布局视图创建一个如图 3 – 14 所示的显示医生基本信息的窗体，并将窗体的标题设置为"医生基本信息"，同时将窗体设置为"只读"的连续窗体。

【实现过程】

1. 使用"设计视图"工具创建窗体

（1）单击"创建"选项卡 > "窗体"组 > "窗体设计"命令，进入窗体的"设计视图"。

（2）如果屏幕上没有出现"字段列表"窗格，单击

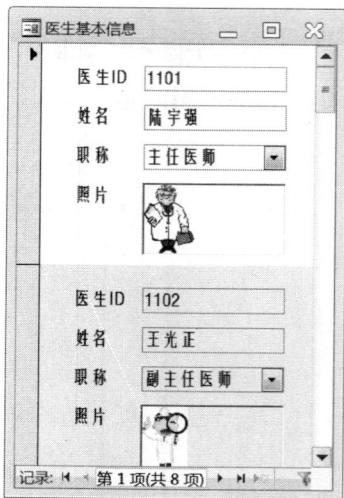

图 3 – 14　　"实例 3A – 医生
设计视图"窗体

窗体设计工具 > "设计" 选项卡 > "工具" 组 > "添加现有字段" 命令，即可显示 "字段列表" 窗格。

（3）在 "字段列表" 窗格单击 "显示所有表"，将会显示数据库中的所有表，然后单击要在窗体上显示的字段所在的一个或多个表旁边的加号（＋）。在本实例中，单击 "tbl 医生" 表旁边的加号（＋），会显示出 "tbl 医生" 表的所有字段。

（4）把需要的字段直接拖动到窗体中 "主体" 节的适当位置，如图 3 – 15 所示。

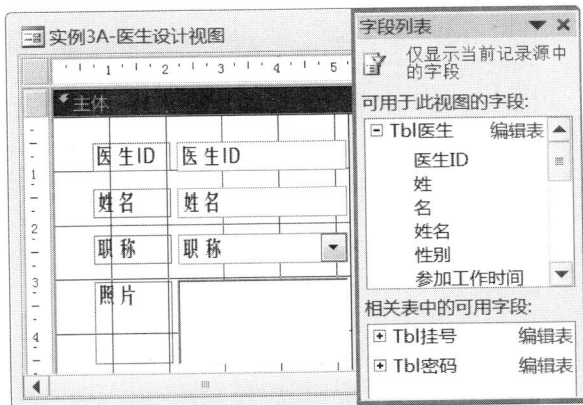

图 3 – 15 "实例 3A – 医生设计视图" 窗体的设计视图

（5）在布局视图中，选中所有控件，单击 "排列" 选项卡 > "表" 组 > "堆积" 命令，将会创建一个堆积式布局，如图 3 – 16 所示。

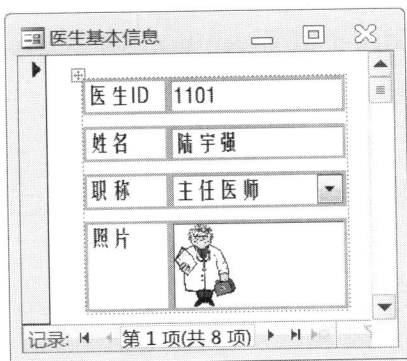

图 3 – 16 "实例 3A – 医生设计视图" 窗体的布局视图

2. 设置窗体属性

（1）在窗体的设计视图中，双击窗体左上角的 "窗体选定器"，即可打开窗体的 "属性表" 窗格。

（2）在 "属性表" 窗格的 "格式" 选项卡中，设置 "标题" 属性为 "医生基本信息"；设置 "默认视图" 属性为 "连续窗体"，如图 3 – 17 所示。

（3）在 "属性表" 窗格的 "数据" 选项卡中，设置 "允许添加"、"允许删除" 和 "允许编辑" 属性都为 "否"，如图 3 – 18 所示。

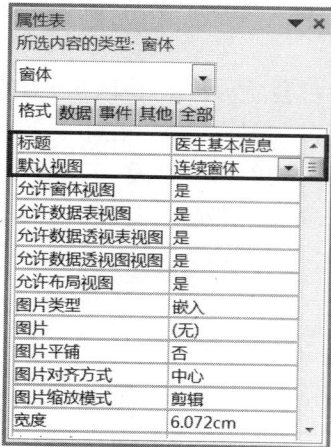

图 3 – 17　设置窗体的"格式"属性

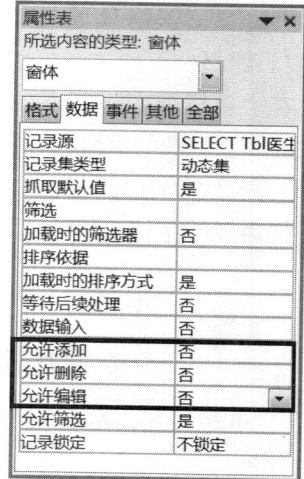

图 3 – 18　设置窗体的"数据"属性

（4）将该窗体保存为"实例 3A – 医生设计视图"。

3. 使用"空白窗体"命令创建窗体

（1）单击"创建"选项卡 >"窗体"组 >"空白窗体"命令□，Access 将在"布局视图"中打开一个空白窗体，并显示"字段列表"窗格，如图 3 – 19 所示。

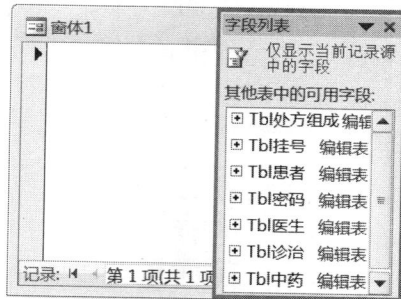

图 3 – 19　空白窗体

（2）在屏幕右边的"字段列表"窗格中选择"tbl 医生"表，把需要的字段直接拖动到窗体中"主体"节的适当位置。

（3）设置窗体属性同前。

（4）保存该窗体为"实例 3A – 医生布局视图"。

【知识点】

1. 使用"设计视图"创建窗体

在创建窗体的各种方法中，更多的时候是使用窗体"设计视图"来创建窗体，这种方式更直观、灵活。在"设计视图"下创建窗体，用户可以完全控制窗体的布局和外观，准确地把控件放在合适的位置，设置它们的格式直到达到满意的效果。

2. 使用"空白窗体"命令和"模式对话框"命令创建窗体

使用"空白窗体"命令和"模式对话框"命令创建窗体的方法与使用"窗体设计"

工具创建窗体的方法类似。模式对话框窗体和一般窗体最明显的差别就是：当它处于运行状态时，用户无法操作数据库的其他部分；即使当前数据库为选项卡式文档窗口，它也仍是浮动窗口，可以放置在屏幕的任何地方，并且默认有"确定"和"取消"按钮，可以接收用户输入的数据或接收用户的选择等。

3. 设计视图的组成

窗体的设计视图由 5 个节组成，分别是：窗体页眉、页面页眉、主体、页面页脚、窗体页脚，如图 3 - 20 所示。所有窗体都必须有主体节。默认情况下，窗体的设计视图只显示主体节。添加其他节的方法为：在窗体的"设计视图"右键单击，在弹出的快捷菜单中，选择"页面页眉/页脚"或"窗体页眉/页脚"命令。页眉和页脚必须成对添加。

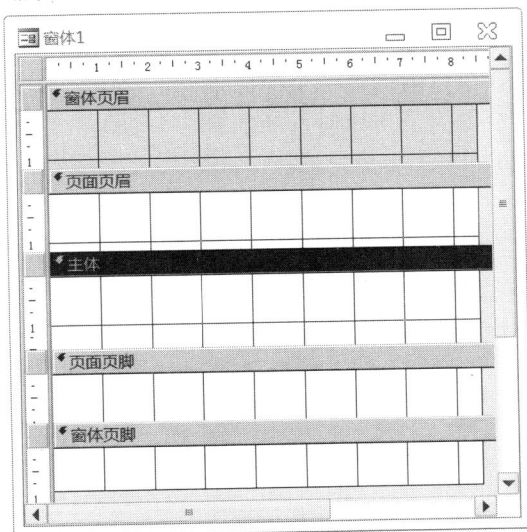

图 3 - 20 窗体"设计视图"的组成

下面分别介绍窗体视图的 5 个节：

（1）主体：主要用于显示记录中的数据，在多项目窗体中，主体重复出现的次数为记录数。

（2）页面页眉/页面页脚：只在打印输出时可见，页面页眉中的内容出现在每张打印页的顶部，页面页脚中的内容出现在每张打印页的底部。一般情况下不需将窗体打印输出，可不设置此两节。

（3）窗体页眉/窗体页脚：在窗体视图和布局视图下，无论是单一窗体还是连续窗体，窗体页眉出现在窗体的顶部，窗体页脚出现在窗体的底部。在打印输出时，它们只出现一次：窗体页眉出现在第 1 页的顶部，页面页眉之上；窗体页脚出现在最后一页最后一条记录之后，位于页面页脚的上方。通常是把公共控件放在窗体页眉/窗体页脚中，如窗体的标题、使用说明、公用按钮等，多项目窗体的表头就位于窗体页眉中。

可在各节中添加标签控件作为标记，在不同的输出方式下查看各节显示效果。

4. "设计"选项卡

"设计"选项卡如图 3 - 21 所示。其中包括"视图"组、"主题"组、"控件"组、

"页眉/页脚"组和"工具"组。

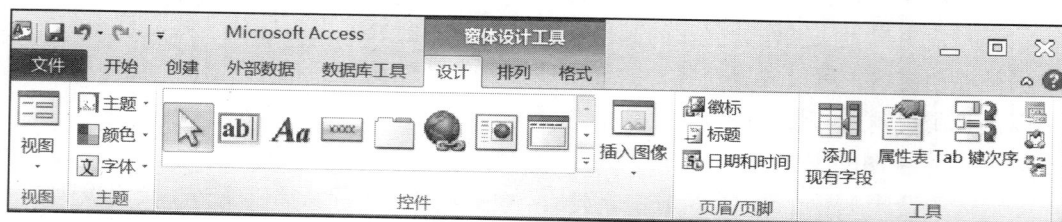

图 3 - 21　"设计"选项卡

5. "字段列表"窗格

窗体的记录源为表、查询或 SQL 语句，在创建窗体过程中当需要添加某一字段时，单击"设计"选项卡 > "工具"组 > "添加现有字段"命令，即可显示"字段列表"窗格。例如，如果需要在窗体内创建一个控件来显示字段列表中某一文本型字段的数据时，只需将该字段拖到窗体内，窗体便自动创建一个文本框与此字段关联。

"字段列表"窗格也可用于添加其他表中的字段。系统会自动在窗体记录源中的表间创建关联，或者提供"指定关系"对话框引导用户进行手动创建。

6. 窗体属性

位于窗体设计视图左上角标尺相交处的方框称为"窗体选定器"；位于窗体设计视图某个节上部的方框称为"节选定器"，如图 3 - 22 所示。单击选定器可选择相应的对象。

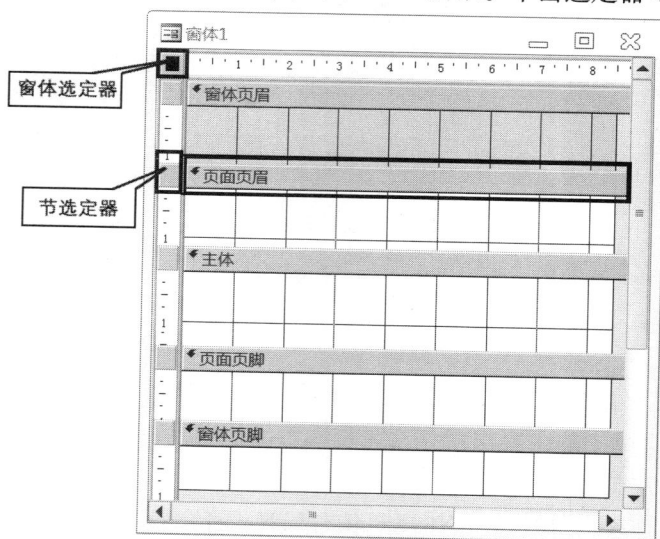

图 3 - 22　窗体选定器和节选定器

在 Access 中，属性决定表、字段、查询、窗体、报表、控件等对象的特性。窗体及窗体中的每一个控件都具有各自的属性，这些属性决定了窗体及控件的外观、它所包含的数据以及对事件的响应。使用"属性表"窗格可以查看并更改属性，窗体的"属性表"窗格如图 3 - 23 所示。

"属性表"窗格的"所选内容的类型：窗体"文字下方的下拉列表中，显示了当前窗体上所有对象的列表，可以从中选择要设置属性的对象，也可以直接在窗体上选中对象。

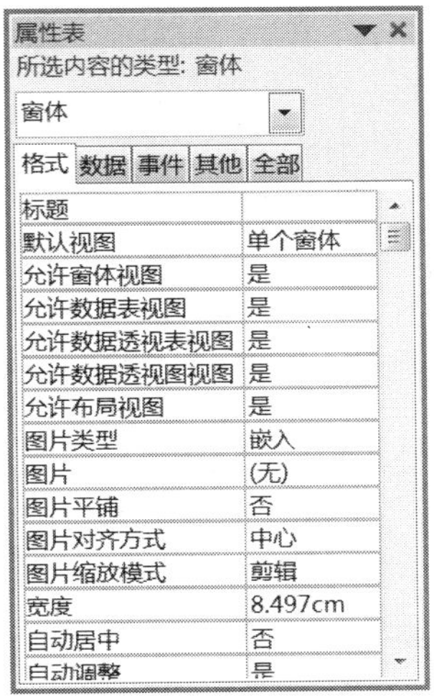

图 3-23　窗体的"属性表"窗格

"属性表"窗格包含 5 个选项卡：格式、数据、事件、其他、全部。每个选项卡左侧显示属性名称，右侧是属性值。其中，"格式"选项卡包含了当前对象的外观属性；"数据"选项卡包含了与数据源、数据操作相关的属性；"事件"选项卡包含了能够响应的事件；"其他"选项卡包含了名称、标签等其他属性；"全部"选项卡包含了全部的属性。

在"属性表"窗格中，设置某一属性值时，可直接输入内容。如果属性框中显示有向下箭头，也可以单击该箭头，并从列表中选择一个值。如果属性框右侧显示"生成器"按钮，单击该按钮，可通过相应的生成器设置其属性。

下面介绍几个窗体常用的属性：

"默认视图"属性表示打开对象时，默认用以显示对象的视图，可供设置的默认视图属性有"单个窗体"、"连续窗体"、"数据表"、"数据透视表"、"数据透视图"和"分割窗体"。

"记录源"属性表示窗体所基于的数据库对象或 SQL 语句。窗体的记录源可以是表、查询或 SQL 语句。设置窗体的"记录源"属性时可以从下拉列表中选择已有的表或查询，也可以通过点击"生成器"按钮，通过"查询生成器"，创建 SQL 语句作为窗体的记录源。

7. 布局方式

在"窗体设计工具" / "窗体布局工具" > "排列"选项卡 > "表"组中，提供了两种布局方式："堆积"和"表格"。

"堆积"布局可以创建一个纵栏式的布局，字段垂直排列，标签位于每个字段的左侧。"分割窗体"的窗体视图部分采用的就是堆积布局。

"表格"布局可以创建表头标签位于顶部、数据位于标签下面的表格式布局，"多个项目"窗体采用的就是"表格"布局。

【思考与练习】

1. 以"tbl 患者"表为数据源，使用"设计视图"创建一个显示患者基本信息的表格布局的窗体。

2. "设计视图"与其他窗体创建工具相比各自有什么优缺点？

实例 4 创建复杂的医生信息窗体——常用控件

【实例说明】

1. 在这个实例中，我们将学习常用窗体控件的使用方法。

2. 操作要求：创建一个如图 3 - 24 所示的展示医生基本信息的窗体，具体要求如下：

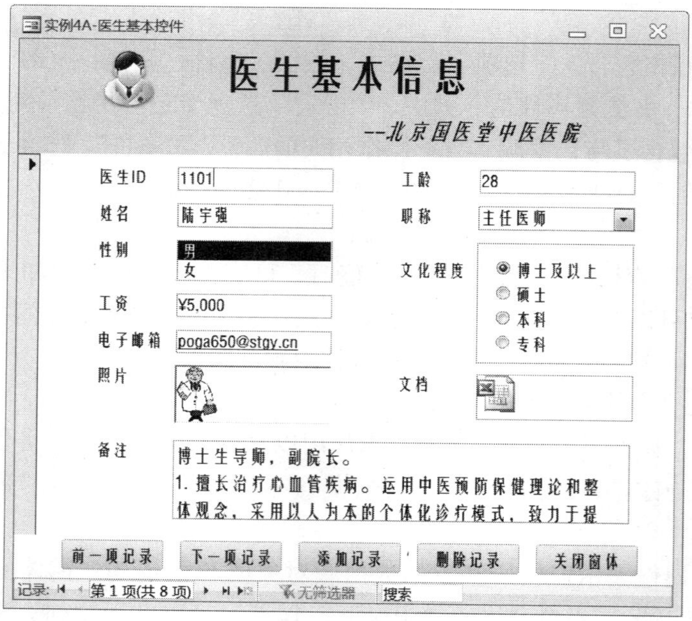

图 3 - 24 "实例 4A - 医生基本控件"窗体

（1）依图分析窗体中各节中的内容。

（2）在窗体中添加徽标、标题与副标题，徽标所用图片是"第 3 章 窗体 \ 1 实例练习 \ doctor. png"。

（3）"工龄"使用计算型文本框控件；"性别"使用列表框控件；"职称"使用组合框控件；"文化程度"使用选项组控件；"文档"使用附件控件。

（4）在窗体中添加按钮分别实现浏览前一项记录、下一项记录、添加记录、删除记录、关闭窗体的功能。

【实现过程】

1. 使用设计视图创建窗体

（1）单击"创建"选项卡 > "窗体"组 > "窗体设计"命令，进入窗体的设计视图。

（2）在窗体的设计视图中，右键单击，在弹出的快捷菜单中选中"窗体页眉/页脚"，窗体的设计视图中将会出现窗体页眉节和窗体页脚节。

2. 添加徽标与标题

（1）单击"设计"选项卡 > "页眉/页脚"组 > "徽标"命令，会出现"插入图片"对话框。在该对话框中，选择要插入的图片文件，图片文件是"第 3 章窗体 \ 1 实例练习 \ doctor. png"，单击"确定"按钮，插入徽标。徽标会自动插入到窗体的窗体页眉节中。

（2）单击"设计"选项卡 > "页眉/页脚"组 > "标题"命令，窗体页眉节中会添加一个新标签，默认将窗体名称显示为标题，更改标题文字为"医生基本信息"。

（3）单击"设计"选项卡 > "控件"组 > "标签"命令，在窗体页眉节中，按下鼠标左键，拖动鼠标绘制一个方框，释放鼠标后，在方框中输入"——北京国医堂中医医院"文本。

（4）调整徽标、标题和标签控件的大小与格式，创建好的窗体页眉节如图 3 - 25 所示。

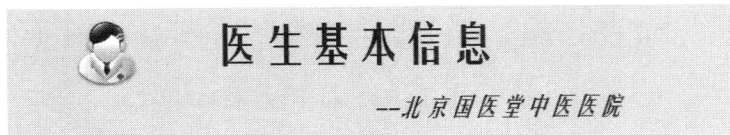

图 3 - 25　窗体页眉节效果

3. 设置窗体属性，添加简单控件

设置窗体的记录源属性为"tbl 医生"表，将字段列表窗格中"tbl 医生"表中的"医生 ID"、"姓名"、"工资"、"电子邮箱"、"备注"字段拖动到窗体的主体节，并适当调整其大小和位置。这几个字段拖到窗体后，默认使用的是文本框控件。将"照片"字段拖动到窗体主体节的适当位置，并调整其大小，该字段默认使用的是绑定对象框控件。

4. 添加"工龄"计算型文本框控件

（1）单击"设计"选项卡 > "控件"组 > "文本框"命令，将指针定位在窗体中要放置文本框的位置，然后单击以插入文本框。如果弹出"文本框向导"对话框，取消即可。更改"标签"文字为"工龄"。

（2）计算型文本框控件的创建：选择该文本框后，在"属性表"窗格 > "数据"选项卡 > "控件来源"属性中，键入表达式："= Year(Date( )) - Year([参加工作时间])"。也可以使用表达式生成器创建表达式：单击"控件来源"属性框右侧的"表达式生成器"按钮，在"表达式生成器"对话框中借助当前窗体的" < 字段列表 > "中的字段名创建，如图 3 - 26 所示。

5. 添加"性别"列表框控件

（1）在"设计"选项卡 > "控件"组中，确保选中了"使用控件向导"命令。

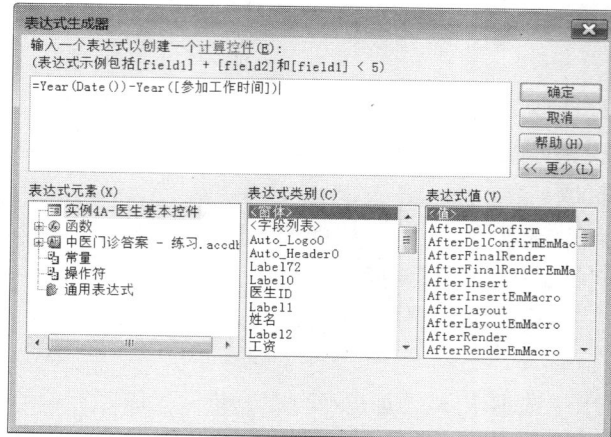

图 3 - 26　"表达式生成器"对话框

（2）单击"设计"选项卡 >"控件"组 >"列表框"命令，在窗体中，单击要放置列表框的位置，将出现"列表框向导"，选中"自行键入所需的值"选项，如图 3 - 27 所示。

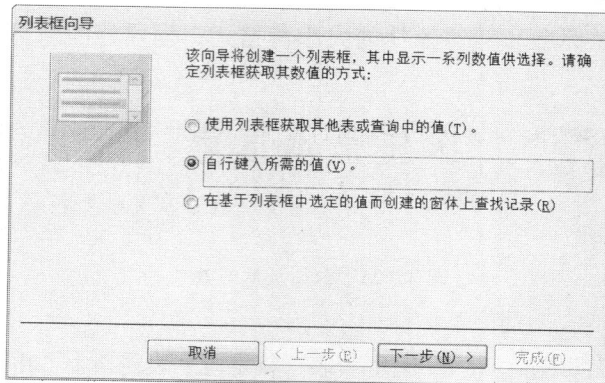

图 3 - 27　"列表框向导"对话框 1

（3）单击"下一步"按钮，出现"列表框向导"第二个对话框，在"第 1 列"中输入"男"、"女"，如图 3 - 28 所示。

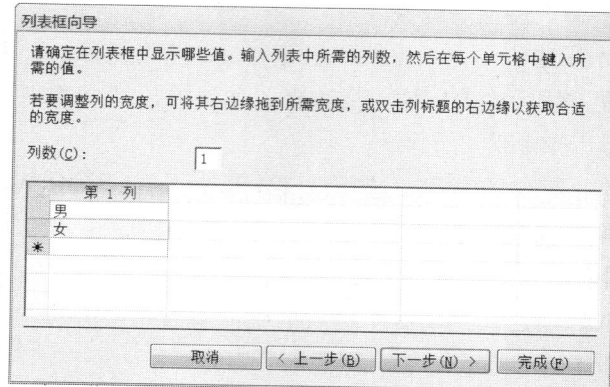

图 3 - 28　"列表框向导"对话框 2

（4）单击"下一步"按钮，出现"列表框向导"第三个对话框，选中"将该数据保存在这个字段中"选项，从其右侧的下拉列表中选择"性别"字段，如图 3-29 所示。

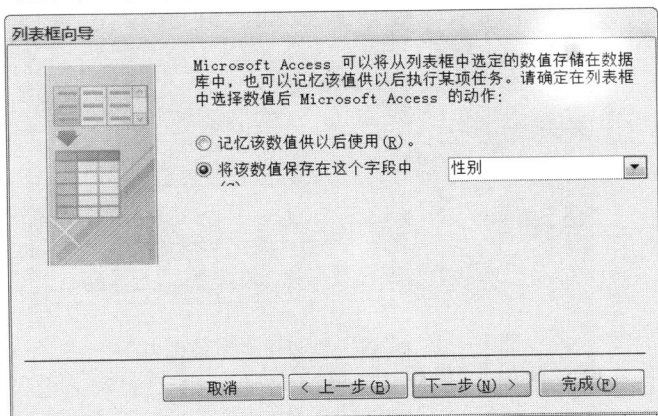

图 3-29 "列表框向导"对话框 3

（5）单击"下一步"按钮，出现"列表框向导"第四个对话框，为列表框指定标签为"性别"，如图 3-30 所示。

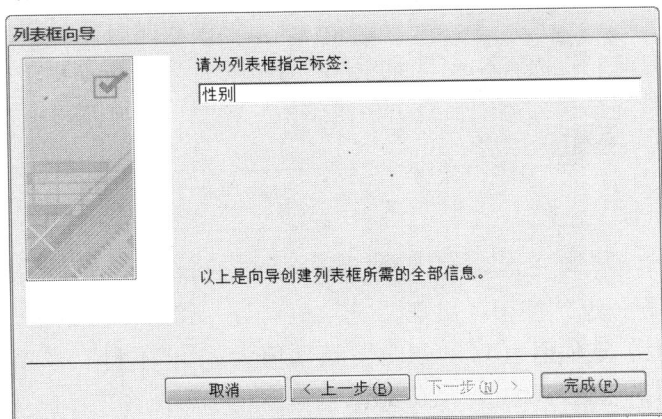

图 3-30 "列表框向导"对话框 4

（6）单击"完成"按钮。

6．添加"职称"组合框控件

添加组合框控件的方法和列表框控件一样。如果在"tbl 医生"表中，"职称"字段已经是"查阅列表"，则在该窗体的"设计视图"中，直接将该字段从"字段列表"中拖动到窗体中即可，系统会自动创建绑定到该字段的组合框。

7．添加"文化程度"选项组控件

（1）由于选项组的值是整数，所以要确保作为"控件来源"的"tbl 医生"表中的"文化程度"字段是存放整数的数字型。

（2）在"设计"选项卡 > "控件"组中，确保选中了"使用控件向导"命令。

（3）单击"设计"选项卡 > "控件"组 > "选项组"命令，单击窗体中要放置选项组的位置，出现"选项组向导"对话框。在对话框的"标签名称"列输入"博士及以上"、"硕士"、"本科"、"专科",如图 3 – 31 所示。

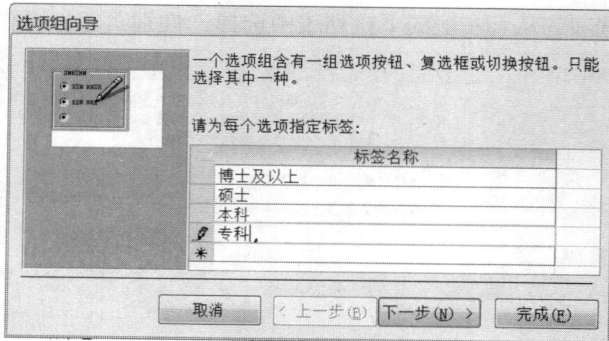

图 3 – 31 "选项组向导"对话框 1

（4）单击"下一步"按钮,出现"选项组向导"第二个对话框,选中"否,不需要默认值"选项,如图 3 – 32 所示。

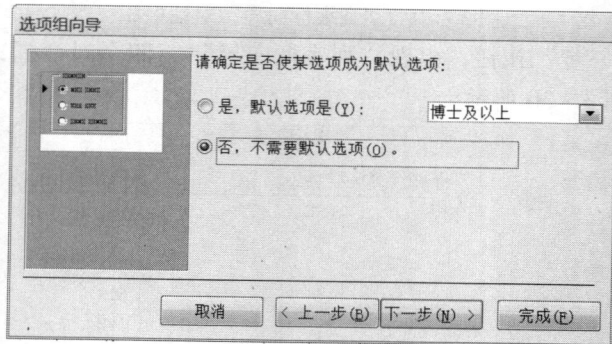

图 3 – 32 "选项组向导"对话框 2

（5）单击"下一步"按钮,出现"选项组向导"第三个对话框,在"值"列中,设置"博士及以上"选项值为 1,"硕士"选项值为 2,"本科"选项值为 3,"专科"选项值为 4,如图 3 – 33 所示。

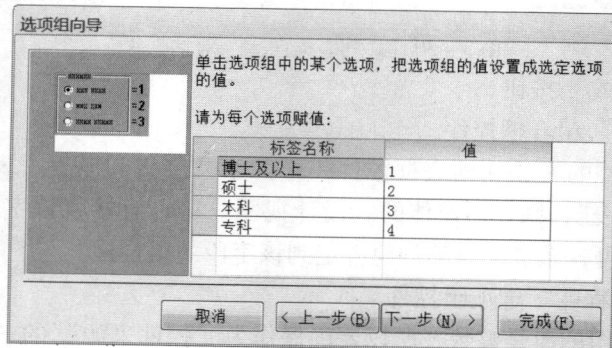

图 3 – 33 "选项组向导"对话框 3

（6）单击"下一步"按钮,出现"选项组向导"第四个对话框,选中"在此字段中保存该值"选项,在下拉列表中,选择"文化程度"字段,如图 3 – 34 所示。

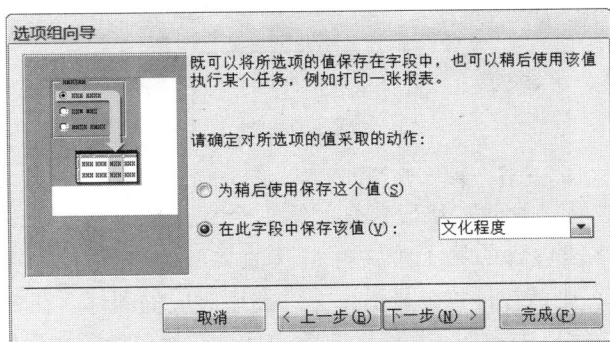

图 3 – 34 "选项组向导"对话框 4

（7）单击"下一步"按钮，出现"选项组向导"第五个对话框，可以选择使用何种类型的控件及控件的样式，本例中使用默认的"选项按钮"和"蚀刻"样式，如图3 – 35所示。

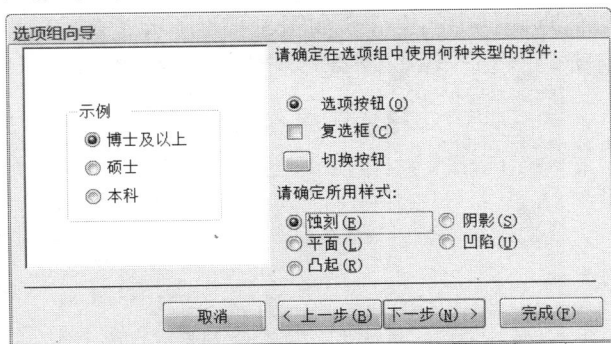

图 3 – 35 "选项组向导"对话框 5

（8）单击"下一步"按钮，出现"选项组向导"第六个对话框，在"请为选项组指定标题"文本框中输入"文化程度"，如图 3 – 36 所示。

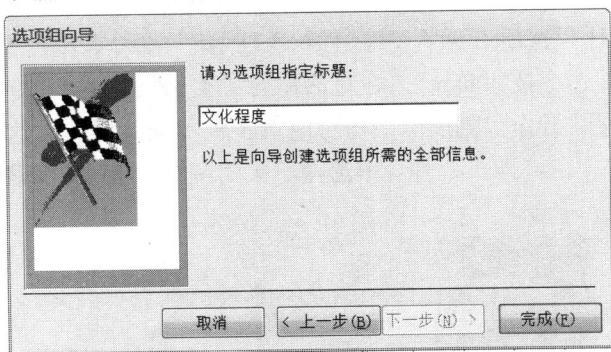

图 3 – 36 "选项组向导"对话框 6

（9）单击"完成"按钮。

8. 添加"文档"附件控件

在"字段列表"窗口中，单击"文档"字段旁边的加号（ + ），可展开该"附件"字段，如图 3 – 37 所示。将整个"文档"字段从"字段列表"窗口拖动到窗体，并调整其大小和位置。

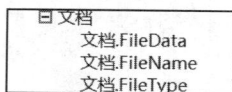

图 3 – 37　展开"字段列表"窗口中的"文档"字段

默认情况下，如果"附件"字段包含的第 1 个文件是图片，则该控件会显示图片内容。如果"附件"字段包含的第 1 个文件是其他类型的文件（如 Word、Excel、Power-Point、PDF 等文档），则该控件将会显示该文件类型对应的图标。在窗体中通过附件控件可在绑定的"附件"字段中添加、编辑、删除文档，或将包含的文件另存为独立的文件。

在窗体的"窗体视图"中，当在"附件"控件上单击时，显示微型工具栏：⊙⊙𝕀，分别为"后退"、"前进"、"管理附件"。使用"后退"按钮或"前进"按钮可以滚动浏览附件中的多个文档。单击"管理附件"按钮，将打开"附件"对话框。在该对话框中，可以管理附件中的文件，如图 3 – 38 所示。

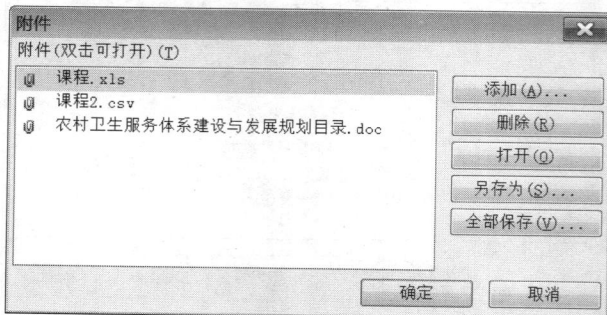

图 3 – 38　附件对话框

9. 添加命令按钮控件

（1）在"设计"选项卡 > "控件"组中，确保选中了"使用控件向导"命令。

（2）单击"设计"选项卡 > "控件"组 > "按钮"命令，单击窗体页脚节中要放置按钮的位置，出现"命令按钮向导"。在对话框的"类别"列表中，列出了可供选择的操作类别；每个类别在"操作"列表中，均对应着多种不同的操作。这里在"类别"列表中选择"窗体操作"，在"操作"列表中选择"关闭窗体"选项，如图 3 – 39 所示。

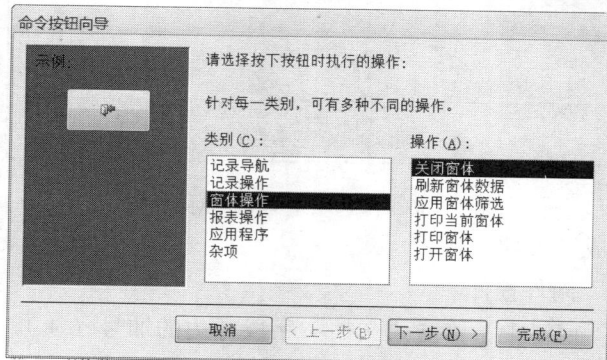

图 3 – 39　"命令按钮向导"对话框 1

（3）单击"下一步"按钮，出现"命令按钮向导"第二个对话框，选中"文本"选项，并在其右侧的文本框中输入"关闭窗体"，如图 3 – 40 所示。

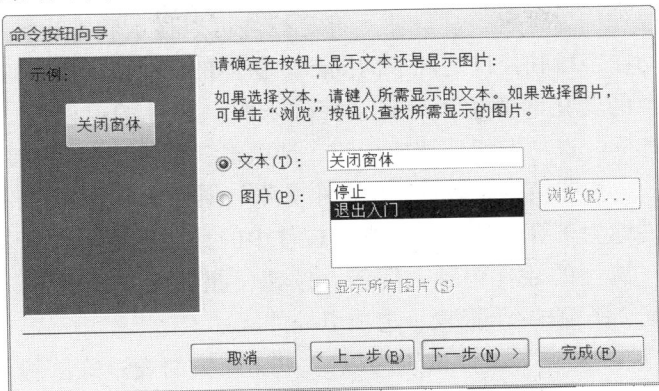

图 3 – 40　"命令按钮向导"对话框 2

（4）单击"下一步"按钮，出现"命令按钮向导"第三个对话框，可以为该"命令按钮"命名，以便以后引用，这里为按钮命名为"Btn 关闭窗体"，如图 3 – 41 所示。

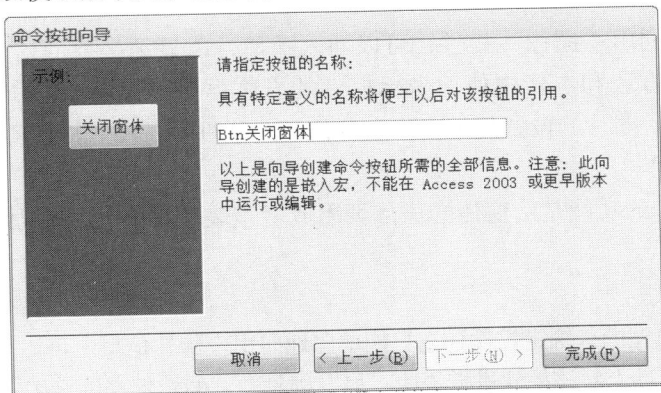

图 3 – 41　"命令按钮向导"对话框 3

（5）单击"完成"按钮，"关闭窗体"按钮创建完成。

（6）使用相同的方法，为该窗体添加"前一项记录"、"下一项记录"、"添加记录"、"删除记录"命令按钮，分别实现浏览前一项记录、后一项记录，以及添加新记录、删除记录的功能。

10. 调整窗体中的所有控件

可调整单个控件的大小和位置，也可选中多个控件，使用"排列"选项卡 > "调整大小和排序"组 > "大小/空格"和"对齐"命令，统一调整这些控件的大小、间距和对齐方式。

11. 保存该窗体为"实例 4A – 医生基本控件"

【知识点】

1. 控件简介

利用控件可以查看和处理数据库应用程序中的数据。控件可以是绑定控件、未绑定控件或计算控件。

绑定控件：也称结合型控件，当控件的"控件来源"属性设置为窗体记录源中的字段名称时，该控件称为绑定控件。使用绑定控件可以显示和编辑数据库中字段的值，数据更改后会自动在字段和控件之间双向同步。窗体的记录进行切换时，绑定控件的内容会随着字段内容的变化而变化。具有"控件来源"属性的控件包括：文本框、列表框、组合框、复选框、选项按钮、切换按钮、选项组、图像、绑定对象框、附件。

未绑定控件：也称非结合型控件，"控件来源"属性未设置的控件和不具有"控件来源"属性的控件称为未绑定控件。未绑定控件中的数据不是来自记录源中的字段。不具有"控件来源"属性的控件包括：标签、按钮、超链接、分页符、图表、直线、矩形、未绑定对象框、子窗体/子报表、选项卡控件。

计算控件："控件来源"属性设置为以"="开头的表达式的控件称为计算控件。表达式可以是运算符、控件名称、字段名称、函数和数值的组合。不能在窗体运行时更改计算控件的值，它是只读的。例如，本实例中的"工龄"字段就是通过表达式"=Year(Date()) − Year([参加工作时间])"计算得到的。文本框是最常用的计算控件。

2. 图像与徽标

在窗体中，利用"图像"控件，可以插入图片，以显示必要的信息或者美化窗体。使用图像控件的方法和本例中使用徽标控件的方法类似，只要单击"图像"控件，然后在窗体中欲插入图片的位置处单击，在弹出的对话框中选择相应的图片文件，即可完成插入图片的操作。

"徽标"命令的功能是给窗体的窗体页眉或者报表的报表页眉添加一个图像控件来显示 Logo。

3. 标签与标题

标签控件是典型的未绑定控件，它只能单向地向用户传达信息。可以分为两种：一种是附加到其他类型控件上对该控件进行说明；另一种是独立的标签控件，用于显示文字信息。

纵栏式窗体垂直排列的控件中，左侧的一列都是"标签"控件，附加于其右侧的控件。

"标题"命令就是在窗体的窗体页眉或报表的报表页眉中添加一个独立的标签控件来显示标题文字。

4. 文本框控件

文本框控件可以用于显示数据，也可以让用户输入或者编辑数据，它是最常用的控件。文本框既可以是绑定控件，也可以是未绑定控件，还可以是计算控件。

5. 绑定对象框控件

绑定对象框控件用于在窗体或报表上显示绑定的 OLE 对象字段中的内容。该控件针对的是保存在窗体或报表基础记录源字段中的对象。当在记录间移动时，不同的对象将显示在窗体或报表上。

也可在窗体中通过此控件将数据输入到绑定的 OLE 对象字段中。

6. 其他命令和控件说明

表 3-1 常用命令和控件的功能

命令	名称	功能
	选择	用于选取控件、节或窗体。单击该命令可以释放"控件"组中以前被选中的控件命令
	文本框	用于显示、输入或编辑数据或显示计算结果
	标签	非结合型控件，用于显示说明文本的控件，如窗体上的标题或指示文字。Access 会自动为创建的控件附加标签
	按钮	用于调用宏或程序代码以完成各种复杂操作。也可通过向导实现查找记录、打印记录或应用窗体筛选等功能。在创建具有"打开窗体"功能的按钮时，可通过设置，实现打开窗体后显示全部记录或只显示筛选后的记录
	列表框	在窗体视图中，可以从列表中选择值进行输入
	组合框	该控件组合了列表框或文本框的特性，可以在文本框中键入文字或在列表框中选择输入项
	子窗体/子报表	用于在一个窗体中显示来自另一个窗体或报表的内容
	直线	绘制直线。先按住 Shift 键然后再通过拖拽鼠标可画出水平或垂直的直线
	矩形	绘制矩形。可作为一组相关的控件的外框
	绑定对象框	用于在窗体或报表上显示绑定的 OLE 对象字段中的内容，也可在窗体中通过此控件将数据输入到绑定的 OLE 对象字段中
	未绑定对象框	用于在窗体中显示未绑定的 OLE 对象，例如 BMP 图片、Excel 电子表格。当记录跳转时，该对象将保持不变
	复选框	可以作为绑定到是/否型字段的独立控件，也可以作为未绑定控件，或者作为选项组控件的一部分
	选项按钮	
	切换按钮	
	选项组	与复选框、选项按钮或切换按钮搭配使用，可以实现一组可选值的单选功能
	选项卡	用于创建一个多页的选项卡容器，可以往每页中复制或添加其他控件
	图像	结合型控件，用于在窗体中显示图片文件。从 Access2007 开始，控件具有"控件来源"属性，可绑定为图片的路径
	分页符	用于在窗体上开始一个新的屏幕，或在打印窗体上开始一个新页
	超链接	创建指向文件、网页、数据库中对象、电子邮件地址的链接
	附件	用于与"附件"型字段绑定，可以将多个文件存储在绑定字段之中
	使用控件向导	用于打开或关闭控件"向导"。控件向导可以在使用文本框、列表框、组合框、选项组、命令按钮、图表、子窗体/子报表等控件时自动启用向导功能

7. "页眉/页脚"组中命令的功能说明

表 3-2 "页眉/页脚"组中命令功能

命令	名称	功能
	徽标	将图片作为徽标插入到窗体的窗体页眉或报表的报表页眉中
	标题	自动将窗体或报表的名称作为标题插入到窗体的窗体页眉或报表的报表页眉中
	日期和时间	可将包含当前日期函数的文本框和包含当时时间函数的文本框插入到窗体的窗体页眉或报表的报表页眉中

【思考与练习】

1. 以"tbl 患者"表为记录源，在"设计视图"下，创建如图 3 - 42 所示的"实例 4B - 患者基本控件"窗体，徽标所用图片是"第 3 章　窗体 \ 1 实例练习 \ patient. png"。

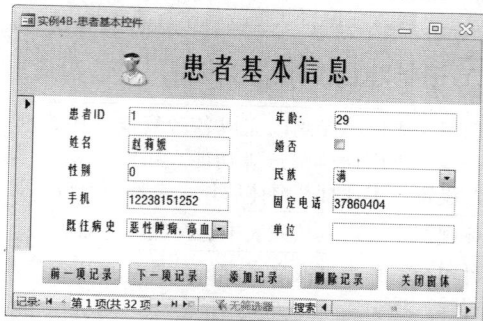

图 3 - 42　"实例 4B - 患者基本控件"窗体

2. 以"tbl 医生"表为记录源，创建如图 3 - 43 所示"实例 4B - 所得税"窗体，当用户在"税率"中输入数据后，将自动计算出税金。分析窗体中各个控件的类型和绑定状态。

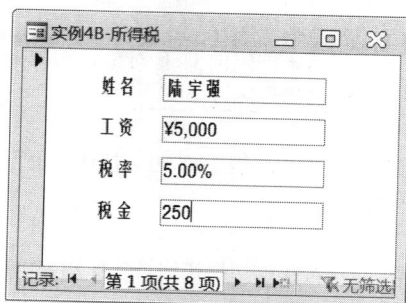

图 3 - 43　"实例 4B - 所得税"窗体

3. 以"tbl 医生"表为记录源，创建如图 3 - 44 所示"实例 4B - 医生专家"窗体，在显示医生基本信息的窗体中添加"是否专家"标识，当医生职称是主任医师或副主任医师时，此项被选中，其他职称时此项不被选中。

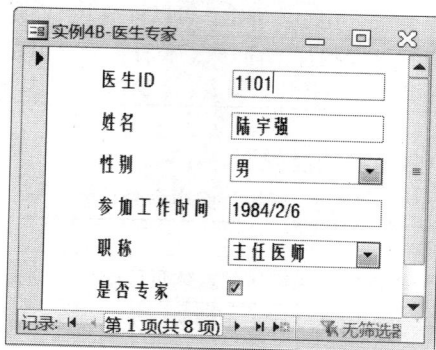

图 3 - 44　"实例 4B - 医生专家"窗体

实例 5 用图表展示处方组成——图表控件

【实例说明】

1. 在这个实例中，我们将学习图表控件的使用方法。

2. 操作要求：以"tbl 挂号"表、"Qry 处方中药组成"查询为数据源，创建一个如图 3-45 所示的显示患者某次就诊所开处方组成的图表窗体，窗体上半部分显示挂号 ID、就诊日期、患者、医生；下半部分以柱形图的形式显示该患者该次就诊所开处方中各种中药的剂量。

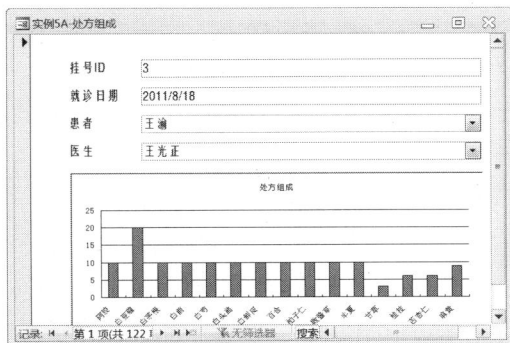

图 3-45 "实例 5A-处方组成"窗体

【实现过程】

1. 创建窗体

以"tbl 挂号"表为记录源，在设计视图中将"挂号 ID"、"就诊日期"字段从字段列表中拖动到窗体。

2. 添加"患者"组合框控件

（1）单击"设计"选项卡 > "控件"组 > "组合框"命令，在窗体中，单击要放置组合框的位置，出现"组合框向导"，选中"使用组合框获取其他表或查询中的值"选项，如图 3-46 所示。

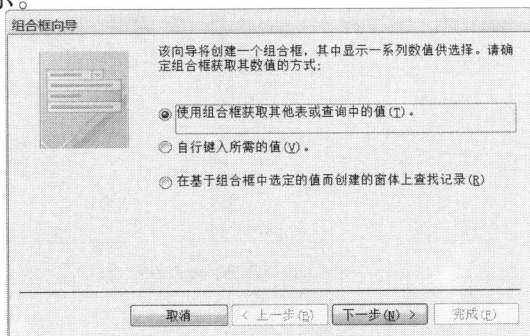

图 3-46 "组合框向导"对话框 1

（2）单击"下一步"按钮，出现"组合框向导"第二个对话框，选中"表：tbl 患者"，如图 3 - 47 所示。

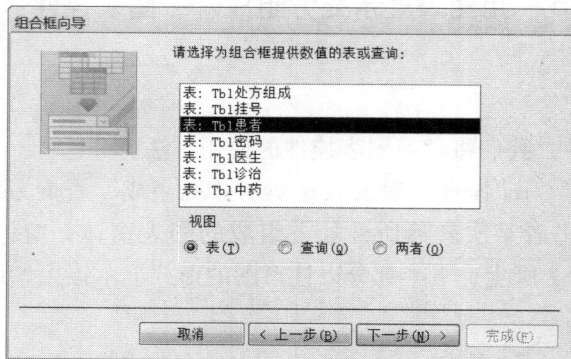

图 3 - 47   "组合框向导"对话框 2

（3）单击"下一步"按钮，出现"组合框向导"第三个对话框，选择"姓名"字段作为"选定字段"，如图 3 - 48 所示。

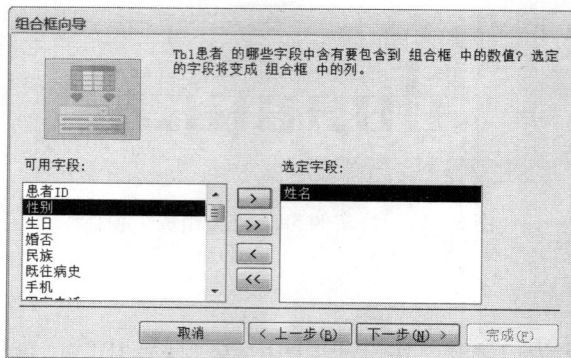

图 3 - 48   "组合框向导"对话框 3

（4）单击"下一步"按钮，出现"组合框向导"第四个对话框，选择"姓名"字段升序排列，如图 3 - 49 所示。

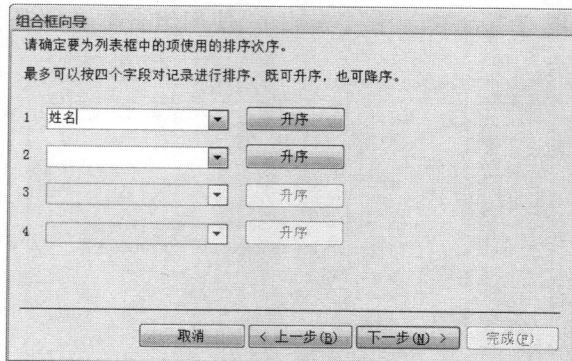

图 3 - 49   "组合框向导"对话框 4

（5）单击"下一步"按钮，出现"组合框向导"第五个对话框，使用默认设置，如图 3 – 50 所示。

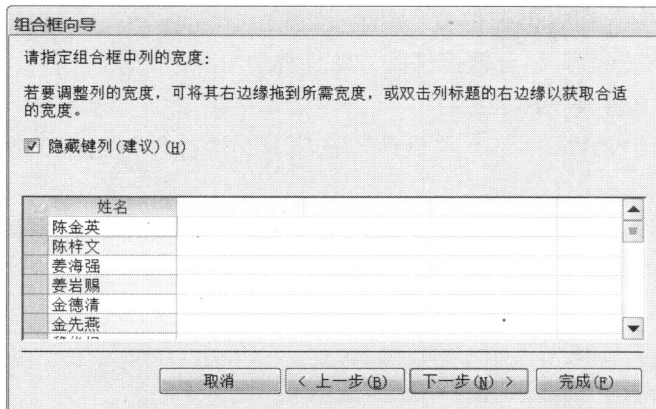

图 3 – 50 "组合框向导"对话框 5

（6）单击"下一步"按钮，出现"组合框向导"第六个对话框，选中"将数值保存在这个字段中"选项，选择保存到"患者 ID"字段中，如图 3 – 51 所示。

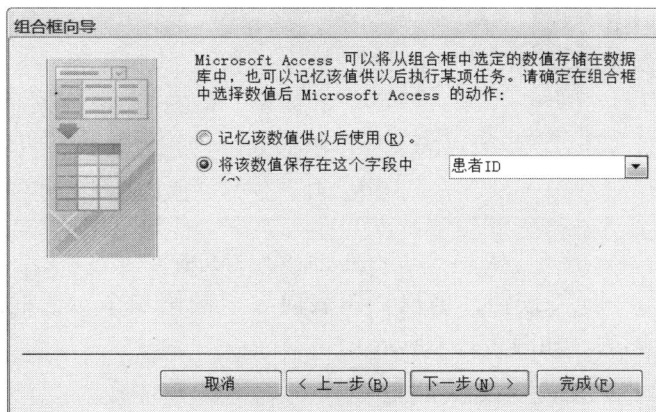

图 3 – 51 "组合框向导"对话框 6

（7）单击"下一步"按钮，出现"组合框向导"第七个对话框，为组合框指定标签"患者"，如图 3 – 52 所示。

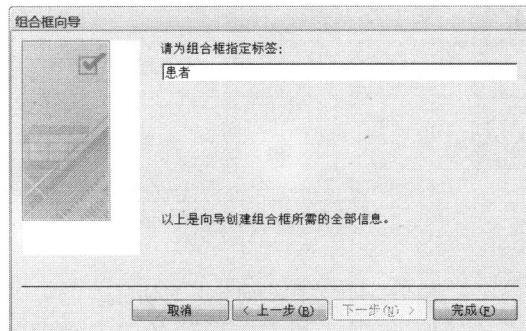

图 3 – 52 "组合框向导"对话框 7

（8）单击"完成"按钮。

3. 创建"医生"组合框控件

方法与创建"患者"组合框控件的方法一样。

4. 创建"处方组成"图表控件

（1）在"窗体设计工具" > "设计"选项卡 > "控件"组中，确保选中了"使用控件向导"命令。

（2）单击"设计"选项卡 > "控件"组 > "图表"命令，在窗体中单击要放置图表的位置，出现"图表向导"对话框，选中"查询"选项，选择"查询：Qry 处方中药组成"查询，如图 3 – 53 所示。

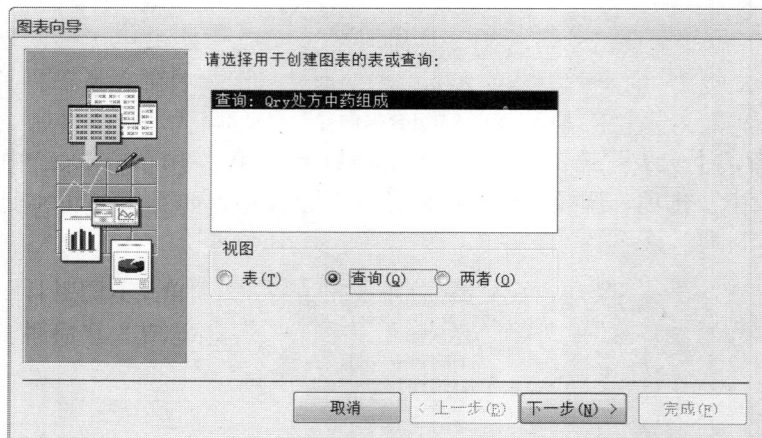

图 3 – 53   "图表向导"对话框 1

（3）单击"下一步"按钮，出现"图表向导"的第二个对话框，选择"药名"、"剂量"字段用于图表，如图 3 – 54 所示。

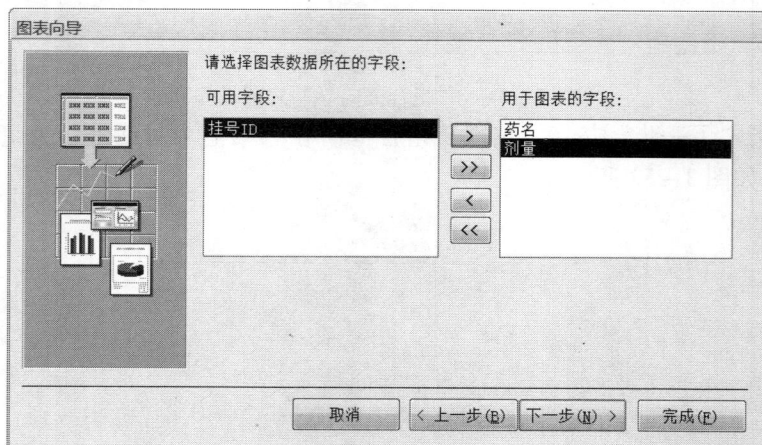

图 3 – 54   "图表向导"对话框 2

（4）单击"下一步"按钮，出现"图表向导"的第三个对话框，选择默认的图表类型"柱形图"，如图 3 – 55 所示。

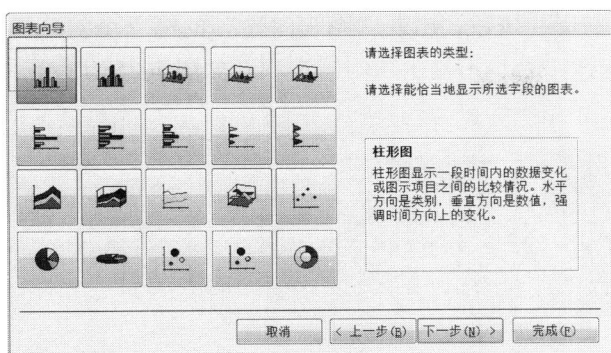

图 3 - 55　图表向导对话框 3

（5）单击"下一步"按钮，出现"图表向导"的第四个对话框，使用默认的图表布局方式，如图 3 – 56 所示。

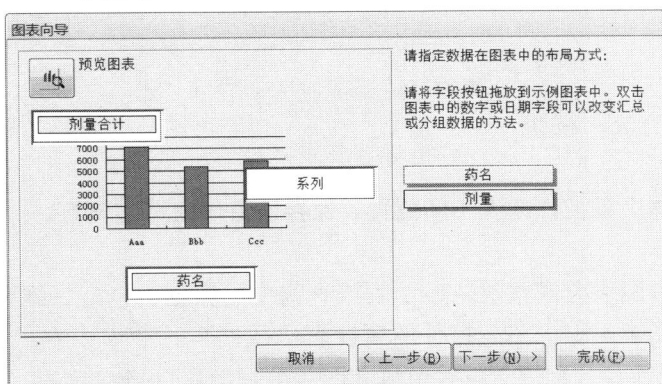

图 3 – 56　"图表向导"对话框 4

（6）单击"下一步"按钮，出现"图表向导"的第五个对话框，使用默认的"挂号 ID"作为链接字段，如图 3 – 57 所示。

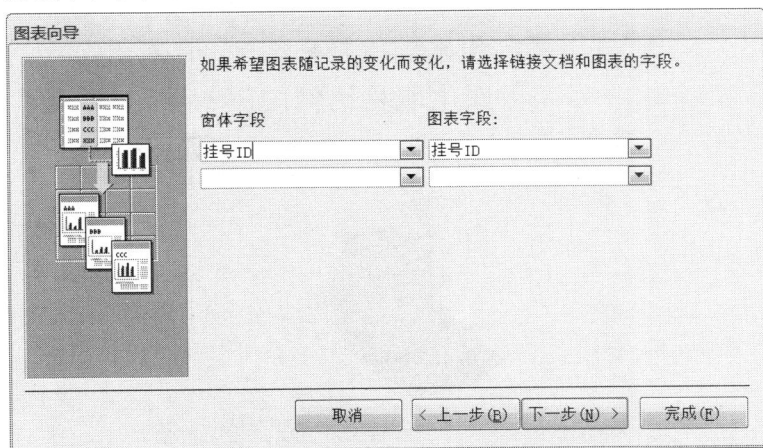

图 3 – 57　"图表向导"对话框 5

（7）单击"下一步"按钮，出现"图表向导"的第六个对话框，指定图表的标题为"处方组成"，选择"否，不显示图例"选项，如图 3 – 58 所示。

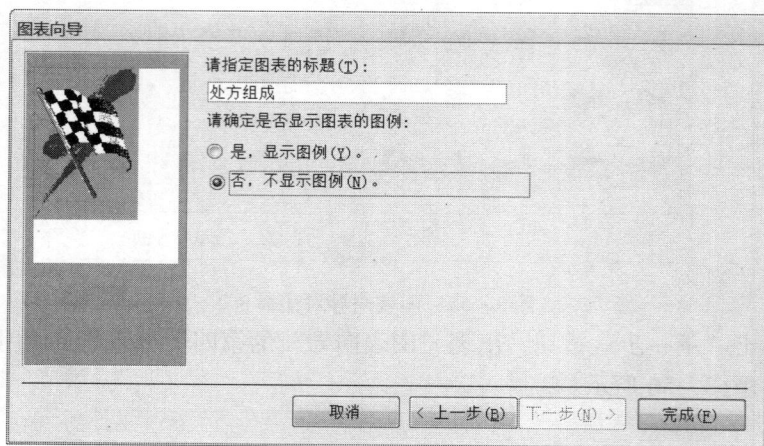

图 3 – 58   图表向导对话框 6

（8）单击"完成"按钮。

5. 保存窗体

适当调整窗体上各控件的大小和位置，保存该窗体为"实例 5A – 处方组成"。

【知识点】

图表控件：以图表方式直观地显示表或查询中的数据，包括二维和三维的柱形图、饼图等二十多种图表类型。图表控件的属性表"数据"选项卡中有"链接主字段"和"链接子字段"属性，分别用于设置窗体和图表数据源中的链接字段，以实现图表内容随窗体记录变化而变化。本实例中，图表向导的第五个对话框即完成此项设置。

【思考与练习】

创建如图 3 – 59 所示的"实例 5B – 医生职称比例图"图表窗体。

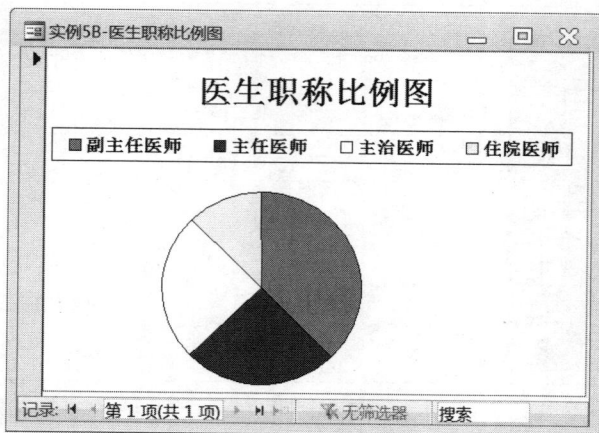

图 3 – 59   "实例 5B – 医生职称比例图"窗体

实例 6   创建窗体显示患者、挂号信息——窗体控件综合应用

【实例说明】

1. 在这个实例中，我们将学习"组合框"、"子窗体/子报表"等控件的使用方法。

2. 操作要求：以"tbl 患者"表、"tbl 挂号"表、"tbl 医生"表为数据源，创建一个如图 3–60 所示的显示患者及其挂号信息的主/子窗体，并要求在主窗体中统计患者的就诊次数。

在主窗体中显示患者的基本信息，子窗体中显示该患者的所有挂号信息。

在主窗体的"查找患者"组合框中选中某个患者后，主、子窗体中都显示该患者的信息。

在主窗体中统计该患者的全部就诊次数。

在子窗体的"职称"字段设置条件格式，如果职称是"主任医师"的，使用红色加粗显示。

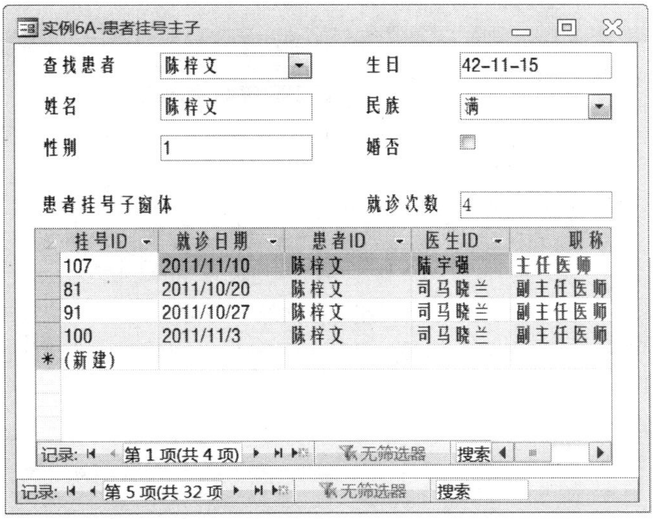

图 3–60   "实例 6A – 患者挂号主子"窗体

【实现过程】

1. 创建主窗体

（1）以"tbl 患者"表为记录源，在设计视图中将"姓名"、"性别"、"生日"、"婚否"、"民族"字段从字段列表中拖动到窗体。

（2）使用组合框控件创建"查找患者"：在窗体上创建一个组合框控件，在弹出的组合框向导第一个对话框中，选中第 3 个选项"在基于组合框中选定的值而创建的窗体上查找记录"，如图 3–61 所示。

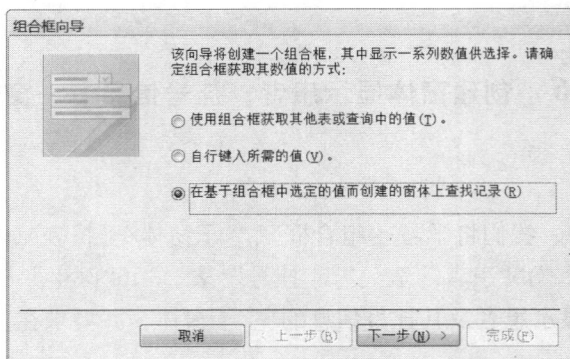

图 3 - 61 "组合框向导"对话框 1

（3）单击"下一步"按钮，出现"组合框向导"第二个对话框，选择"患者 ID"和"姓名"字段，如图 3 - 62 所示。

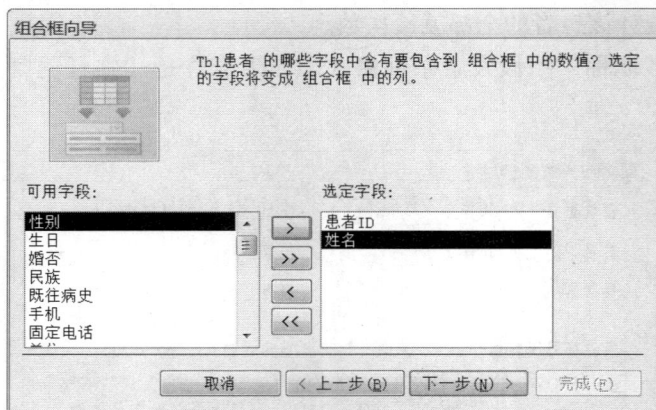

图 3 - 62 "组合框向导"对话框 2

（4）单击"下一步"按钮，出现"组合框向导"第三个对话框，使用默认设置，如图 3 - 63 所示。

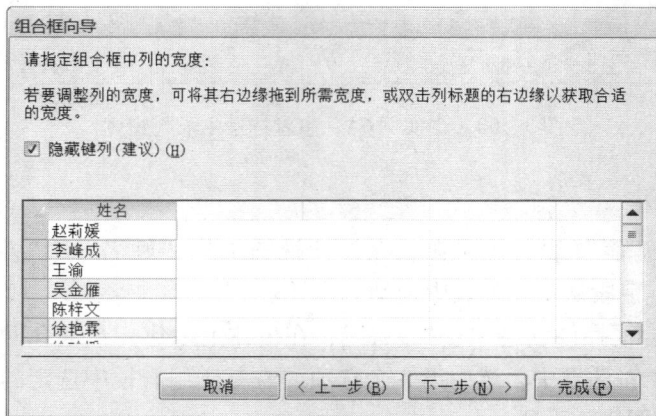

图 3 - 63 "组合框向导"对话框 3

（5）单击"下一步"按钮，为组合框指定标签为"查找患者"，并单击"完成"按钮，完成组合框控件的设置。

2. 创建患者的挂号信息子窗体

（1）在"设计"选项卡 > "控件"组中，确保选中了"使用控件向导"命令。

（2）单击"设计"选项卡 > "控件"组 > "子窗体/子报表"命令，在窗体中单击要放置子窗体的位置，出现"子窗体向导"对话框，选中"使用现有的表和查询"选项，如图 3 - 64 所示。

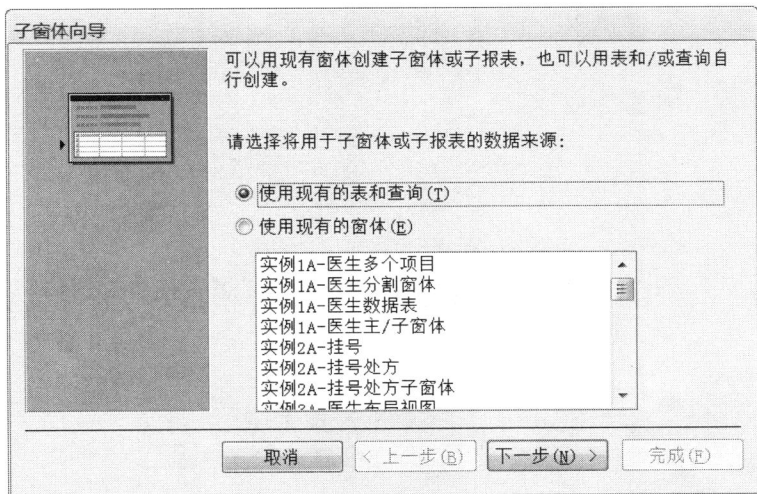

图 3 - 64 "子窗体向导"对话框 1

（3）单击"下一步"按钮，出现"子窗体向导"第二个对话框，选择"tbl 挂号"表中的所有字段和"tbl 医生"表中的"职称"字段，如图 3 - 65 所示。

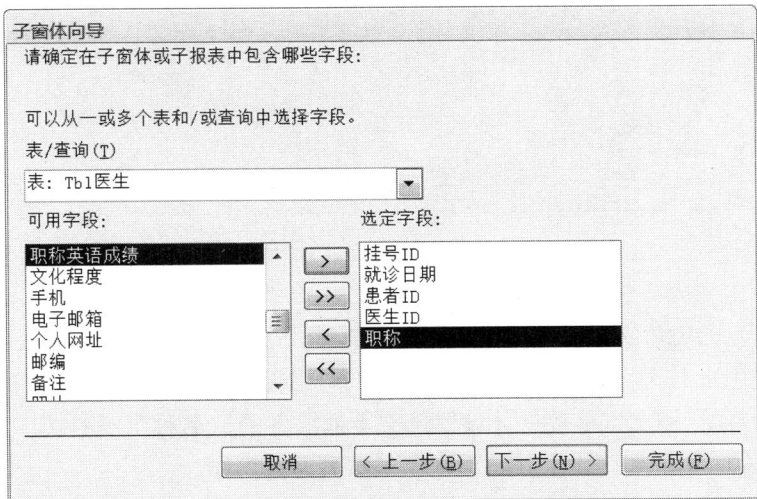

图 3 - 65 "子窗体向导"对话框 2

（4）单击"下一步"按钮并使用默认设置，如图 3 - 66 所示。

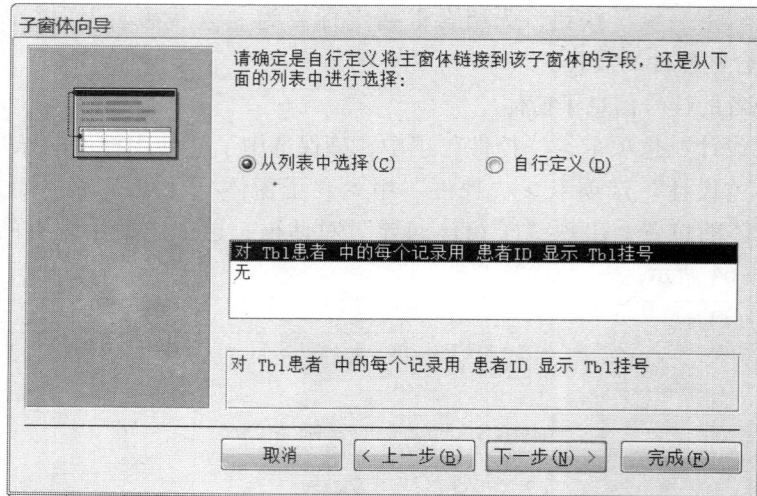

图 3 – 66　子窗体向导对话框 3

（5）单击"下一步"按钮，为子窗体指定名称为"患者挂号子窗体"，如图 3 – 67 所示。

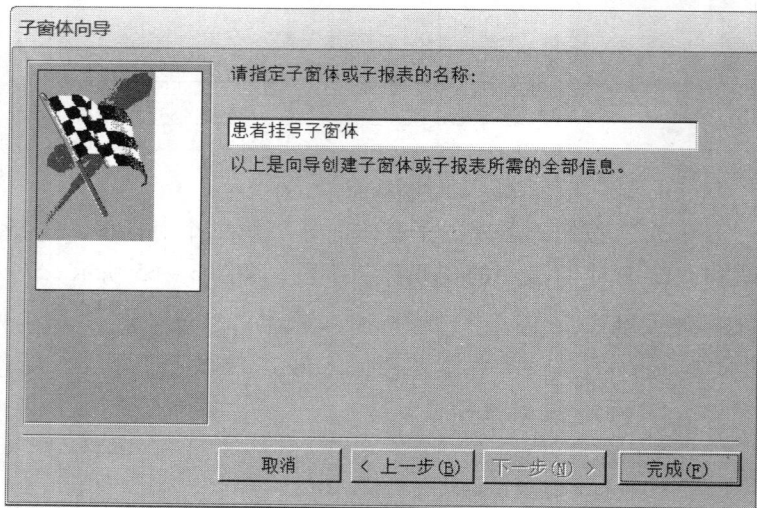

图 3 – 67　"子窗体向导"对话框 4

（6）单击"完成"按钮。

3. 统计患者的就诊次数

（1）在"患者挂号子窗体"的窗体页脚节（或窗体页眉节），添加一个名称为"挂号次数"的计算型文本框控件，设置该文本框控件的"名称"属性为"挂号次数"，"控件来源"属性为"=Count（［挂号 ID］）"，然后保存窗体。

（2）在主窗体的主体节添加一个"就诊次数"计算型文本框控件，设置该文本框控件的"控件来源"属性为"=［患者挂号子窗体］. ［Form］! ［挂号次数］"，来引用子窗体中的"挂号次数"控件的值，也可以使用"表达式生成器"对话框完成设置。

4. 设置条件格式

（1）切换到窗体的布局视图，选中子窗体的"职称"列，单击"数据表"选项卡 > "格式化"组 > "条件格式"命令，出现如图 3-68 所示的"条件格式规则管理器"对话框，在"显示其格式规则"中选择"职称"字段。

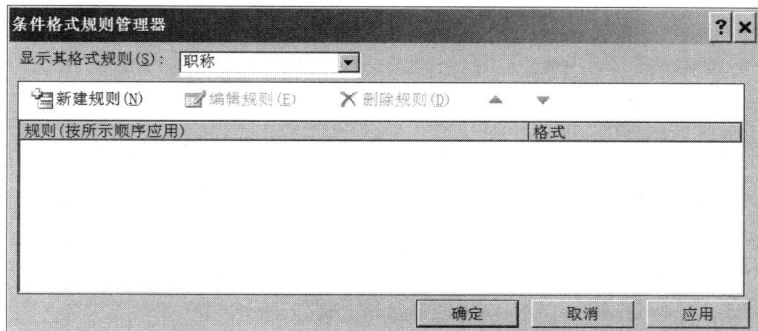

图 3-68 "条件格式规则管理器"对话框

（2）单击"新建规则"，出现"新建格式规则"对话框，设置规则为"字段值" "等于""主任医师"，格式为"加粗"，字体颜色为红色，如图 3-69 所示。

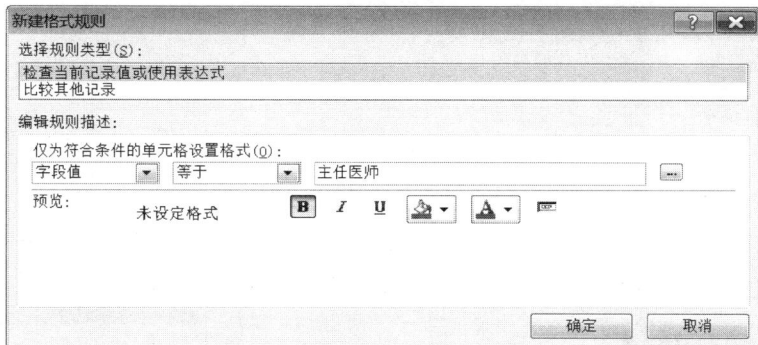

图 3-69 "新建格式规则"对话框

【知识点】

1. 组合框控件向导功能

组合框向导可以帮助用户快速地创建组合框，并提供了 3 种获取数据的方式，如图 3-70 所示，三项功能如下：

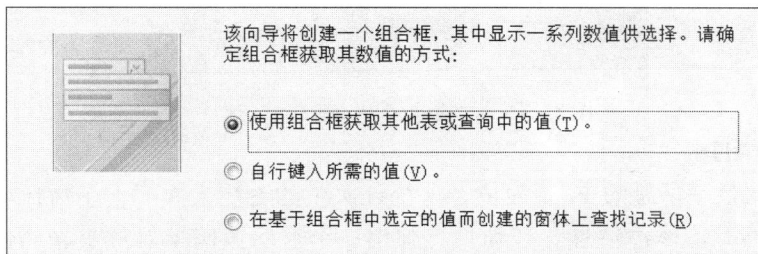

图 3-70 "组合框向导"对话框

（1）使用组合框获取其他表或查询中的值：可在组合框中显示指定的表或查询中的字段值，常用此功能将外键字段转换为对应的主键表中的字段显示。例如，为将窗体中"tbl 挂号"表"医生 ID"字段的值隐藏，显示为对应的"tbl 医生"表中的姓名。

（2）自行键入所需的值：用于列表固定不变、选项较少的情况，如性别。

（3）在基于组合框中选定的值而创建的窗体上查找记录：用于在窗体上查找记录，如本实例中"查找患者"组合框，当选定某一患者后，自动定位到该患者的记录。

2. 子窗体/子报表控件

子窗体是窗体中的窗体，在显示具有一对多关系的表或查询中的数据时，子窗体特别有效。在这类窗体中，主窗体和子窗体彼此链接，使得子窗体只显示与主窗体当前记录相关的记录。

3. 引用窗体上的控件

（1）引用当前窗体中普通控件的值："［控件名］"。

（2）引用当前窗体的子窗体中的普通控件的值："［子窗体名].［Form]!［控件名］"。

（3）引用其他窗体中控件的值："［Forms]!［窗体名]!［控件名］"。

（4）可以使用"表达式生成器"创建上述表达式，如图 3-71 所示。

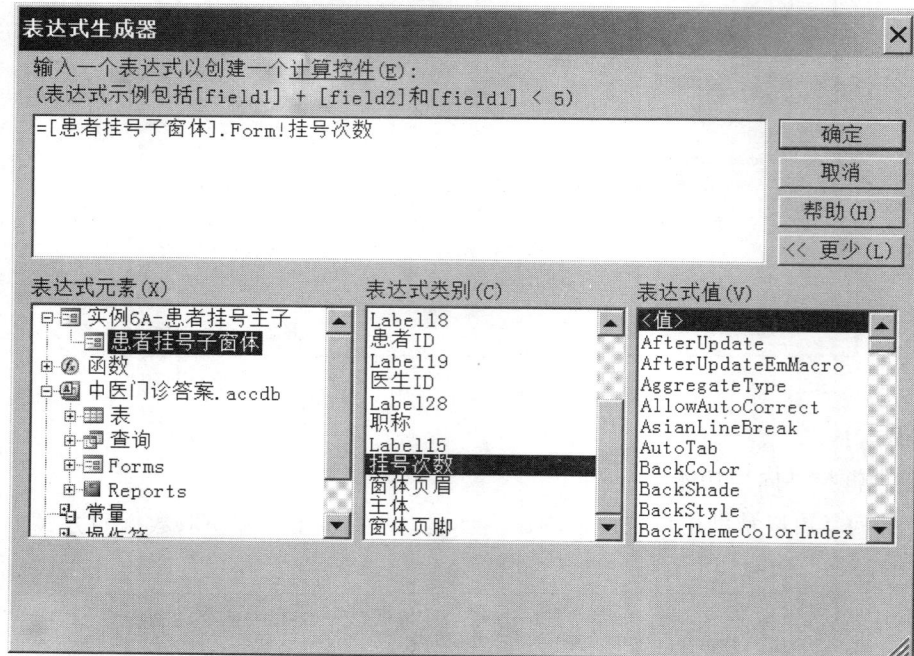

图 3-71　"表达式生成器"对话框

【思考与练习】

创建医生及挂号信息的主/子窗体，并统计医生的看病人次。在子窗体中选择某条挂号信息后，单击"诊治信息"按钮后，弹出一个显示该医生对该患者的该次诊治信息的窗体。其中主/子窗体如图 3-72 所示，如果单击"挂号 ID"为 27 的"诊治信息"按钮，弹出的诊治信息窗体如图 3-73 所示。

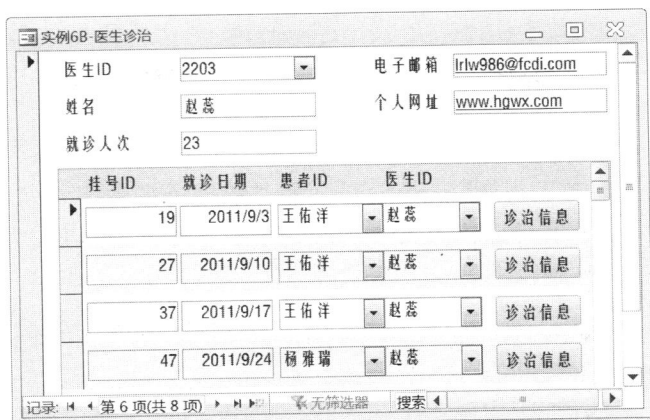

图 3 – 72 "实例 6B – 医生诊治"窗体

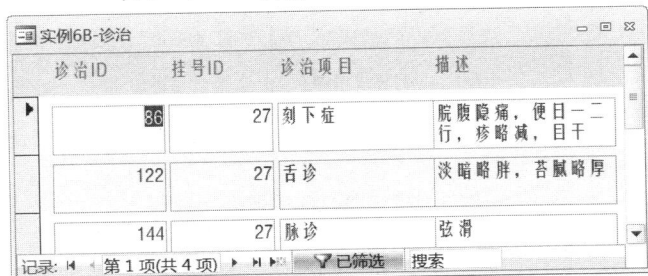

图 3 – 73 "实例 6B – 诊治"窗体

实例 7 中药功能和药性的数据分析——数据透视表窗体

【实例说明】

1. 在这个实例中，我们将学习"数据透视表"工具的使用方法。

2. 操作要求：以"tbl 中药"表为数据源，使用"数据透视表"工具创建一个如图 3 –74 所示的展示动物药功能、药性信息的数据透视表窗体。

图 3 –74 "实例 7A – 中药功能药性数据透视表"窗体

【实现过程】

1. 进入"数据透视表视图"

（1）在导航窗格的"表"对象下，单击选中"tbl中药"表。

（2）单击"创建"选项卡 > "窗体"组 > "其他窗体"命令下的"数据透视表"命令，进入"数据透视表视图"，若没有显示"数据透视表字段列表"窗格，可单击"设计"选项卡 > "显示/隐藏"组 > "字段列表"命令，弹出"数据透视表字段列表"窗格，如图3-75所示。

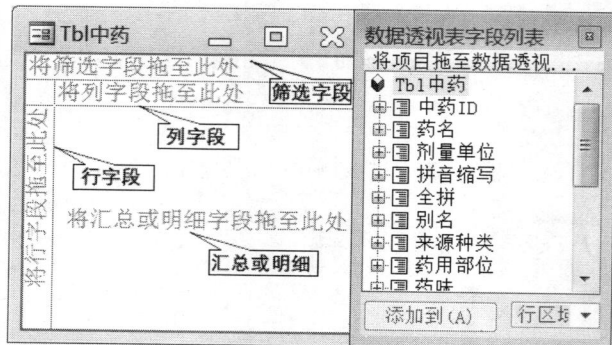

图3-75　"数据透视表"视图

2. 设置数据透视表

（1）在"数据透视表字段列表"窗格中，将"药性"字段拖动到"将列字段拖至此处"位置，将"功能类别"字段拖动到"将行字段拖至此处"位置，将"药名"字段拖动到"将汇总或明细字段拖至此处"位置，将"来源种类"字段拖动到"将筛选字段拖至此处"位置。如图3-76所示。

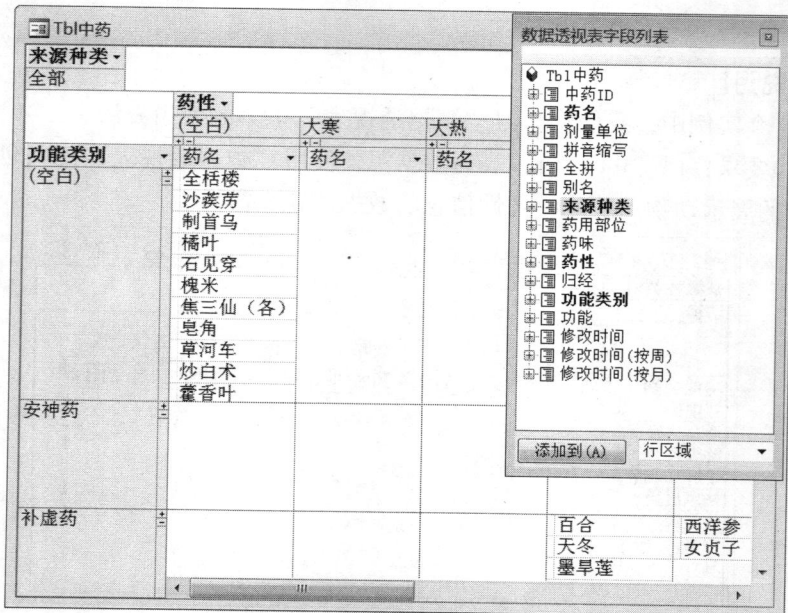

图3-76　数据透视表设计视图

（2）右键单击数据透视表窗口中任意一列中的"药名"表头，在弹出的快捷菜单中，单击"自动计算"＞"计数"命令，统计药物数量，并在快捷菜单中单击"隐藏详细信息"命令隐藏详细信息。（右键单击数据透视表窗口中"功能类别"或"药性"，通过快捷菜单中的"小计"命令，可启用或取消行与列的"总计"功能。）

（3）保存该窗体为"实例7A – 中药功能药性数据透视表"，将筛选字段"来源种类"设置为"动物"，得到动物类中药的功能药性分析。

【知识点】

数据透视表可用于数据计算和分析。数据透视表可以动态更改布局，以不同的方式查看和分析数据。例如，可以重新排列各部分内容，每次改变布局时，数据透视表都会立即重新计算数据。数据透视表对数据进行的处理是 Access 其他工具无法完成的。

数据透视表有两个主要元素，即"区域"和"字段列表"。在用户界面中，因为可以向区域中拖放字段，所以也被称为"拖放区域"。数据透视表中有 4 个主要区域，每个区域都有不同的作用。其中，"行字段"在数据透视表的左侧，类似于交叉表查询中的"行标题"，如本例中的"功能类别"字段；"列字段"在数据透视表的上方，类似于交叉表查询中的"列标题"，如本例中的"药性"字段；"筛选字段"是筛选数据透视表的字段，可以做进一步的分类筛选，如本例中的"来源种类"字段；"汇总或明细字段"是显示在各行与各列交叉部分的字段，用于显示明细数据或进行计算。每个区域可以包含一个或多个字段的数据，或保持空白。

字段列表是根据窗体的"记录源"属性来显示可供数据透视表使用的字段。将字段拖入相应区域即完成添加操作；将字段从区域中拖出窗口，鼠标箭头会带有"×"删除标志，可完成移除。当区域内有多个字段时，调整字段的次序可改变分组级别和显示的顺序。当某字段有多个值时，可用鼠标拖拽改变值的次序。

【思考与练习】

1. 创建如图 3 – 77 所示的数据透视表窗体，要求："职称"区域的内容按职称从高到低显示；只在窗体末端显示"总计"行。

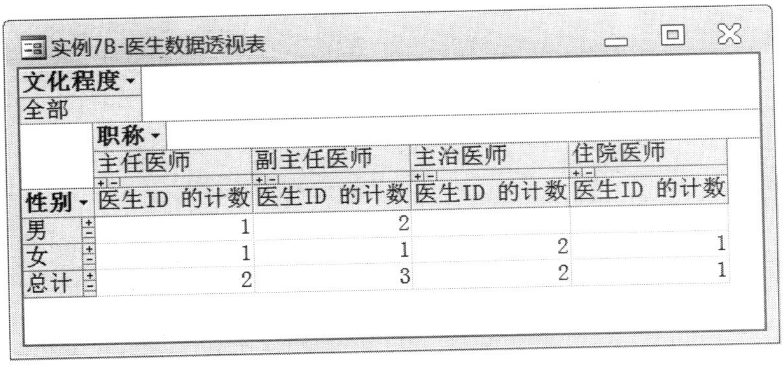

图 3 – 77 "实例7B – 医生数据透视表"窗体

2. 分析数据透视表窗体与交叉表查询的异同。

实例 8   中药功能和药性的图表分析——数据透视图窗体

【实例说明】

1. 在这个实例中，我们将学习"数据透视图"工具的使用方法。

2. 操作要求：以"tbl 中药"表为数据源，使用"数据透视图"工具创建一个如图 3 – 78 所示的展示中药功能、药性信息的数据透视图窗体。

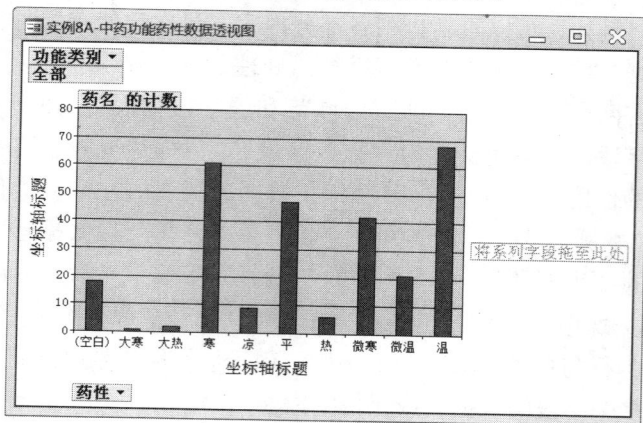

图 3 – 78   "实例 8A – 中药功能药性数据透视图"窗体

【实现过程】

1. 进入"数据透视图"视图

（1）在导航窗格的"表"对象下，单击选中"tbl 中药"表。

（2）单击"创建"选项卡 > "窗体"组 > "其他窗体"命令下的"数据透视图"命令，进入"数据透视图视图"，单击"设计"选项卡 > "显示/隐藏"组 > "字段列表"命令，弹出"图表字段列表"窗格，如图 3 – 79 所示。

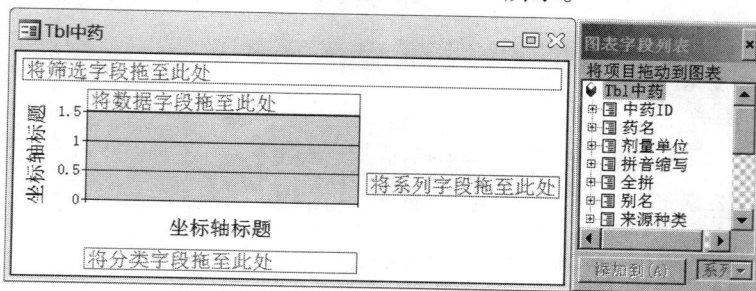

图 3 – 79   "数据透视图"视图

2. 设计数据透视图

（1）在"图表字段列表"窗格中，选择要作为透视图分类的字段：将"药性"字段拖动到"将分类字段拖至此处"位置；将"功能类别"字段拖动到"将筛选字段拖至此处"位置；将"药名"字段拖动到"将数据字段拖至此处"位置。

在数据透视图窗体中，还有一个很重要的选项是图表的"类型"选项，系统默认创建的是"簇状柱形图"图表。选定图表后，单击"设计"选项卡 >"类型"组 >"更改图表类型"命令，将弹出"属性"对话框，如图 3 – 80 所示，可以选择其他类型的图表。

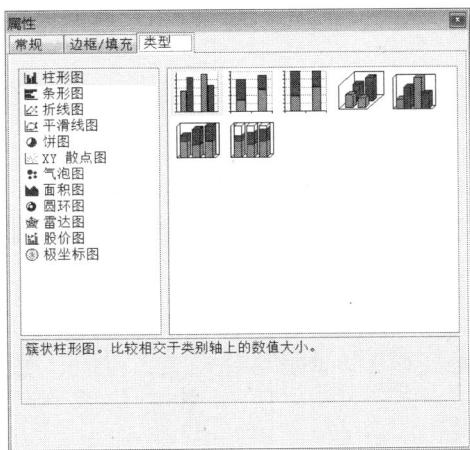

图 3 – 80 更改图表类型的属性对话框

（2）保存该窗体为"实例 8A - 中药功能药性数据透视图"。

【知识点】

数据透视图是一种交互式的图表，功能与数据透视表类似，只不过以图形化的形式来表现数据。数据透视图能较为直观地反映数据之间的关系。

不同图表类型的"数据透视图"包含区域数不同，柱形图数据透视图包含 4 个区域：筛选字段、分类字段、系列字段、数据字段；饼图数据透视图包含 3 个区域：筛选字段、分类字段、数据字段。区域的特性和操作方法与数据透视表相同。

【思考与练习】

1. 创建一个如图 3 – 81 所示的数据透视图窗体，显示不同职称的医生数量，并能够根据文化程度进行筛选。

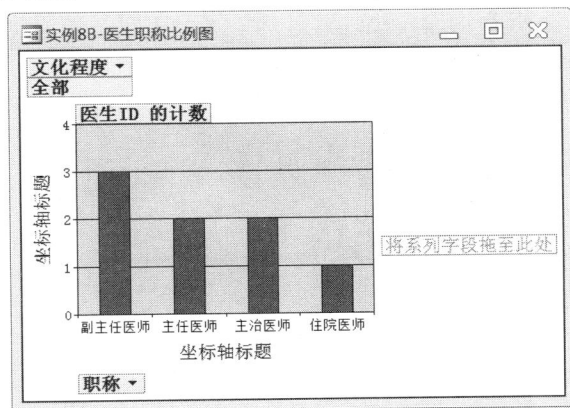

图 3 – 81 "实例 8B – 医生职称比例图"窗体

2. 分析数据透视图窗体与图表窗体的异同。

实例 9 创建作为主页的窗体——导航窗体

【实例说明】

1. 在这个实例中，我们将学习如何使用"导航"工具创建导航窗体，并将其设置为数据库的默认显示窗体。

2. 操作要求：创建一个水平标签导航窗体，将前面实例中创建的窗体组合在一起，如图 3－82 所示。将该导航窗体设置为数据库的默认显示窗体。

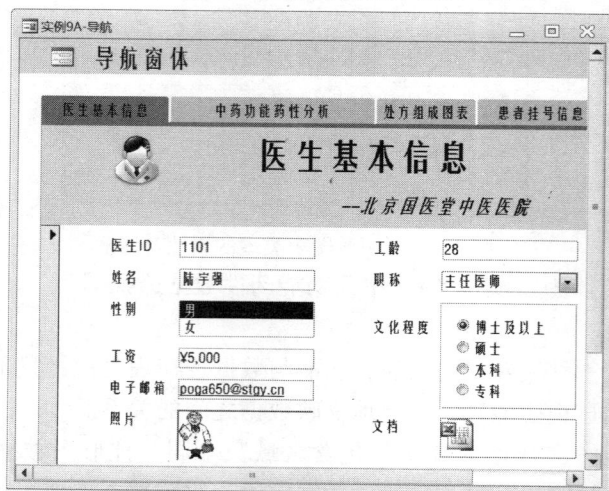

图 3－82 "实例 9A－导航"窗体

【实现过程】

1. 创建导航窗体

单击"创建"选项卡 >"窗体"组 >"导航"命令，在出现的菜单中，选择需要的标签样式："水平标签"，系统会自动创建一个包含"导航"控件的窗体，并以布局视图显示。如图 3－83 所示。

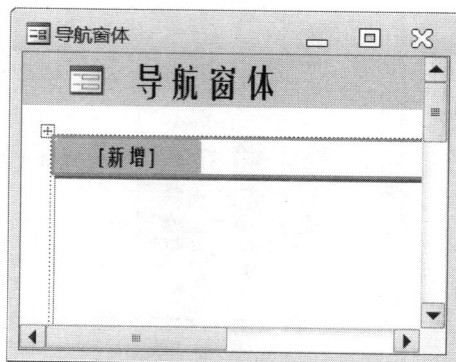

图 3－83 空白导航窗体

2. 添加窗体

（1）在导航窗格的"窗体"对象下，将需要调用的多个窗体依次拖拽到导航窗体的"新增"按钮上。

（2）编辑导航按钮标题：在将窗体拖到导航窗体时，系统会使用窗体的名称作为导航按钮的标题，若要编辑此标题，双击后便可直接编辑标题文字。

（3）更改导航按钮次序：将导航按钮选中并拖放到适当位置处，即可更改次序。

（4）删除导航按钮：右键单击要删除的导航按钮，在弹出的快捷菜单中选择"删除"命令。

（5）保存该导航窗体为"实例 9A – 导航"。

3. 将导航窗体设置为默认显示窗体

单击 Access"文件" >"选项"命令，在弹出的"Access 选项"对话框中，切换到"当前数据库"下，如图 3 – 84 所示。从"应用程序选项"下的"显示窗体"列表中选择"实例 9A – 导航"，即将其作为默认显示窗体。

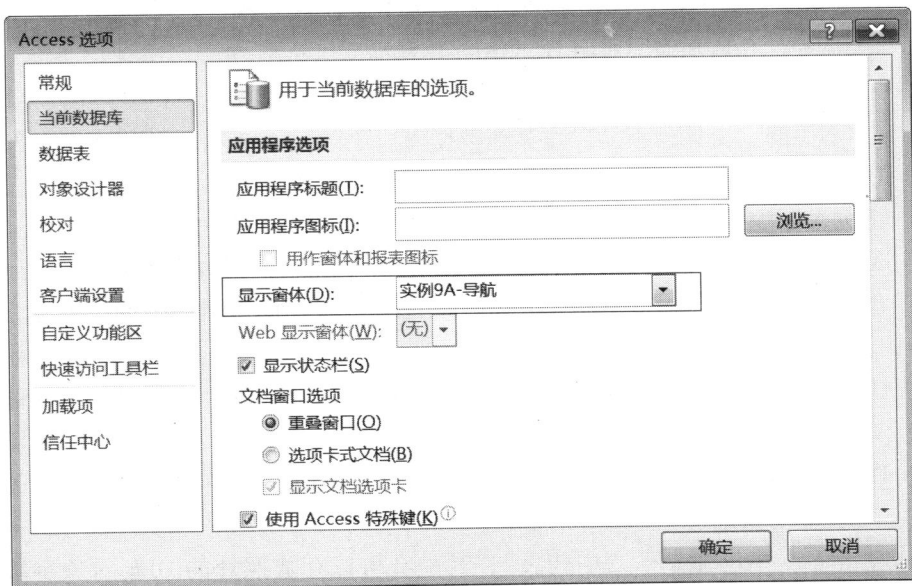

图 3 – 84　设置默认显示窗体

【知识点】

1. 导航窗体是包含导航控件的窗体，使用它可以轻松地切换到不同的窗体或报表。导航窗体通常用作数据库的切换面板或主页，一般会被设置为默认的显示窗体。导航窗体中显示被导航窗体内容的区域为"导航子窗体"。

2. 在本实例的基础上还可在导航窗体中增加导航控件，实现多级导航。操作方法：在导航窗体中的布局视图中，选中窗体布局工具 >"设计"选项卡 >"控件"组 > 导航控件，在导航子窗体的上边框处单击，即可插入第 2 级水平导航控件；在导航子窗体的左边框或右边框处单击，即可插入第 2 级垂直导航控件。

【思考与练习】

1. 在布局视图或设计视图下，在"设计"选项卡的"主题"组中，尝试更改窗体的"主题"、"颜色"、"字体"。

2. 如何在导航窗体的两个导航按钮之间插入导航到另一窗体的导航按钮？

习   题

一、单选题

1. 窗体是 Access 数据库中的一个对象，下列属于窗体功能的是【 】。
   ①输入数据②编辑数据③存储数据
   ④实施参照完整性⑤设置条件格式⑥修改字段类型
   A. ①②③   B. ①②④   C. ①②⑤   D. ①②⑥

2. 下列关于导航窗体叙述正确的选项是【 】。
   A. 该窗体运行后总是保持在系统的最上面
   B. 该窗体可通过导航按钮切换导航子窗体中的内容
   C. 不关闭该窗体，不能操作其他数据库对象
   D. 导航控件只能以水平方向排列

3. 下列关于窗体的几种视图功能描述不正确的是【 】。
   A. 窗体视图是操作数据时的视图，是完成对窗体设计后的结果
   B. 布局视图中可以调整和修改窗体设计，可以根据实际数据调整列宽，调整控件的位置和宽度
   C. 设计视图不仅可以创建窗体，更重要的是编辑修改窗体，但要求窗体的记录源不能为空
   D. 数据透视图视图中，把表中的数据信息及数据汇总信息，以图形化的方式直观显示出来

4. 在 Access 中已建立了"中药表"，其中有可以存放照片的 OLE 对象字段，在使用向导为该表创建窗体时，"照片"字段所使用的控件是【 】。
   A. 图像   B. 附件   C. 绑定对象框   D. 未绑定对象框

5. 在窗体设计视图中，必须包含的部分是【 】。
   A. 主体   B. 窗体页眉和页脚
   C. 页面页眉和页脚   D. 以上都是

6. 主窗体和子窗体通常用于显示具有【 】关系的表或查询的数据。
   A. 一对一   B. 一对多   C. 多对一   D. 多对多

7. 下面不是窗体的"数据"属性的是【 】。
   A. 允许添加   B. 排序依据   C. 记录源   D. 自动居中

8. 下列选项中，对模式对话框窗体功能描述正确的是【 】。

  A. 可以快速生成数据表形式窗体，用于辅助用户创建窗体

  B. 是只读窗体

  C. 生成的窗体总是保持在最上面，不关闭该窗体，不能对数据库内其他窗体进行操作

  D. 只能用于显示信息，而不能输入数据

9. 下列关于列表框和组合框叙述正确的是【　】。

  A. 组合框的控件向导可实现基于其选定的值查找窗体记录，列表框的控件向导不具有此功能

  B. 列表框中各行内容可以是自行键入的值，而组合框不可以

  C. 窗体视图中，可以在组合框中输入新值，而列表框不能

  D. 窗体视图中，在列表框和组合框中均可以输入新值

10. 在窗体设计视图的控件组中，用于显示、输入或编辑窗体的基础记录源数据、显示计算结果的控件的图标是【　】。

  A. ▨　　　　　　B. ▨　　　　　　C. **Aa**　　　　　　D. ab|

11. 下列关于窗体控件功能描述不正确的是【　】。

  A. 命令按钮控件用于如查找记录、打印记录等操作

  B. 控件向导用于打开和关闭控件向导

  C. 图像控件用于在窗体中插入图表对象

  D. 绑定对象框用于在窗体或报表上显示 OLE 对象字段内容

12. 在设计如下窗体时，由于内容较多无法在窗体中一页显示，为了在窗体上分类显示不同的信息，需要使用的控件是【　】。

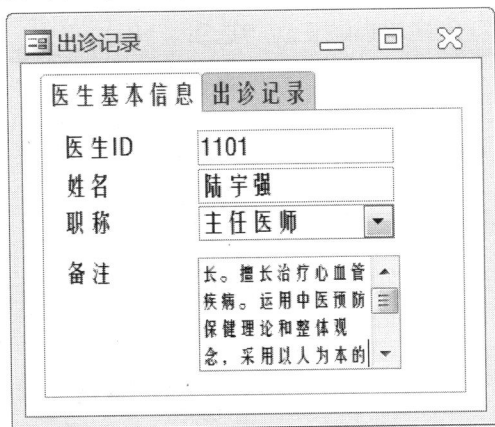

图 3 - 85 第 12 题附图

  A. 选项组　　　　B. 选项卡　　　　C. 切换按钮　　　　D. 选项按钮

13. 若要求将文本框中输入的文本皆显示为"＊"号，则应设置的属性是【　】。

  A. "默认值"属性　　　　　　　　B. "标题"属性

  C. "密码"属性　　　　　　　　　D. "输入掩码"属性

14. 为窗体中的命令按钮设置单击鼠标时发生的动作，应设置其属性对话框的是

【　】。

    A. 格式选项卡　　B. 事件选项卡　　　　C. 其他选项卡　　　　D. 数据选项卡

15. 要改变窗体上文本框控件的数据源，应设置的属性是【　】。

    A. 记录源　　　　B. 控件来源　　　　C. 筛选查阅　　　　D. 默认值

16. 如图所示，窗体中工龄为计算型控件，可由计算结果得出。已知该窗体对应的数据源中包含医生编号、参加工作时间、姓名、工资等字段，则下列选项中能够计算医生工龄的计算表达式是【　】。

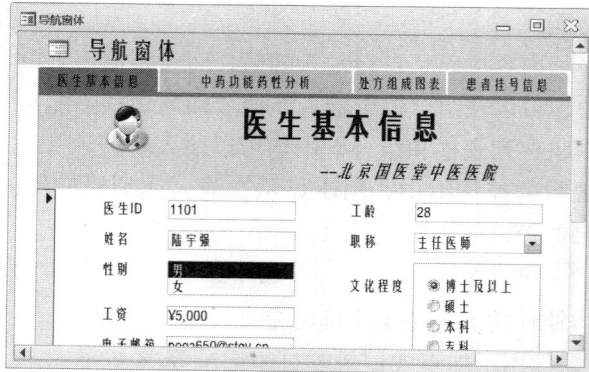

图 3-86 第 16 题附图

    A. $= year(date()) - year([参加工作时间])$

    B. $= \#year(date())\# - \#year(参加工作时间)\#$

    C. $= \#time(date())\# - \#time(参加工作时间)\#$

    D. $= time(date(.)) - time([参加工作时间])$

17. 下列选项中，对窗体样式描述正确的选项是【　】。

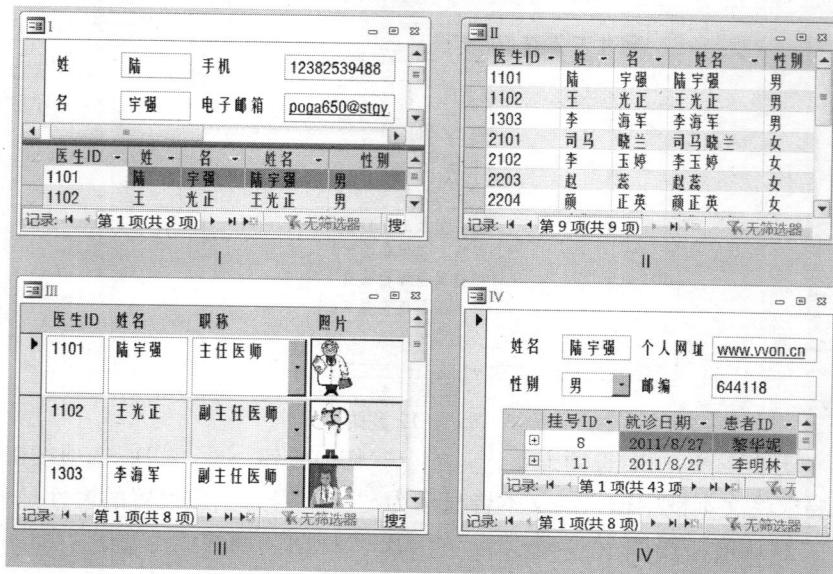

图 3-87 第 17 题附图

A. Ⅰ为主子窗体 Ⅱ为多项目窗体 Ⅲ为数据表窗体 Ⅳ为分割窗体

B. Ⅰ为主子窗体 Ⅱ为数据表窗体 Ⅲ为多项目窗体 Ⅳ为分割窗体

C. Ⅰ为分割窗体 Ⅱ为数据表窗体 Ⅲ为多项目窗体 Ⅳ为主子窗体

D. Ⅰ为分割窗体 Ⅱ为多项目窗体 Ⅲ为数据表窗体 Ⅳ为主子窗体

18. 利用 Access 数据透视图创建如下窗体，下列选项对应正确的是【 】。

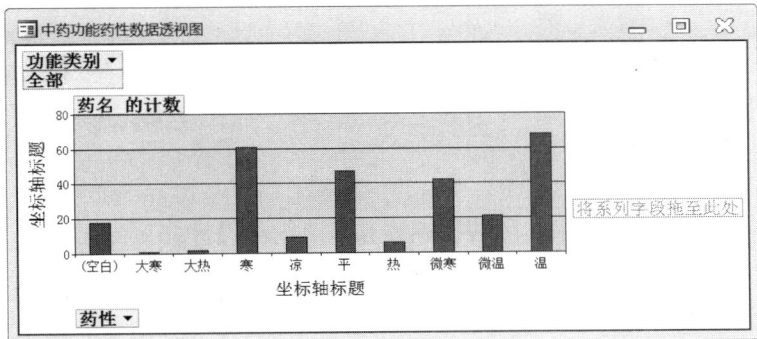

图 3 – 88 第 18 题附图

A. 药性 – 分类字段　功能类别 – 筛选字段　药名的计数 – 数据字段

B. 药性 – 筛选字段　功能类别 – 数据字段　药名的计数 – 数据字段

C. 药性 – 数据字段　功能类别 – 筛选字段　药名的计数 – 数据字段

D. 药性 – 系列字段　功能类别 – 筛选字段　药名的计数 – 数据字段

19. 在表达式中引用窗体上的控件值。下列选项中，语法格式正确的是【 】。

A. Forms！［窗体名］！［控件名］　　　B. Forms－>［窗体名］–>［控件名］

C. Forms&［窗体名］&［控件名］　　　D. Forms%［窗体名］%［控件名］

20. 已知费用窗体如下图所示，其中窗体内文本框名称依次为"药名：textYM，单价：textDJ，数量：textSL，备注：textBZ。当药品结算时，如果药品数量超过 5 盒，则显示如图 Ⅰ 所示。如果药品数量未超过 5 盒，则显示如图 Ⅱ 所示。下列选项中，文本框 textBZ 的控件来源书写正确的是【 】。（说明：确定按钮动作已设为刷新窗体数据）

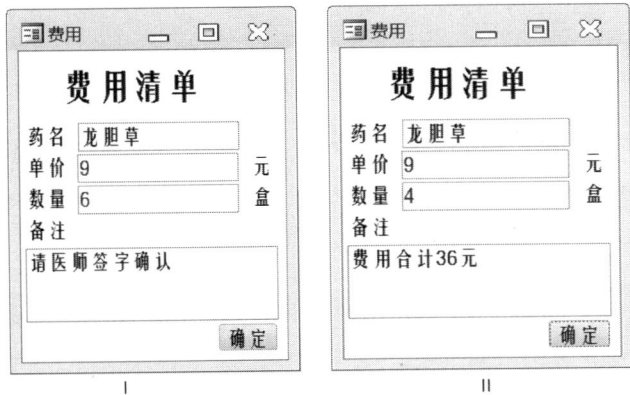

图 3 – 89 第 20 题附图

A. = IIf([textSL] > 5, "请医师签字确认", "费用合计" + [textDJ] * [textSL] + "元")

B. = IIf([textSL] > 5, "请医师签字确认", "费用合计 + [textDJ] * [textSL] + 元")

C. = IIf([textSL] > 5, "请医师签字确认", "费用合计 & [textDJ] * [textSL] & 元")

D. = IIf([textSL] > 5, "请医师签字确认", "费用合计" & [textDJ] * [textSL] & "元")

二、填空题

1. 在【 】视图中可以根据实际数据调整和修改窗体设计。

2. 【 】可以同时提供数据的窗体视图和数据表视图，并将两个视图连接到同一数据源，并且总是相互保持同步。

3. 窗体由多个部分组成，每个部分称为一个【 】。

4. 窗体的设计视图是由窗体页眉、页面页眉、【 】、页面页脚、窗体页脚 5 部分组成。

5. 窗体的数据来源是表或查询或【 】。

6. Access 提供的控件有绑定控件、未绑定控件和【 】控件。

7. 在 Access 数据库中，如果窗体上输入的数据可以从表或查询中的字段中选取，或者取自某固定列表的数据，或由用户输入，可以使用【 】控件来完成。

8. 能够唯一标识某一控件的属性是【 】。

9. 在计算控件中，每个表达式前都要加上【 】。

三、操作题

1. 分析"第 3 章　窗体 \ 3 课后习题 \ 教学 . accdb"数据库中各表间的关系，完成下列操作。

（1）创建一个如图 3 – 90 所示"习题 1 – 学生信息"窗体。

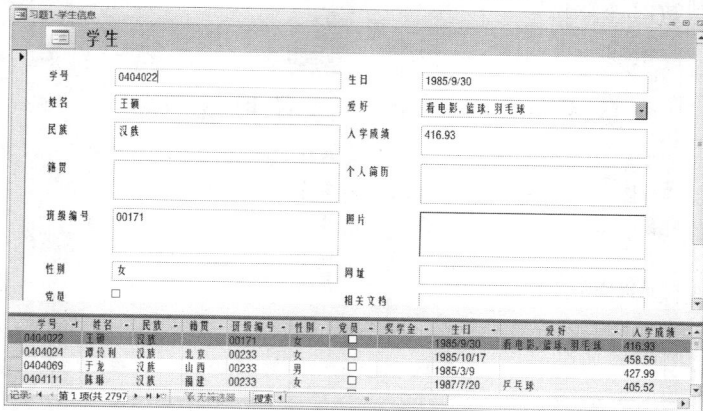

图 3 – 90　"习题 1 – 学生信息"窗体

（2）创建一个如图 3 - 91 所示的"习题 1 - 学生成绩"主/子窗体。

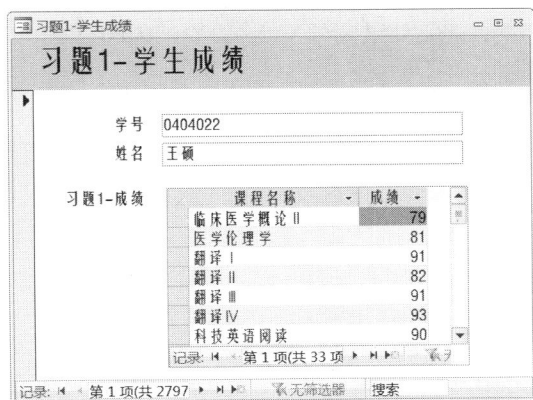

图 3 - 91　"习题 1 - 学生成绩"窗体

（3）创建一个如图 3 - 92 所示的"习题 1 - 各院系各班级成绩透视表"窗体，用以完成各院系下各班级的各门课程的平均成绩的计算。

图 3 - 92　"习题 1 - 各院系各班级成绩透视表"窗体

（4）创建一个如图 3 - 93 所示的"习题 1 - 班级个数统计数据透视图"窗体，用以显示各院系不同入学年份的班级数量。

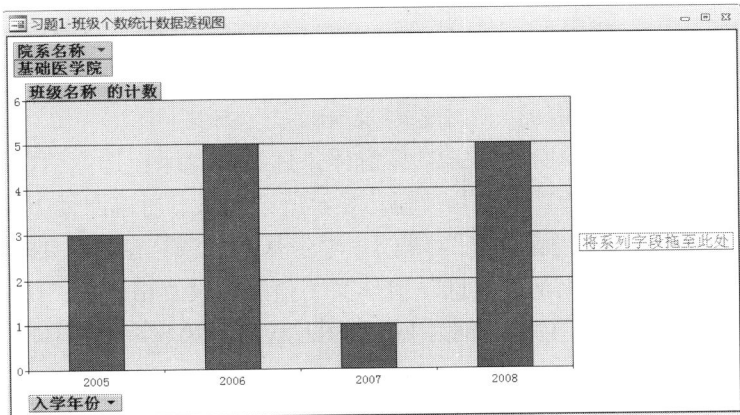

图 3 - 93　"习题 1 - 班级个数统计数据透视图"窗体

（5）创建一个如图 3 – 94 所示的"习题 1 – 导航窗体"，将以上 4 个窗体依次加入到导航窗体中，并将其设置为数据库默认显示窗体。

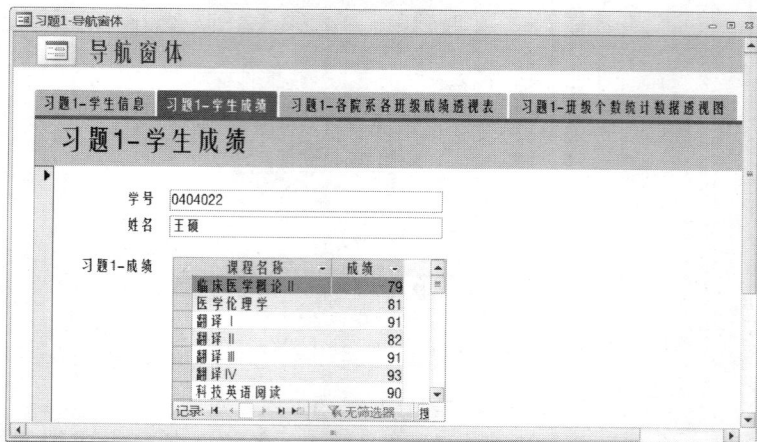

图 3 – 94　"习题 1 – 导航窗体"

2. 创建如图 3 – 95 所示的由两页组成的"习题 2 – 课程情况"窗体，要求如下。

（1）第一页标签为：所有课程信息。用来显示课程信息。

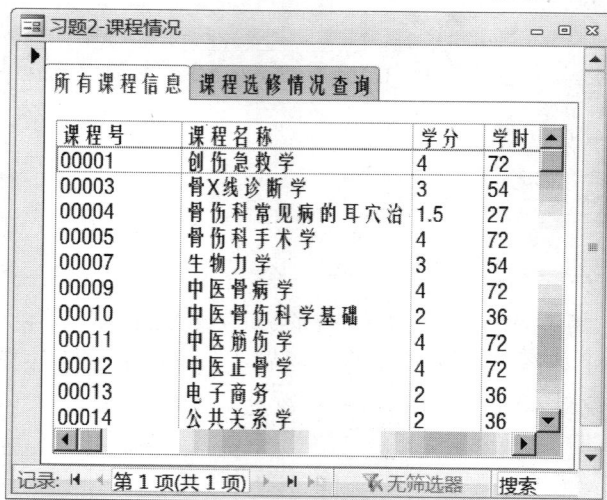

图 3 – 95　"习题 2 – 课程情况"窗体第一页

（2）创建如图 3 – 96 所示的第二页窗体，标签为：课程选修情况查询。在选择院系和课程后，单击"查询"按钮，显示所选院系、所选课程历年的授课情况。

3. 创建一个如图 3 – 97 所示的"习题 3 – 学生基本信息"窗体，要求如下。

（1）顶部显示"学生基本信息"窗体文字信息，设置格式为：黑体，28 号，居中显示，黑色文字。文字左侧为 logo，图片位置：第 3 章　窗体 \ 3 课后习题 \ logo. jpg。

（2）窗体中"性别"字段使用列表框；"民族"字段使用组合框，选项为："汉族"、"回族"、"满族"、"壮族"、"朝鲜族"、"蒙古族"；计算学生的年龄。

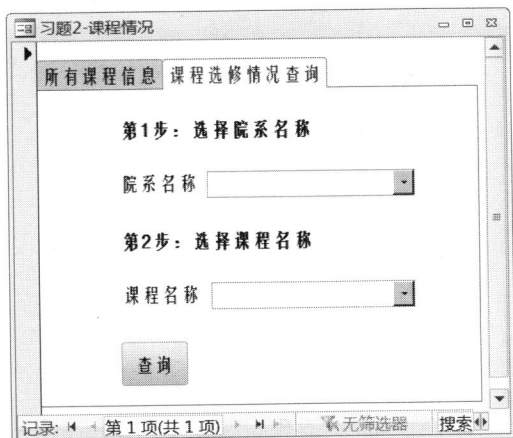

图 3 – 96 "习题 2 – 课程情况"窗体第二页

（3）在窗体下部添加按钮"下一项记录"、"前一项记录"、"添加记录"、"删除记录"。

（4）为窗体添加背景图片，图片位置："第 3 章窗体 \ 3 课后习题 \ 背景·jpg"，图片充满整个窗体。

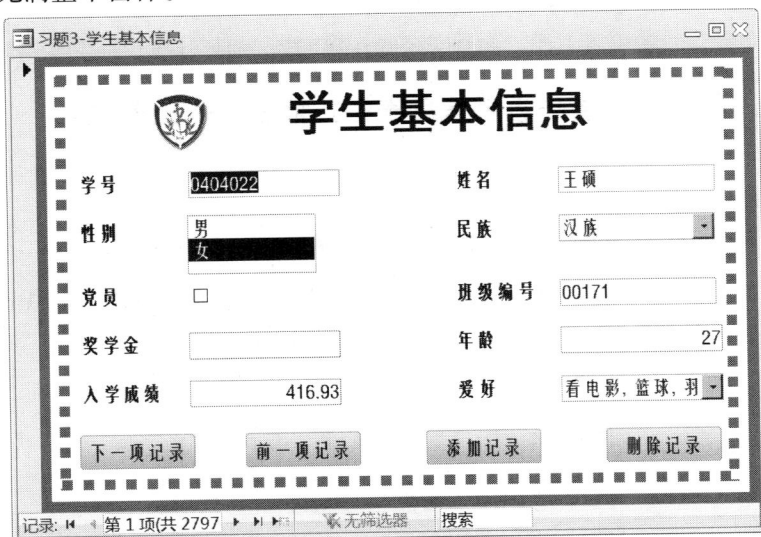

图 3 – 97 "习题 3 – 学生基本信息"窗体

第 4 章　报　　表

　　报表是 Access 中继表、查询、窗体之后另一个十分重要的数据库对象，可以使用报表来查看数据、分组统计、以格式化的形式打印输出数据。

　　本章将通过 5 个实例介绍创建不同类型报表的方法，包括表格式报表、纵栏式报表、分组报表、图表报表、标签报表、主子报表和多列报表。

　　本章介绍的自 Access2007 以来的新功能主要有报表的布局视图、条件格式；介绍的中医药典型应用为使用主子报表和多列报表打印中医门诊处方。

实例 1　制作患者信息表格式报表——报表向导

【实例说明】

　　1. 在这个实例中，我们将学习如何利用报表向导创建表格式报表。

　　2. 操作要求：以"第 4 章　报表 \ 中医门诊"数据库中的"tbl 患者"表为记录源，创建包含"患者 ID"、"姓名"、"性别"、"既往病史"四个字段的"患者信息"报表，如图 4－1 所示。

患者信息			
患者ID	姓名	性别	既往病史
1	赵莉媛	女	高血压
2	李峰成	女	
3	王渝	女	糖尿病
4	吴金雁	女	
5	陈梓文	男	
6	徐艳霖	女	高血压

图 4－1　"患者信息"报表

【实现过程】

　　1. 打开"中医门诊"数据库，单击"创建"选项卡 >"报表"组 >"报表向导"

命令，Access 将弹出报表向导对话框，如图 4 - 2 所示。

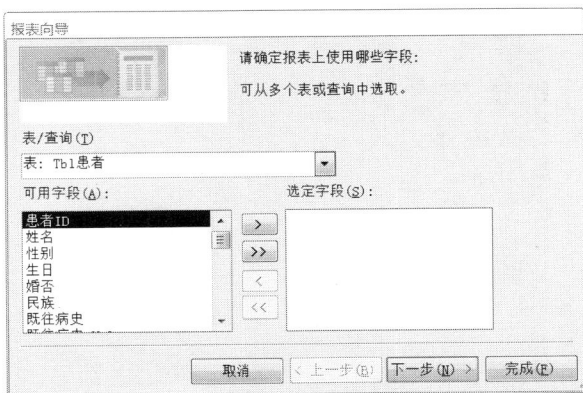

图 4 - 2　选择报表记录源

2. 在报表记录源 "表/查询" 下拉列表框中选择 "tbl 患者" 表，添加 "患者 ID"、"姓名"、"性别"、"既往病史" 四个字段作为 "选定字段"，如图 4 - 3 所示。

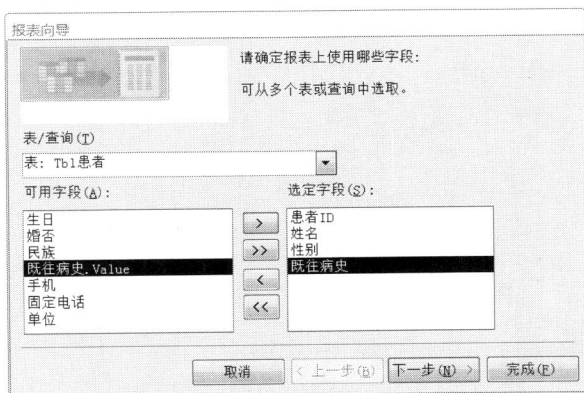

图 4 - 3　选择字段

3. 单击 "下一步" 按钮，弹出对话框如图 4 - 4 所示，可以设置分组显示数据，这里先暂不设置分组级别。

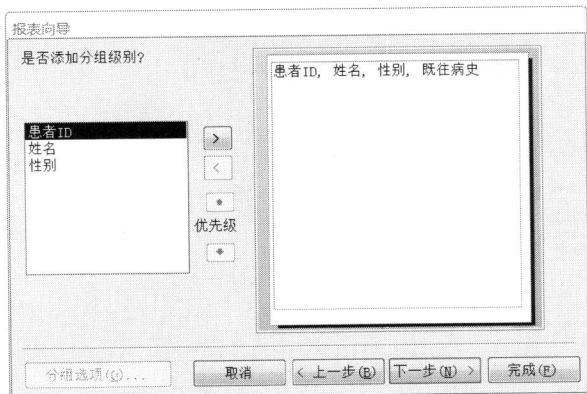

图 4 - 4　"添加分组级别" 对话框

4. 单击"下一步"按钮，弹出对话框如图 4 - 5 所示，可以设置排序字段，让报表中的数据按某一个字段或某几个字段升序或者降序显示，本例中暂不设置排序字段。

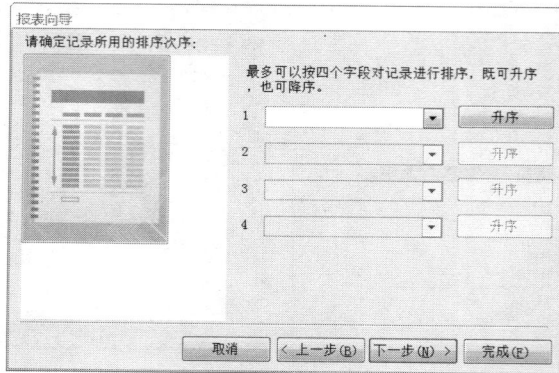

图 4 - 5   "设置排序字段"对话框

5. 单击"下一步"按钮，弹出对话框如图 4 - 6 所示，可以设置报表的布局方式，这里选择"表格"布局，方向为"纵向"。

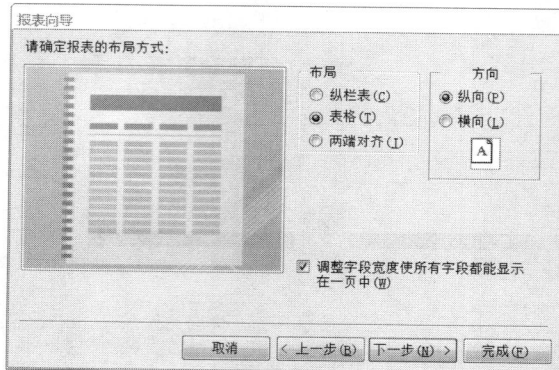

图 4 - 6   设置布局

6. 单击"下一步"按钮，弹出对话框如图 4 - 7 所示，为报表指定标题"患者信息"，其余保持默认设置，单击"完成"按钮，以"打印预览"的方式打开报表。

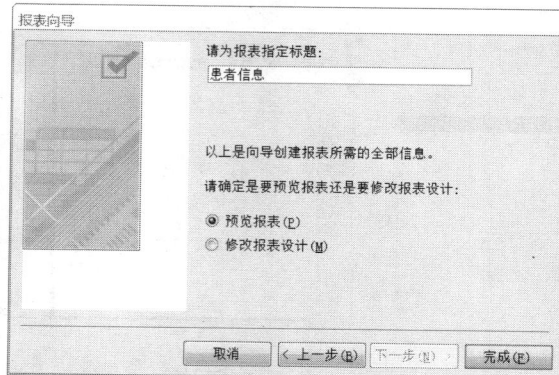

图 4 - 7   为报表指定标题

【知识点】

1. 报表简介

报表是 Access 中的数据库对象，可以使用报表来查看数据、设置数据格式和汇总数据，以格式化的形式打印输出数据。

2. 利用"报表"命令自动生成报表

使用"创建"选项卡 > "报表"组 > "报表"命令可以自动创建表格式报表，将包含在导航窗格中选择的记录源中的全部字段，且以表格式布局显示数据记录。

3. 报表的记录源

报表的记录源可以是表、查询和 SQL 语句。

【思考与练习】

1. 使用"报表"命令以"中医门诊"数据库中的"tbl 中药"表为记录源创建"中药信息"表格式报表，并切换到不同视图查看效果。

2. 使用"报表向导"以"中医门诊"数据库中的"tbl 医生"表为记录源创建包含"医生 ID"、"姓名"、"性别"、"职称"、"电子邮箱"和"照片"六个字段的"医生基本信息"纵栏式报表。

【扩展资料】

1. 客户端报表与 Web 报表的对比

Access2010 提供了一个新功能，允许通过将 Access 数据库发布到运行 Access Services 的 SharePoint 服务器上来创建"Web 数据库"。当创建 Web 数据库后，将使用 SQL Server Reporting Services 发布 Access 报表，用户可通过浏览器查看，这称之为"Web 报表"。为了在浏览器中呈现报表，将限制报表中的一些功能。如果不考虑在浏览器中呈现报表，则可使用 Access 报表设计器所提供的一整套功能。本章中所介绍的报表为客户端报表。

2. 报表的条件格式

Access2010 的"条件格式"可用在报表上突出显示数据。最多可为每个控件或控件组添加 50 个条件格式规则，在客户端报表中，可添加数据栏以比较各记录中的数据。

实例 2　编辑医生基本信息报表——布局视图和设计视图

【实例说明】

1. 在这个实例中，我们将学习如何利用布局视图和设计视图编辑报表，在报表中添加日期和时间、页码及背景图片。

2. 操作要求：以"中医门诊"数据库中的"tbl 医生"表为记录源，创建包含"医生 ID"、"姓名"、"性别"、"职称"、"电子邮箱"五个字段的"医生表格"的表格式报表。要求添加标题信息"医生基本信息"；插入日期和时间；插入页码；为报表添加"第 4 章 \ 背景图片 . gif"的图片，平铺显示，如图 4 - 8 所示。

图 4 - 8   "医生表格"报表

【实现过程】

1. 打开"中医门诊"数据库，单击"创建"选项卡 > "报表"组 > "空报表"命令，打开报表的布局视图，点击"字段列表"窗格中的"显示所有表"命令，将显示数据库中所有的数据表，单击"tbl 医生"表前面的"＋"，将显示该表的全部字段。双击"医生 ID"、"姓名"、"性别"、"职称"、"电子邮箱"五个字段，将它们添加到报表布局视图中，如图 4 - 9 所示。

图 4 - 9   在布局视图添加字段

2. 单击"报表布局工具" > "设计"选项卡 > "页眉/页脚"组 > "标题"命令，将在布局视图中添加标题标签对象，输入标题信息"医生基本信息"，如图 4 - 10 所示。

图 4 - 10   在布局视图中添加标题信息

3. 单击"报表布局工具" > "设计"选项卡 > "页眉/页脚"组 > "日期和时间"命令，将弹出"日期和时间"对话框，可以根据需要设置日期和时间的显示格式，设置结果如图 4 – 11 所示，单击"确定"按钮，将在布局视图的右上角插入显示日期和时间的文本框。

4. 单击"报表布局工具" > "设计"选项卡 > "页眉/页脚"组 > "页码"命令，将弹出"页码"对话框，可以根据需要选择页码显示的格式、位置和对齐方式，设置结果如图 4 – 12 所示，单击"确定"按钮，将在布局视图的右下角插入显示页码的文本框，结果如图 4 – 13 所示。

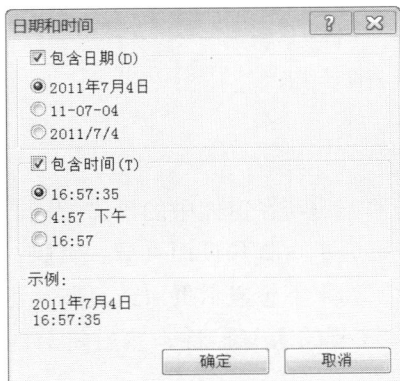

图 4 – 11　日期和时间对话框

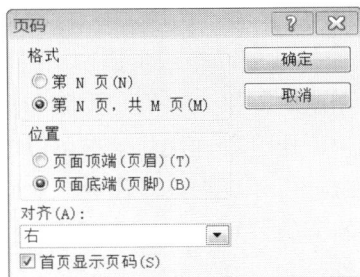

图 4 – 12　页码对话框

医生基本信息				2011年7月4日 17:11:51
医生ID	姓名	性别	职称	电子邮箱
1101	陆宇强	男	主任医师	poga650@stgy.cn
1102	王光正	男	副主任医师	zrpu79@fcmu.cn
1303	李海军	男	副主任医师	mx6009@vupx.com
2101	司马晓兰	女	副主任医师	svpc565@ggfz.com
2102	李玉婷	女	主治医师	mgqi66@ypeo.com
2203	赵蕊	女	主任医师	lrlw986@fcdi.com
2204	颜正英	女	住院医师	tf5245@wnol.com
2305	欧阳玉秀	女	主治医师	kdpy101@jcbx.com.cn

共 1 页，第 1 页

图 4 – 13　添加日期和时间、页码

5. 单击"报表布局工具" > "设计"选项卡 > "工具"组 > "属性表"命令，打开属性窗口，在"所选内容的类型"组合框中选择"报表"，在属性窗口的"格式"选项卡中为报表添加背景图案，将"图片"属性设置为本章文件夹中的"背景图片.gif"，将"图片平铺"属性设置为"是"，如图 4 – 14 所示。

6. 切换到报表设计视图，查看报表的各节内容，如图 4 – 15 所示，点击"保存"按钮，将报表保存为"医生表格"。

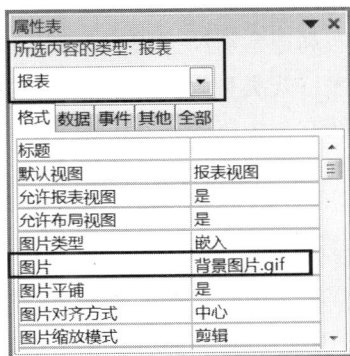

图 4 – 14　报表属性表窗口

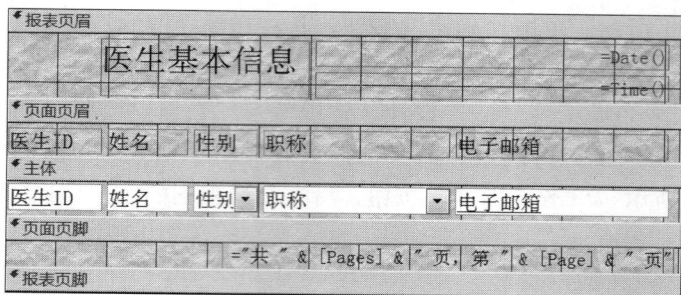

图4-15 "医生表格"报表设计视图

【知识点】

1. 添加或删除报表页眉、页脚和页面页眉、页脚

添加或删除报表页眉、页脚和页面页眉、页脚的方法与在窗体中的操作相同。在设计视图中，通过右键快捷菜单可以添加或删除报表页眉、页脚和页面页眉、页脚，但是需要注意页眉和页脚只能作为一对同时添加或删除，如果不想显示页眉或页脚，可以将不需要的节的"可见"属性设为"否"，或者删除该节的所有控件，然后将节的"高度"属性设置为0。

2. 添加页码

Access提供了[Page]和[Pages]两个内置变量，[Page]代表当前页号，[Pages]代表总页数。表达式示例参见表4-1，这里假设某报表共有6页，当前显示的为第3页。

表4-1 表达式示例及结果

表达式	结果
=[Page]	3
="Page"&[Page]	Page3
="第"&[Page]&"页"	第3页
=[Page]&"/"&[Pages]	3/6
="第"&[Page]&"页,共"&[Pages]&"页"	第3页,共6页

3. 报表的布局

报表布局常用的有表格式布局和堆积式布局两种，与在窗体中的用法相同。表格式布局通常会跨越报表的两个节，控件标签往往位于页面页眉节中，表格式布局通常创建表格式类型报表；而在堆积式布局中，各个控件沿垂直方向进行排列，每个控件的左侧都有一个标签，在堆积式布局中通常创建纵栏式报表。

4. 报表的视图

Access2010为报表提供了四种视图，分别是：报表视图、打印预览、布局视图和设计视图。其中，报表视图是显示数据的视图，可以执行各种数据的筛选和查看；打印预览视图用来预先查看数据的分页打印输出效果；布局视图的界面和报表视图几乎一样，但是布局视图允许在浏览数据时更改设计，如可以改变控件的位置和大小，还可以删除不需要的控件，设置控件的属性，添加控件（但控件种类少于设计视图）；设计视图用来设计和修改报表的结构，添加、删除所有控件，设置控件的各种属性。

5. "空报表"命令的用法

"创建"选项卡 > "报表"组 > "空报表"命令提供了在布局视图中快速创建报表的方法，可以利用"字段列表"窗格，将所需字段拖到报表的布局视图中。同时，Access 将创建一个 SQL 语句并将其存储在报表的记录源属性中。

【思考与练习】

1. 以"中医门诊"数据库中的"tbl 患者"表为记录源，在设计视图中使用"堆积"和"表格"命令分别创建包含"患者 ID"、"姓名"、"性别"和"生日"四个字段的"患者信息纵栏式"报表和"患者信息表格式"报表。

2. 比较布局视图和报表视图与设计视图的区别。

3. 在插入页码时，"对齐"项选择为"内"或"外"，分析表达式的作用。

实例 3　制作医生信息分组报表——记录分组与统计

【实例说明】

1. 在这个实例中，我们将学习如何利用报表向导和设计视图创建分组报表。学习如何利用"分组、排序和汇总"窗格对记录进行分组和排序，并对数据进行统计计算。

2. 操作要求：以"中医门诊"数据库中的"tbl 医生"表为记录源，先利用报表向导创建包含"姓名"、"性别"、"工资"和"职称"四个字段的"医生信息"报表，要求按"职称"字段分组显示记录，每组记录按"姓名"字段升序排序，布局选择"递阶"，纸张方向设置为"纵向"；再利用设计视图计算每组记录的平均工资，并为每组记录添加序号，如图 4 – 16 所示。

医生信息				
职称		姓名	性别	工资
副主任医师				
	1	李海军	男	¥4,000
	2	司马晓兰	女	¥4,000
	3	王光正	男	¥3,500
			平均工资	¥3,833
主任医师				
	1	陆宇强	男	¥5,000
	2	赵蕊	女	¥4,500
			平均工资	¥4,750

图 4 – 16　"医生信息"报表

【实现过程】

1. 打开"中医门诊"数据库，单击"创建"选项卡 > "报表"组 > "报表向导"命令，Access 将弹出报表向导对话框，在报表记录源下拉列表框中选择"tbl 医生"表，添加"姓名"、"性别"、"工资"和"职称"四个字段作为选定字段，如图4-17所示。

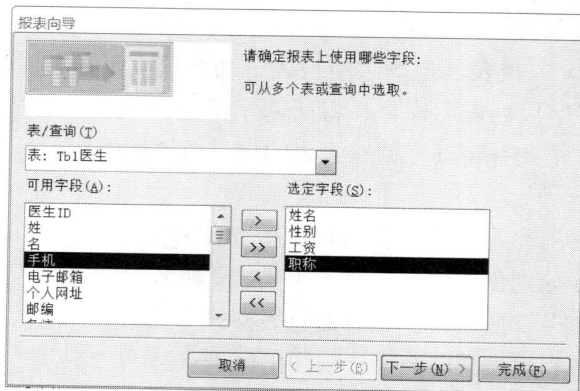

图4-17 为报表添加字段

2. 单击"下一步"按钮，弹出对话框如图4-18所示，设置按某一个字段分组显示数据，这里添加"职称"字段。

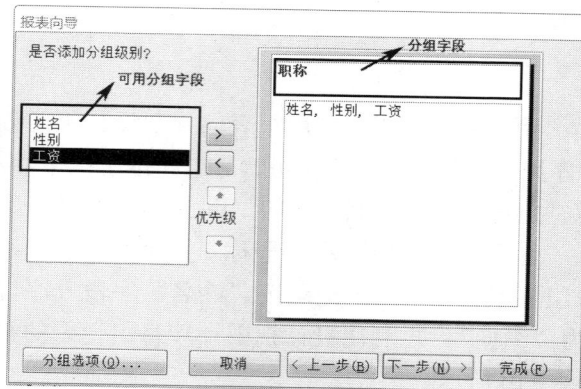

图4-18 添加分组级别字段

3. 单击"下一步"按钮，弹出对话框如图4-19所示，设置排序字段，这里设置按照"姓名"字段升序排序记录。

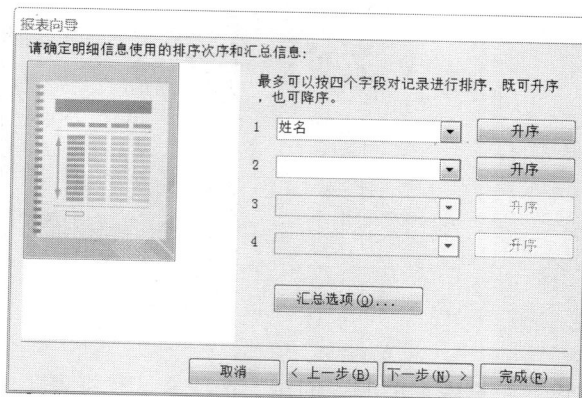

图4-19 设置排序字段

4. 单击"下一步"按钮，弹出对话框如图 4 – 20 所示，设置报表的布局方式，这里布局选择"递阶"，纸张方向设置为"纵向"。

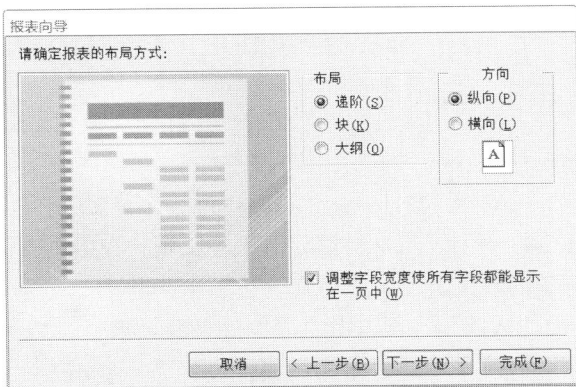

图 4 – 20 设置报表布局字段

5. 单击"下一步"按钮，弹出对话框如图 4 – 21 所示，为报表指定标题"医生信息"，选择"修改报表设计"选项。

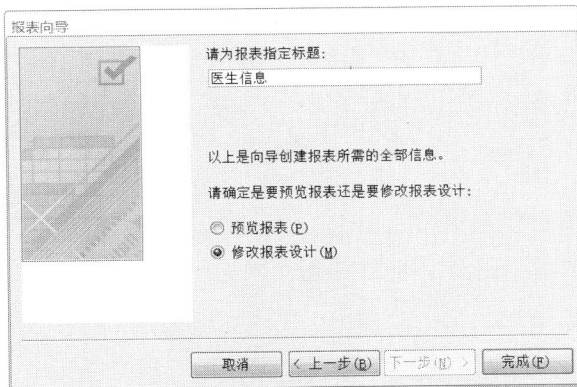

图 4 – 21 为报表指定标题并打开设计视图

6. 单击"完成"按钮，进入报表设计视图。

打开"分组、排序和汇总"窗格：单击"报表设计工具" > "设计"选项卡 > "分组和汇总"组 > "分组和排序"命令，将在设计视图的下方打开"分组、排序和汇总"窗格。

显示"职称"组页脚：点击"分组、排序和汇总"窗格中"职称"分组首行的"更多"，如图 4 – 22 所示。

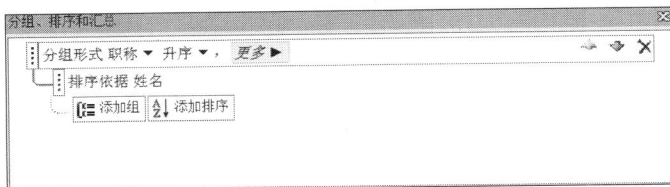

图 4 – 22 "分组、排序和汇总"窗格

单击"无页脚节"选项右侧的下拉箭头，并选择"有页脚节"，如图 4 - 23 所示。

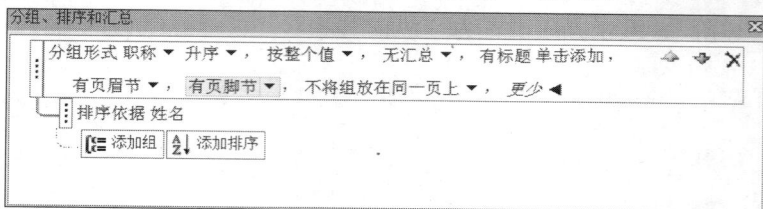

图 4 - 23　"分组、排序和汇总"窗格

添加"职称"组页脚，统计不同职称医生的平均工资：在组页脚节中，添加"文本框"控件，打开其附带的标签的属性表，在"格式"选项卡中将"标题"属性设置为"平均工资"；将文本框属性表中"数据"选项卡中的"控件来源"属性设置为"= Avg（［工资］）"，文本框属性表中"格式"选项卡中的"格式"属性设置为"货币"，"小数位数"属性设置为"0"，"边框样式"属性设置为"透明"，"文本对齐"属性设置为"左"。

对每类职称中的医生从 1 开始编号：在主体节"姓名"文本框左侧添加"文本框"控件，将该文本框附带的标签删除，打开该文本框的属性表窗口，将"数据"选项卡中的"控件来源"属性设置为"= 1"，"运行总和"属性选择"工作组之上"，如图4 - 24所示。切换到报表视图查看结果。

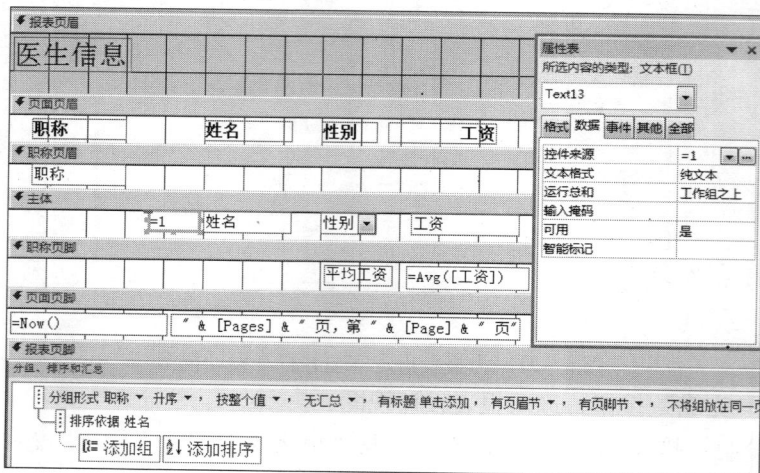

图 4 - 24　在报表中进行分组计算

【知识点】

1. 报表的设计视图

在 Access 中，报表的设计同窗体一样是按节来设计的，完整报表的设计视图由报表页眉、页面页眉、组页眉、主体、组页脚、页面页脚和报表页脚七个部分组成。每个部分的作用见表4 - 2。

2. 分组显示数据

在报表中可以按某个字段分组显示数据，把同类的数据显示在同一组下，这样将方便对同组数据的查看，同时还可以对每个组中的数据进行统计计算。

表4－2　　报表设计视图组成

节名称	作用
报表页眉	此节的内容只在报表开头显示一次。报表页眉通常用于显示出现在封面上的信息，如徽标、标题，报表页眉显示在第一页页面页眉的前面
页面页眉	此节显示在报表每页顶部，通常使用页面页眉在每页顶部显示字段标题信息
组页眉	此节显示在每个记录组的开头。使用组页眉可显示组名。例如，在按职称分组的报表中，使用组页眉可以显示职称名称
主体	此节是包含报表数据的主体部分，用于放置组成报表主体的控件，对于记录源中的每一条记录，都会显示一次此节内容。所有报表都必须有主体节
组页脚	此节显示在每个记录组的末尾。通常使用组页脚显示每组记录的汇总信息。一个报表上可有多个组页眉和组页脚，具体取决于已添加的分组数
页面页脚	此节显示在报表每页底部。通常使用页面页脚显示页码
报表页脚	此节只在报表结尾显示一次，使用报表页脚可显示整个报表的汇总信息。报表页脚显示在最后一页的主体之后、页面页脚之前

3. “运行总和”属性

运行总和属性仅适用于报表中的文本框，可在报表中对记录或记录组进行逐个求和。运行总和属性有3种取值：

（1）否：是属性的默认值，文本框将显示控件来源属性中设置的值。

（2）工作组之上：将对同一个分组中该文本框的值逐个累加，当遇到下一个分组时重新开始。

（3）全部之上：将对同一个级别中该文本框的值逐个累加，求和计算进行到报表结束为止。

例如，要对分组报表主体节中的记录进行编号，可以将文本框的控件来源属性设为“=1”，将运行总和属性设为“工作组之上”，完成每组从1开始的编号；或将运行总和属性设为“全部之上”，对报表中所有记录从1开始依次编号。

【思考与练习】

1. 分析报表与窗体设计视图结构的异同。

2. 以“中医门诊”数据库中的“tbl中药”表为记录源，创建“中药功能分类”报表，要求按“功能类别”字段分组显示记录，每组记录按“药名”字段降序排序，统计每组记录的中药数量，并为每组记录添加序号，如图4－25所示。

中药功能分类

		药名	药味	药性	归经
安神药					
	1	柏子仁	甘	平	归心、肾、大肠经
	2	磁石	咸	寒	归心、肝、肾经
	3	合欢皮	甘	平	归心、肝经
	4	龙骨	甘、涩	平	归心、肝、肾经
	5	首乌藤	甘	平	归心、肝经
	6	酸枣仁	甘、酸	平	归心、肝、胆经
	7	远志	苦、辛	温	归心、肾、肺经
中药数量为：7					

图4－25　“中药功能分类”报表

3. 使用报表向导以“中医门诊”数据库中的“tbl患者”表为记录源创建包含“患者ID”、“姓名”、“性别”和“生日”四个字段的“患者信息分组”报表，要求按“出生年份”、“性别”字段二级分组，组内记录按"生日"字段降序排序。在布局视图或设计视图中查看报表的结构，并将"性别"改为第 1 级分组、将"出生年份"改为第 2 级分组，再完成各级分组后的人数统计。

实例 4　制作"医生证"标签报表——多列报表

【实例说明】

1. 在这个实例中，我们将学习如何利用标签向导和设计视图创建标签报表和多列报表。

2. 操作要求：以"中医门诊"数据库中的"tbl 医生"表为记录源，创建包含"医生 ID"、"姓名"、"职称"三个字段的"医生证"报表，如图 4 – 26 所示。

```
     医生证                    医生证
医生ID：1101            医生ID：1102
姓名：陆宇强            姓名：王光正
职称：主任医师          职称：副主任医师



     医生证                    医生证
医生ID：1303            医生ID：2101
姓名：李海军            姓名：司马晓兰
职称：副主任医师        职称：副主任医师
```

图 4 – 26　"医生证"标签报表

【实现过程】

1. 打开"中医门诊"数据库，首先单击选中"tbl 医生"表，然后单击"创建"选项卡 >"报表"组 >"标签"命令，Access 将弹出标签向导对话框，如图 4 – 27 所示，为标签选择型号，这里选择 46mm × 30mm 尺寸，一行显示两个标签。如果向导提供的标签尺寸列表中没有适合的尺寸，也可以根据需要单击"自定义"按钮设置标签尺寸。

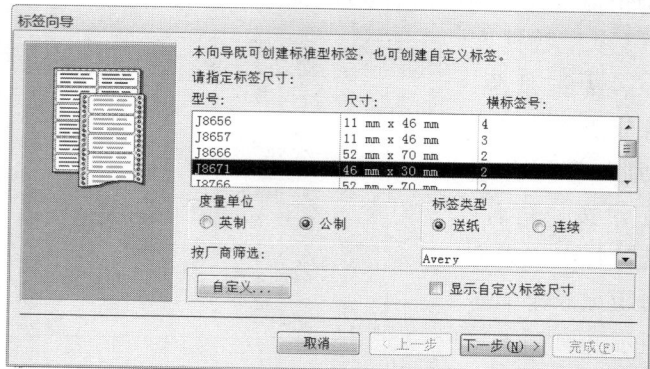

图 4 – 27　设置标签报表尺寸

2. 单击"下一步"按钮，弹出对话框如图 4 – 28 所示，设置标签上显示文字的字体和颜色等，这里字体设置为"宋体"，字号设置为"18"，其余选项保持默认值。

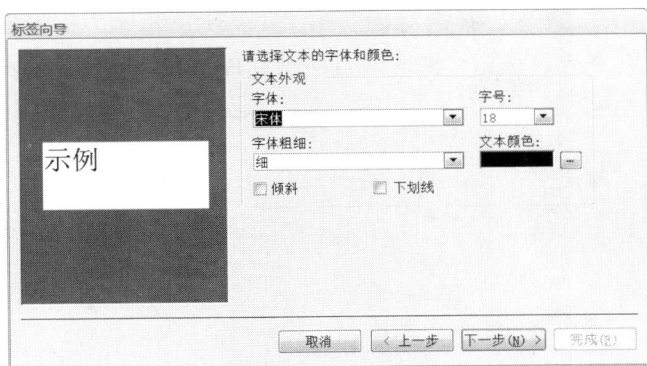

图 4 – 28 设置标签文本字体和颜色

3. 单击"下一步"按钮，弹出对话框如图 4 – 29 所示，设置标签显示内容，可以从左侧的可用字段列表框中选择要显示的字段，也可以直接输入所需的文字。在第一行输入"医生证"，第二行输入"医生 ID:"，然后双击字段列表中的"医生 ID"字段，第三行输入"姓名:"，然后双击字段列表中的"姓名"字段，在第四行输入"职称:"，然后双击字段列表中的"职称"字段。

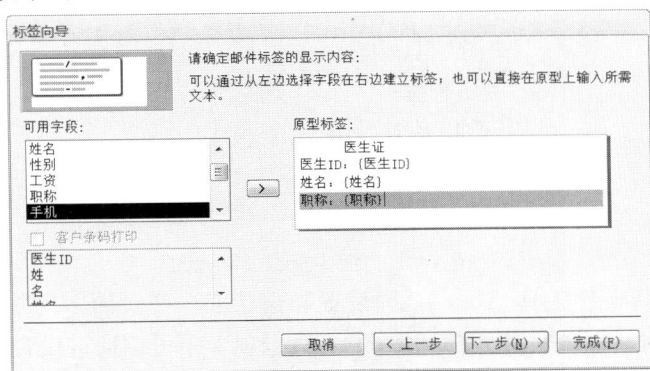

图 4 – 29 设置标签内容

4. 单击"下一步"按钮，弹出对话框如图 4 – 30 所示，设置排序字段，这里选择按"医生 ID"字段升序显示标签报表中的数据。

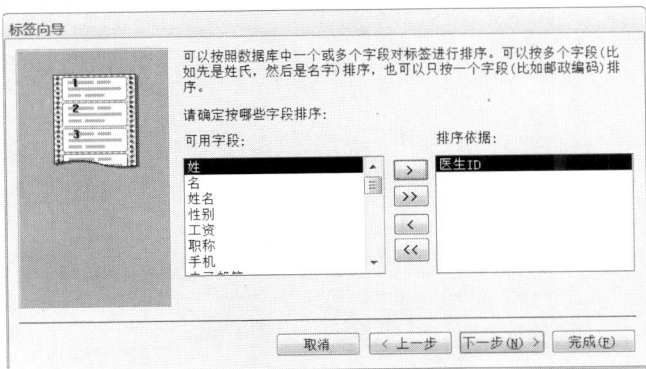

图 4 – 30 设置排序字段

5. 单击"下一步"按钮，弹出对话框如图 4 – 31 所示，为标签报表指定名称"医生证"，最后单击"完成"按钮，同时以打印预览视图的方式打开报表。

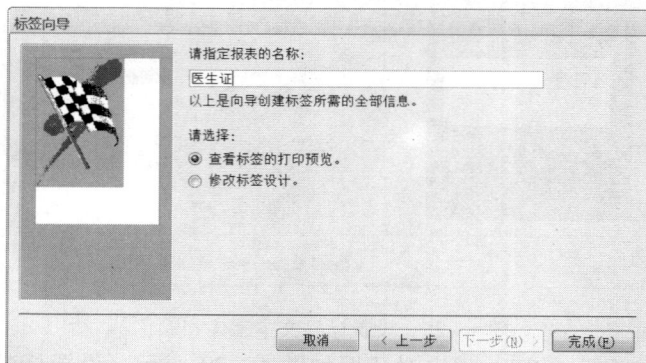

图 4 – 31 为标签报表指定名称

6. 切换到设计视图，如图 4 – 32 所示，在其中可以对创建的标签报表进行修改。

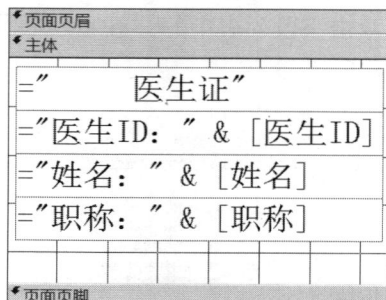

图 4 – 32 标签报表设计视图

7. 单击"报表设计工具" > "页面设置"选项卡 > "页面布局"组 > "列"命令，将打开页面设置对话框，如图 4 – 33 所示，在列选项卡中可以通过设置列数、列尺寸与列布局创建多列报表，本例中的标签报表向导依据选择的标签类型，自动完成了相关设置。

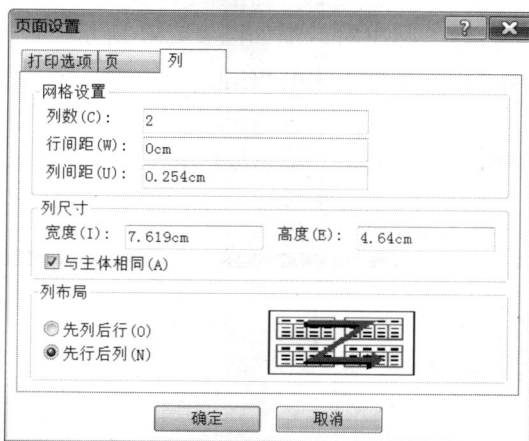

图 4 – 33 页面设置对话框

【知识点】

1. 标签报表

标签报表是报表的一种特殊形式，可以将记录源中的某些字段中的数据提取出来，用来打印名片、书签、信封、邀请函、价格标签等。

2. 多列报表

多列报表可以将一个页面中的数据分多列打印输出，可使用"页面设置"选项卡 > "页面布局"组 > "列"命令进行设置。对多列报表的数据输出查看必须切换到打印预览视图。

【思考与练习】

1. 使用标签向导以"中医门诊"数据库中的"tbl 中药"表为记录源创建"中药卡片"标签报表，要求显示"药名"和"别名"两个字段，按"中药 ID"字段升序排序记录。

2. 如果需要在本实例创建的医生证上显示医生的照片，如何实现？

3. 基于挂号 ID 为 11 的处方，创建报表"rpt 处方组成"，如图 4 – 34 所示，每行 3 列，每列格式为"药名（炮制方法）剂量 煎煮方法"，以打印预览的方式查看最终效果。

砂仁　6g 后下	车前子　10g 包煎	柴胡　5g
甘草　6g	生姜　3片	菊花　10g
防风　10g	葛根　15g	黄连　3g
黄芩　10g	蒲公英　15g	牛膝　6g
薏苡仁　20g	干姜　3g	陈皮　6g
木香　3g	香附　10g	丹参　15g
半夏　10g	钩藤　6g 后下	白术(炒)　15g
黄柏　15g		

图 4 – 34　rpt 处方组成报表

【扩展资料】

在实际工作中，标签报表有很强的实用性。例如，图书管理标签，将打印好的标签直接贴在图书的扉页上作为图书编号；设备物品标签，将标签贴在设备物品上来标识设备等。在打印标签报表时，可以使用带有背胶的专用打印纸，这样就可以将打印好的标签报表直接贴在相应的物件上。

实例 5　打印处方——多列报表与子报表的综合应用

【实例说明】

1. 在这个实例中，我们将学习如何利用"子窗体/子报表"控件在设计视图中创建主子报表。

2. 操作要求：以"中医门诊"数据库中的"tbl 患者"表、"tbl 挂号"表、"tbl 医生"表、"tbl 诊治"表、"tbl 处方组成"表和"tbl 中药"表为记录源，创建"Rpt 中医门诊处方”主子报表，如图 4－35 所示。

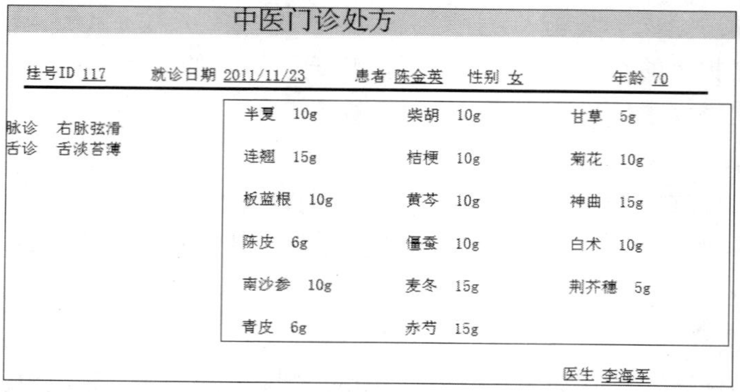
中医门诊处方
挂号ID 117
就诊日期 2011/11/23
患者 陈金英
性别 女
年龄 70
脉诊 右脉弦滑
舌诊 舌淡苔薄
半夏 10g
柴胡 10g
甘草 5g
连翘 15g
桔梗 10g
菊花 10g
板蓝根 10g
黄芩 10g
神曲 15g
陈皮 6g
僵蚕 10g
白术 10g
南沙参 10g
麦冬 15g
荆芥穗 5g
青皮 6g
赤芍 15g
医生 李海军

图 4－35 “Rpt 中医门诊处方”主子报表

【实现过程】

1. 打开“中医门诊”数据库，以“tbl 诊治”表为记录源创建“实例 5A－Rpt 诊治 sub”报表，主体中包含“诊治项目”和“描述”2 个字段，设计视图如图 4－36 所示。报表视图如图 4－37 所示。

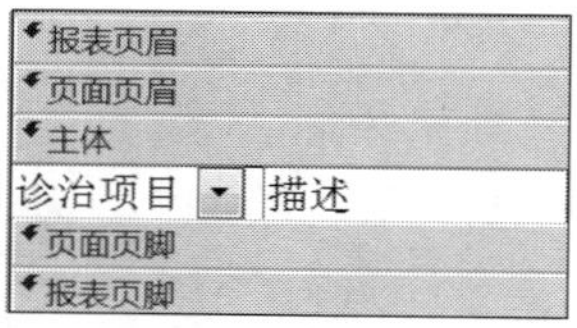
报表页眉
页面页眉
主体
诊治项目
描述
页面页脚
报表页脚

图 4－36 “Rpt 诊治 sub”报表设计视图

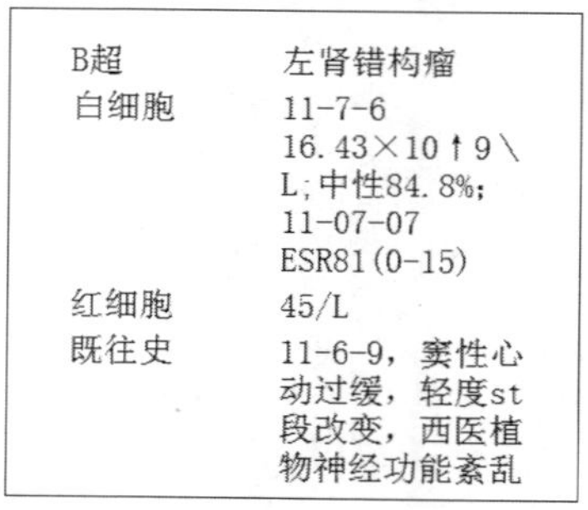
B超
左肾错构瘤
白细胞
11-7-6
16.43×10↑9\
L;中性84.8%;
11-07-07
ESR81(0-15)
红细胞
45/L
既往史
11-6-9，窦性心
动过缓，轻度st
段改变，西医植
物神经功能紊乱

图 4－37 “Rpt 诊治 sub”报表的报表视图

2. 以“tbl 处方组成”表和“tbl 中药”表为记录源创建“Qry 处方组成”查询，包含“挂号 ID”和“饮片”字段，“饮片”字段为计算字段，用于显示处方中每味中药的药名、剂量、炮制、煎煮方法等信息，对应的表达式为“饮片：[药名] & IIf([中药制法] Is Null,"","(" & [中药制法] & ")") & " " & [剂量] & [剂量单位] & " " & [中药煎煮法]”，设计视图如图 4－38 所示。

Qry处方组成
Tbl处方组成
挂号ID
中药ID
中药制法
Tbl中药
中药ID
药名
剂量单位
字段:
表:
排序:
显示:
条件:
饮片: [药名] & IIf([中药制法] Is Null,"","(" & [中药制法] & ")") & " " & [剂量] & [剂量单位] & " " & [中药煎煮法]
挂号ID
Tbl处方组成
升序

图 4－38 “Qry 处方组成”查询设计视图

以"Qry 处方组成"查询为记录源创建"实例 5A – Rpt 处方组成 sub"报表，主体节中只包含"饮片"字段，设计视图如图 4 – 39 所示。

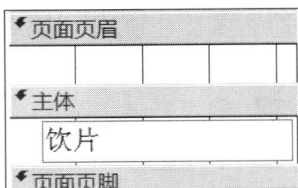

图 4 – 39　"实例 5A – Rpt 处方组成 sub"报表的设计视图

单击"报表设计工具" > "页面设置"选项卡 > "页面布局"组 > "列"命令，打开页面设置对话框，将"列数"设置为 3，再切换到打印预览视图，效果如图 4 – 40 所示。

图 4 – 40　"实例 5A – Rpt 处方组成 sub"报表的打印预览视图

3. 以"tbl 患者"表、"tbl 挂号"表和"tbl 医生"表为记录源创建"Qry 门诊"查询，设计视图如图 4 – 41 所示。

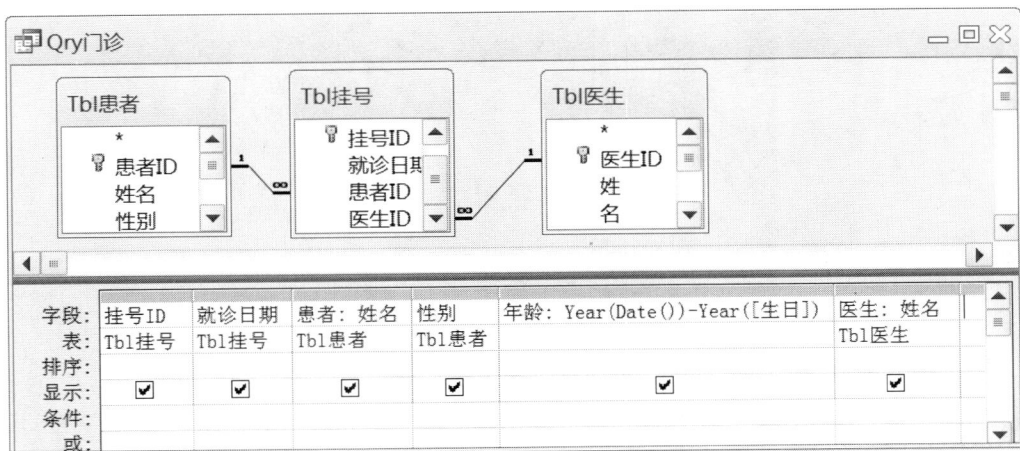

图 4 – 41　"Qry 门诊"查询设计视图

以"Qry 门诊"查询为记录源，创建"Rpt 中医门诊处方"报表，参照图 4 – 35 的排列，添加"挂号 ID"、"就诊日期"、"患者"、"性别"、"年龄"和"医生"六个字段到设计视图的主体节区。单击"报表设计工具" > "设计"选项卡 > "控件"组 >

"子窗体/子报表"命令，在主体节中使用左键拖拽添加"子窗体/子报表"控件对象，将弹出子报表向导对话框，如图4-42所示，选择"使用现有的报表和窗体"选项，单击"实例5A-Rpt诊治sub"报表作为子报表的源对象。

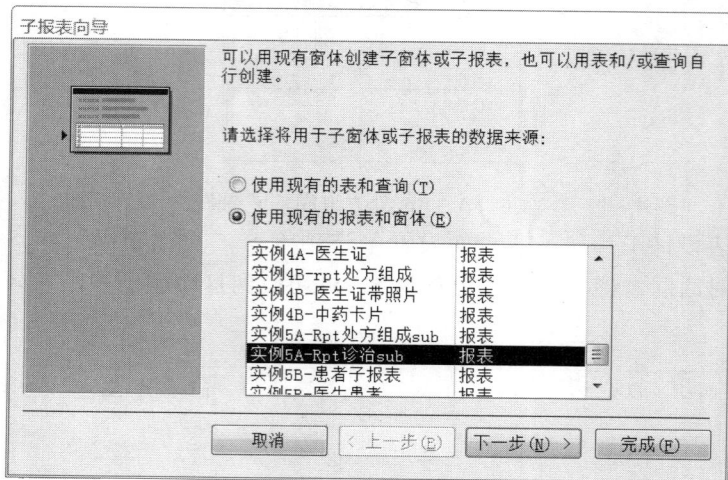

图4-42　选择子报表的数据来源

4. 单击"下一步"按钮，弹出对话框如图4-43所示，在该对话框中设置子报表的名称，单击"完成"按钮。

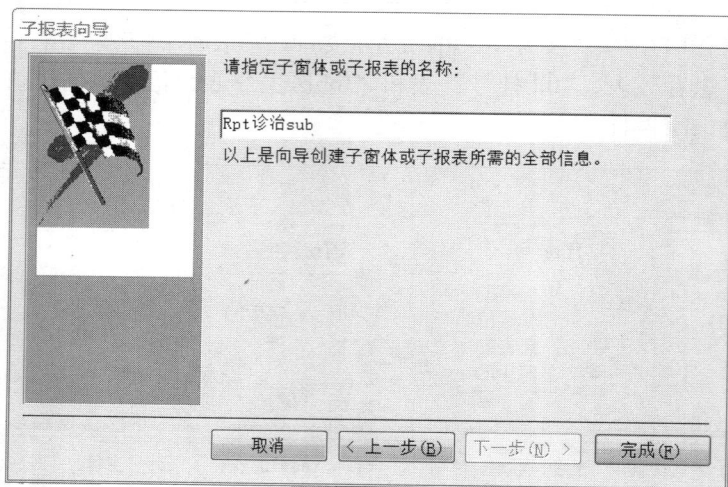

图4-43　设置子报表名称

5. 与添加"实例5A-Rpt诊治sub"子报表的方法相似，继续添加"实例5A-Rpt处方组成sub"子报表。

"Rpt中医门诊处方"报表的设计视图如图4-44所示。

6. 点击"保存"按钮，将主子报表保存为"Rpt中医门诊处方"，切换到打印预览视图查看数据输出。

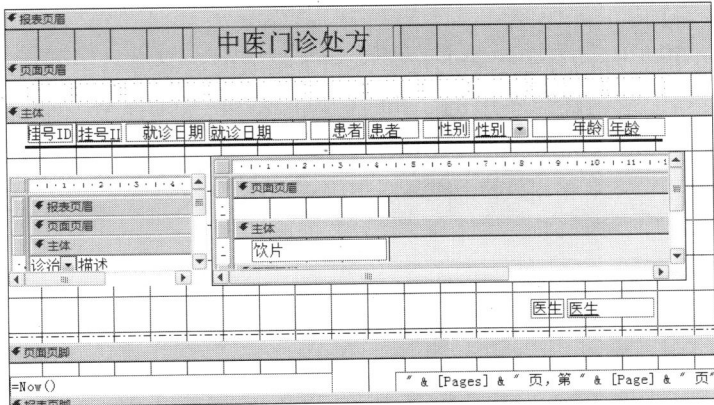

图 4 – 44 "Rpt 中医门诊处方"报表设计视图

【知识点】

1. 创建报表的工具

表 4 – 3 创建报表的五种方法

按钮图像	工具	使用说明
	报表	创建简单的表格式报表，其中包含在导航窗格中选择的记录源中的所有字段
	报表向导	显示一个多步骤向导，允许指定字段、分组/排序级别和布局选项
	空报表	在布局视图中打开一个空报表，并显示出字段列表任务窗格。当将字段从字段列表拖到报表中时，Access 将创建 SQL 语句并将其存储在报表的记录源属性中
	报表设计	在设计视图中打开一个空报表，可在该报表中只添加所需的字段和控件
	标签	显示标签向导，允许选择标准或自定义标签、要显示哪些字段以及希望这些字段采用的排序方式

2. 报表的分类

在 Access2010 中，可以创建以下几种类型的报表：表格式报表、纵栏式报表、分组报表、图表报表、标签报表、主子报表和多列报表。

3. 图表报表

图表报表可以将数据以图表的形式直观地显示出来，图表报表的创建方式与图表窗体的创建方式类似。

4. 窗体和报表的对比

窗体可以为用户提供交互友好、界面美观的数据输入、编辑和显示界面，同时利用窗体可以将整个应用程序组织起来，在窗体中可以打开表、查询、窗体、报表等数据库对象，因而形成一个完整的应用系统；报表主要是一个数据输出对象，以格式化的形式打印输出数据，并对数据进行汇总统计分析，与窗体相比，报表具有分组计算、多列显示、文本框"运行总和"属性等特有功能。可在导航窗体中将报表像窗体那样作为导航目标，以报表视图的方式显示在导航窗体中。

【思考与练习】

1. 创建主子报表时，对主报表的记录源和子报表的记录源是否有要求？

2. 以"中医门诊"数据库中的"tbl 医生"表和"tbl 挂号"表为记录源，创建"医生与患者"主子报表，如图 4 - 45 所示。

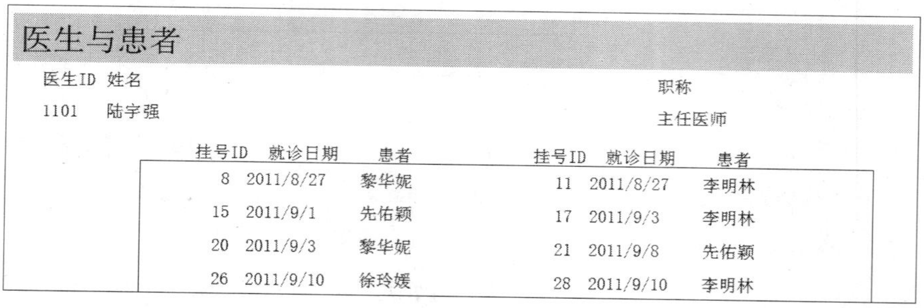

图 4 - 45 "医生与患者"主子报表

习 题

一、单选题

1. 以下关于报表和窗体的叙述正确的是【 】。

    A. 窗体只能输出数据，报表能输入和输出数据

    B. 窗体能输入、输出数据，报表只能输出数据

    C. 报表和窗体都可以输入和输出数据

    D. 以上说法都错误

2. 不是报表的组成部分的是【 】。

    A. 报表页眉   B. 报表页脚

    C. 主体   D. 报表设计器

3. 如果希望在打印报表时，在每页底部显示页码，则设计时应将其置于【 】。

    A. 报表页眉   B. 报表页脚   C. 页面页眉   D. 页面页脚

4. 报表的设计视图的页面页脚节中有一个文本框控件，该控件的控件来源属性设置为 = [page] & " 页/" & [pages] & " 页"，该报表共 6 页，则打印预览报表时第 1 页报表的页码输出为【 】。

    A. 1 页/6 页   B. 1 页，6 页

    C. 第 1 页，共 6 页   D. 1/6 页

5. 在报表中添加文本框对象以显示当前系统日期和时间，则应将文本框的控件来源属性设置为【 】。

    A. = Year（ ）   B. = Date（ ）   C. = Now（ ）   D. = Time（ ）

6. 报表的记录源可以基于下列哪种【 】。

    A. 数据表   B. 查询   C. SQL 语句   D. 以上都对

7. 下列选项中，对于报表样式描述正确的是【 】。

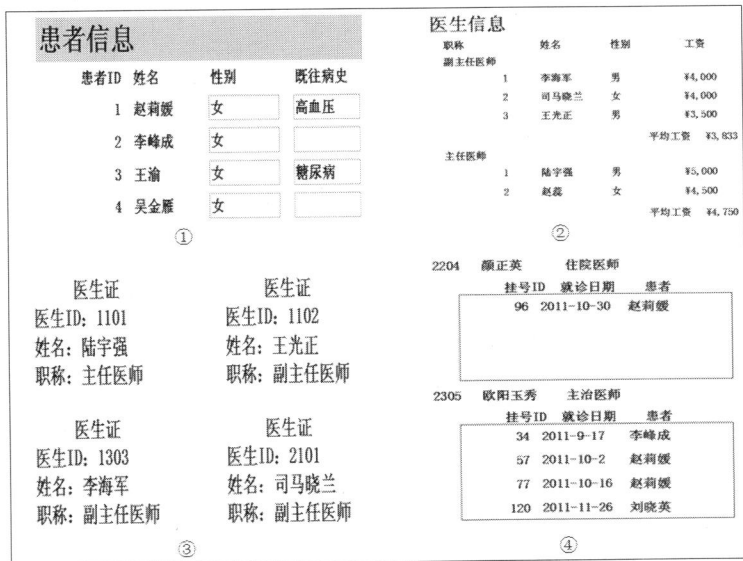

图4-46 选择题7附图

A. ①为标签报表 ②为分组报表 ③为表格式报表 ④为主子报表

B. ①为表格式报表 ②为分组报表 ③为标签报表 ④为主子报表

C. ①为多列报表 ②为分组报表 ③为标签报表 ④为主子报表

D. ①为表格式报表 ②为主子报表 ③为分组报表 ④为标签报表

8. 如果表1与表2、表1与表3都存在一对多的关系，创建一个报表，要求报表同时包含表1、表2、表3的数据，那么应选用【 】。

A. 分组报表来实现

B. 主子报表来实现

C. 子报表和分组报表都可以实现

D. 多列报表来实现

9. 基于"学生表"的报表中一个文本框控件，其控件来源属性为" = count (*)"，关于该文本框说法正确的是【 】。

A. 处于不同分组级别的节中，计算结果不同

B. 其值为报表记录源的记录总数

C. 可将其放在页面页脚以显示当前页显示的学生数

D. 只能存在于分组报表中

10. 报表的一个文本框控件来源属性为" = IIf (([Page] Mod 2 = 0)," 页" & [Page],"")"，下面说法正确的是【 】。

A. 显示奇数页页码

B. 显示偶数页页码

C. 显示当前页码

D. 以上说法都不对

11. 图4-47所示的报表用来统计各月份出生的学生人数。要得出图中的"2月、3

月”字样（通过文本框显示），那么在文本框的“控件来源”中输入表达式正确的是【】。

	出生日期	姓名	
2 月			
	1985-2-13	王硕	
	1985-2-17	谭伶利	
		人数：	2
3 月			
	1985-3-19	于龙	
	1985-3-20	杜芳	
	1985-3-20	陈琳	
		人数：	3

图 4－47　选择题 11 附图

A. =Month([出生日期]) & "月"　B. =Now([出生日期]) & "月"

C. =Date([出生日期]) & "月"　D. =Year([出生日期]) & "月"

12. 制作银行存折格式的报表如图 4－48 所示，表中有“日期”、“金额”（存入为正数，支出为负数）字段，创建报表实现“余额”（第一行到当前的金额总和）的功能。“余额”文本框属性设置中“控件来源”和“运行总和”设置正确的是【 】。

日期	金额	余额
2012-4-1	￥1,500.00	1500
2012-4-3	￥-500.00	1000
2012-4-19	￥1,000.00	2000

图 4－48　选择题 12 附图

A. “控件来源”设置为“=[金额]”,“运行总和”设置为“全部之上”

B. “控件来源”设置为“=[余额]”,“运行总和”设置为“工作组之上”

C. “控件来源”设置为“=[余额]”,“运行总和”设置为“全部之上”

D. “控件来源”设置为“=[金额]”,“运行总和”设置为“不”

二、填空题

1. 完整报表由报表页眉、报表页脚、页面页眉、页面页脚、主体、【 】和组页脚 7 个部分组成。
2. 若内容只需输出在报表的第一页顶部开始处，则该内容应该放在设计视图的【 】节。
3. 【 】视图可查看多列报表的效果。
4. 可在导航窗体中将报表像窗体一样作为导航目标，以报表视图的方式显示在【 】中。
5. 一个标签报表每行显示 2 个标签，打印后对折，每页显示一列标签，并在页面底部打印页码，第 1 列标签每页对应的页码是奇数，第 2 列每页对应的页码是偶数，如图4-49所示。那么报表第1列的页码表达式为【 】。

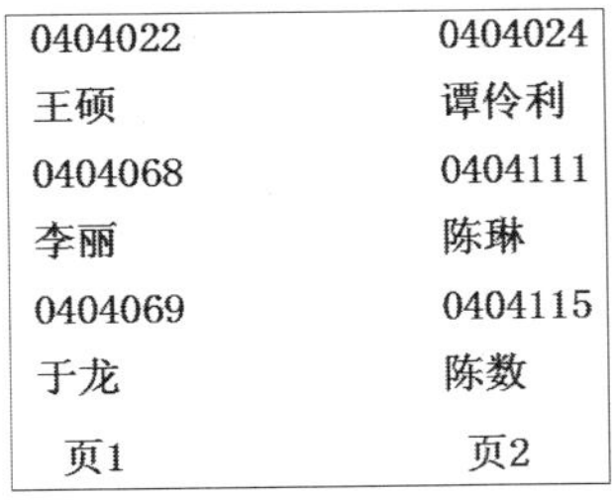

0404022	0404024
王硕	谭伶利
0404068	0404111
李丽	陈琳
0404069	0404115
于龙	陈数
页1	页2

图4-49 填空题5附图

三、操作题

1. 在"第4章 报表\教学管理"数据库中，创建并美化报表，报表效果如图4-50所示，要求如下。

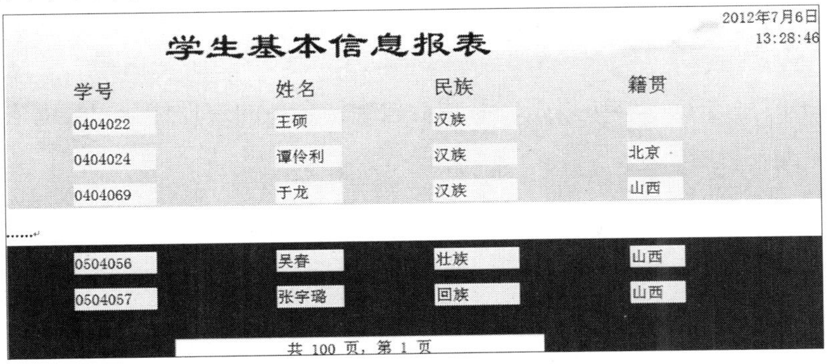

图4-50 操作题1附图

（1）报表背景图片为"背景.jpg"。

（2）标题为"学生基本信息报表"，文字为红色、隶书、28号。

（3）页面右上角显示当前日期和时间。

（4）页面底部页码的格式为"共N页，第N页"。

2. 创建名为"学生成绩"的报表，如图4-51所示。要求如下。

（1）按"民族"进行分组，按学号的升序进行排列。

（2）统计每个民族的学生人数。

（3）将该学生的考试课程以及成绩显示在该学生的个人信息之下，课程名称前显示从1开始的编号，成绩分两列显示。

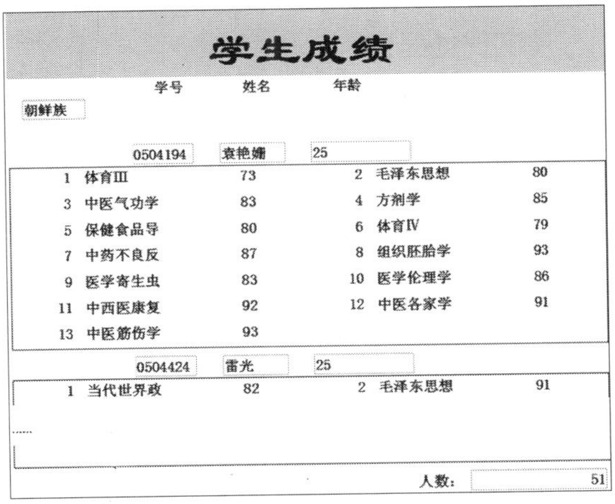

图4-51 操作题2附图

第5章　宏

　　"宏"是 Access 中的对象，宏可以在不编写任何代码的情况下，实现一些编程功能。通过宏，用户可方便快捷地操作 Access 数据库，自动化地执行重复的任务。

　　本章将通过 7 个实例介绍创建独立宏、子宏、条件宏、嵌入宏和数据宏的方法，以及各类宏的运行方式。

　　本章介绍的自 Access2007 以来的新功能包括：全新的宏设计器、数据宏。

实例 1　自动连续执行操作——使用宏设计器创建宏

【实例说明】

1. 在这个实例中，我们将学习如何使用宏设计器创建宏，以及运行宏的方法。

2. 操作要求：创建一个名为"实例 1A – Welcome"的宏，当其运行时：

（1）弹出"欢迎"消息框。

（2）打开"实例 1A – 就医指南"窗体，并将其最大化。

【实现过程】

1. 使用宏设计器创建宏

（1）启动宏设计器：打开"第 5 章　宏 \ 中医门诊. accdb"数据库，单击"创建"选项卡 > "宏与代码"组 > "宏"按钮，打开宏设计器（也称宏生成器），其界面中间为"宏"窗格，右侧为"操作目录"窗格，如图5 – 1 所示。

（2）添加宏操作：单击"宏"窗格中"添加新操作"组

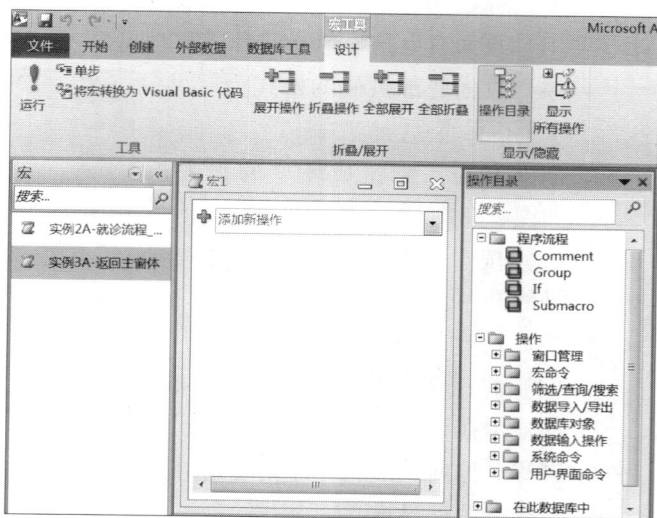

图 5 – 1　宏设计器

合框的下拉箭头，从按字母序排列的下拉列表中选择"MessageBox"操作或在组合框中输入该操作，如图 5-2 所示，添加的操作默认以展开的"参数窗格"呈现。

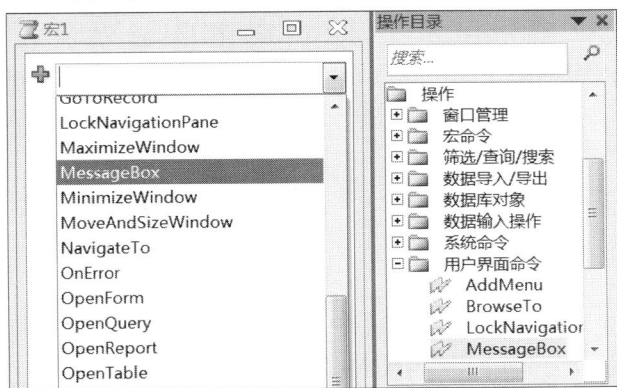

图 5-2 添加操作序列

（3）为已添加的宏操作设置参数：为宏操作设置如图 5-3 所示的参数，为使宏的结构紧凑清晰，可单击"参数窗格"左上角的减号按钮，折叠本操作参数窗格。

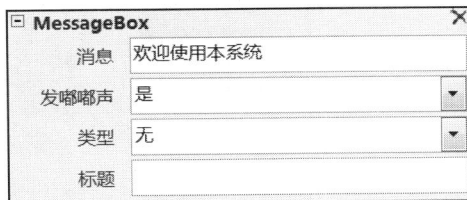

图 5-3 "消息框"操作参数窗格的参数设置

（4）依次添加后续的操作命令：逐级展开"操作目录"窗格下的"操作" > "数据库对象"分组，将"OpenForm"操作拖至"宏"窗格中，添加操作或在"操作目录"窗格双击该操作，也可在"操作目录"窗格右击要添加的操作，在弹出的快捷菜单中选择"添加操作"。

参数设置：窗体名称为必填项，可通过下拉列表选择已存在当前数据库中需打开的窗体或在导航窗格下将窗体拖入"添加新操作"框时自动设置，其余参数默认，如图 5-4 所示。

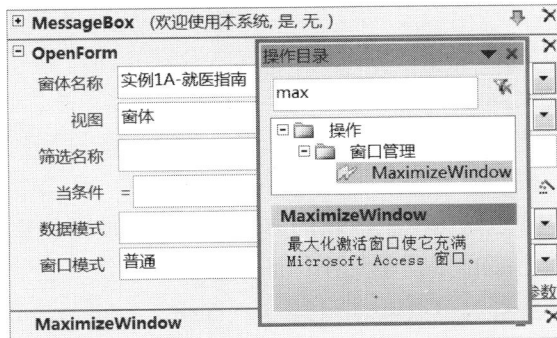

图 5-4 打开窗体参数设置及操作目录搜索框的使用

在"操作目录"窗格上部的搜索框中键入"MaximizeWindow"操作的部分字母，进行搜索，并将该操作加入宏中，结果如图 5-4 所示。

（5）可以使用操作命令右上角的 ☒ 按钮删除操作或 ⬆ ⬇ 按钮调整操作次序。

（6）保存宏：单击"关闭"按钮，输入宏名称"实例 1A – Welcome"为新建的宏命名，单击"确定"按钮后在导航窗格"宏"对象下出现"实例 1A – Welcome"宏。

2. 修改宏设计

在导航窗格"宏"对象下，右击该宏，在快捷菜单中选择"设计视图"，重新打开宏设计器，可编辑宏。

3. 宏的运行

通过宏对象直接运行：在"导航窗格"中双击"实例 1A – Welcome"宏对象，之后宏按照操作序列的次序运行，结果如图 5-5 所示。

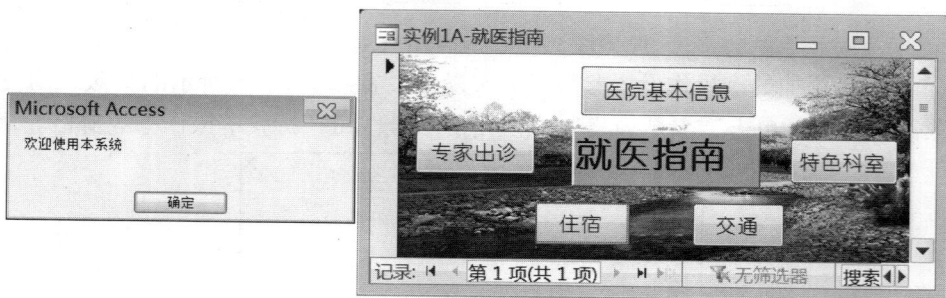

图 5-5 "实例 1A – Welcome"宏运行结果

【知识点】

1. 宏的概念

宏是 Access 的对象之一，是一个或多个操作命令的集合，其中的每个操作具有特定的功能，由 Access 提供，且能自动执行。

在 Access 中表、查询、窗体、报表这四个对象，各自具有强大的数据处理功能，能独立地完成数据库中的特定任务，使用宏可以把这些对象有机地整合起来，协调一致地完成特定的任务。

2. 宏设计器

Access2010 使用宏设计器创建和编辑宏，Access2010 重新设计了宏设计器，与前期版本相比，宏设计器十分类似于 VBA 事件过程的开发界面，具有智能感知功能。宏设计器包括"宏"和"操作目录"窗格，"宏"窗格中包含"添加新操作"的下拉列表。"操作目录"窗格由"程序流程"、"操作"和"在此数据库中"三部分组成，其中"操作"部分把宏操作按性质分为 8 组，共 66 个操作命令，将鼠标指向命令，则可显示该命令功能。Access2010 以这种结构清晰的方式管理宏，使得创建宏更为方便和容易。

"操作目录"窗格上部的"程序流程"部分包括能够组织宏、更改宏操作执行次序的块列表：Comment（注释）、Group（组）、If（条件）、Submacro（子宏块）。

"操作目录"窗格下部的"在此数据库中"列出了当前数据库中的所有宏以及其存

附对象（窗体、报表）的列表，以便管理。

3. 宏工具"设计"选项卡

该选项卡提供了在宏的设计视图中运行、调试宏，浏览宏操作及使用"操作目录"窗格的功能，分为三组，其功能如表 5 - 1 所示。

表 5 - 1　　　　　　　　　　　　　　　宏选项卡

组名称	按钮	功能
工具	运行	执行宏
	单步	可将宏设置为单步执行状态
	将宏转换为 Visual Basic 代码	将宏转换为 Visual Basic 代码
折叠/展开	展开操作	可以把宏操作展开，可以详细阅读每个操作的细节，包括每个参数的具体内容
	折叠操作	可以把宏操作收缩起来，不显示操作的参数，只显示操作的名称
	全部展开	展开所有的宏操作或块
	全部折叠	折叠所有的宏操作或块
显示/隐藏	操作目录	显示/隐藏"操作目录"窗格
	显示所有操作	在"添加新操作"组合框和"操作目录"的宏操作列表中显示所有操作，包括尚未受信任的操作

4. 宏操作的参数

宏操作是宏中调用的命令，大多数宏操作都至少需要一个参数，如 OpenForm，有的宏没有参数，如 Beep。参数是一个值，它向宏操作提供信息，比如要在消息框中显示的字符串、要操作的对象名称等。

参数值分为必填项和非必填项，设置的方法主要有：采用默认值、输入数据、在下拉列表选择、使用表达式生成器生成、从导航窗格拖动对象使其自动设置参数等，其中键入表达式时软件将提示可能的值，从而帮助更加准确地输入表达式，可双击该值进行添加。

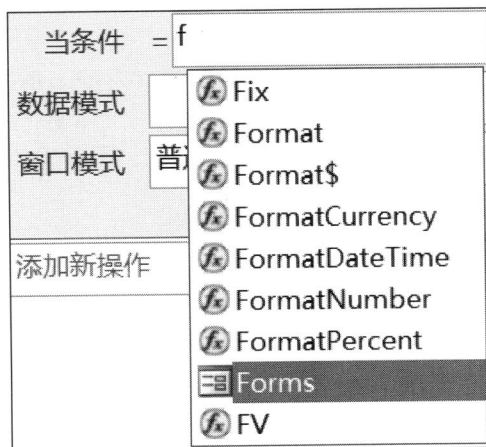

图 5 - 6　在键入表达式时提示可能的值

5. 常用宏操作

表 5 - 2　　　　　　　　　　　　　　宏的操作

类型	数据类型	命令功能
数据库对象	OpenForm	打开窗体
	OpenReport	打开报表
	OpenQuery	打开查询
	OpenTable	打开表
	CloseWindow	关闭指定的窗口，如未指定窗口，则关闭当前活动窗口
	GotoControl	将焦点移到窗体指定的控件上
宏命令	RunMacro	运行宏
设置值	SetProperty	设置控件属性值
	SetLocalVar	将本地变量设置为给定值
	SetTempVar	将临时变量设置为给定值
查找数据或定位记录	FindRecord	查找满足指定条件的第一条记录
	FindNextRecord	查找满足指定条件的下一条记录
	GotoRecord	指定当前记录
窗口管理	MaximizeWindow	最大化激活窗口
	MinimizeWindow	最小化激活窗口
	RestoreWindow	将最大化或最小化窗口恢复至原始大小
系统和用户界面命令	MessageBox	显示消息框
	Beep	使计算机发出嘟嘟声
	QuitAccess	退出 Access
	CloseDatebase	用于关闭当前数据库

6. 独立宏

独立宏以对象的形式存在，即在导航窗格中"宏"下面看到的对象。它独立于窗体、报表等对象之外，通过宏对象名称可以引用该宏。本实例创建的是独立宏。

独立宏既可独立运行也可在多个位置被重复调用。如果在应用程序的很多位置重复使用宏，则独立的宏是非常有用的，可以避免在多个位置重复相同的代码。

7. AutoExec 自动宏

如果需要在打开数据库时自动运行宏，需将独立宏的名称改为：AutoExec。若禁止该宏自动运行，则需在打开数据库时按住 Shift 键。

【思考与练习】

1. 在宏设计器中添加宏操作的方法是什么？

2. 宏操作的名称是否可以更改？宏操作是否都需要设置参数？

3. 根据本实例，使用宏设计器修改宏，添加操作：关闭当前打开的窗体，并实现在数据库打开时能自动运行。

4. 创建宏"实例 1B - Macro1"，操作序列为：显示消息、依次打开任何一个表、查询、窗体、报表。

实例 2　在挂号窗体上定位记录——子宏的创建和调用

【实例说明】

1. 在这个实例中，我们将学习在宏设计器中创建子宏，以及调用子宏的方法。

2. 操作要求：建立名为"实例 2A – 就诊流程"的宏，包含 2 个子宏，功能如下：

（1）以只读模式打开"实例 2A – 医生信息"窗体以便浏览信息。

（2）打开"实例 2A – 挂号"窗体并定位在最后一条记录上。

【实现过程】

1. 使用宏设计器创建子宏

（1）打开宏设计器。

（2）添加子宏块：双击右侧"操作目录"窗格 > "程序流程" > "Submacro"操作命令，添加子宏块，如图 5 – 7 所示。

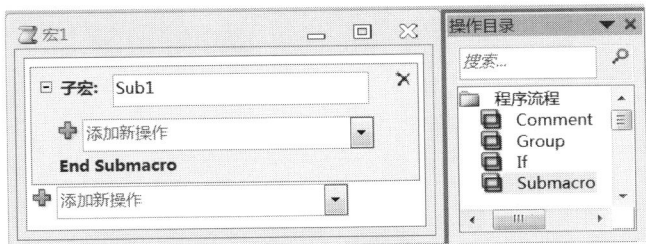

图 5 – 7　向宏中添加子宏块

（3）为子宏命名：将子宏名称文本框中的默认名称"Sub1"修改为"医生信息"。

（4）为子宏添加操作：在子宏块的"添加新操作"组合框中添加打开"实例 2A – 医生信息"窗体的操作，并设置参数，数据模式：只读，其余参数默认，如图 5 – 8 所示。

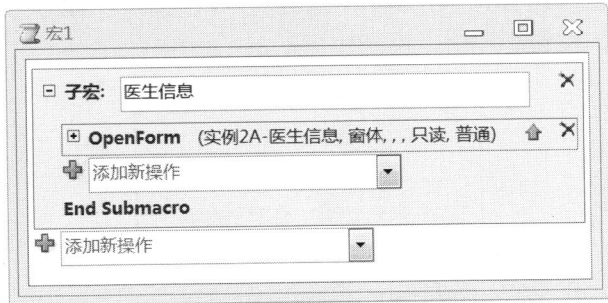

图 5 – 8　子宏的设置

（5）为当前宏建立第 2 个子宏"挂号"：可以在上一个子宏块下方新建子宏块，这里采用复制块的方式，选择"医生信息"子宏块，右击，在快捷菜单中选择"复制"命令，如图 5 – 9 所示，再选该块，右击选"粘贴"命令，复制的子宏插入到当前块之下，修改参数，如图 5 – 10 所示。

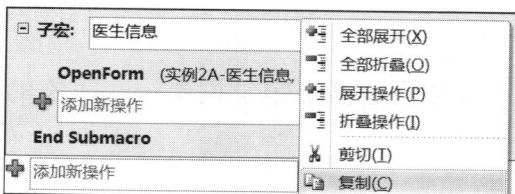

图 5 - 9　子宏块的复制

在第 2 个子宏中添加操作："GoToRecord"，设置参数，对象类型：窗体；对象名称：实例 2A - 挂号；记录：尾记录。参数设置如图 5 - 10 所示。

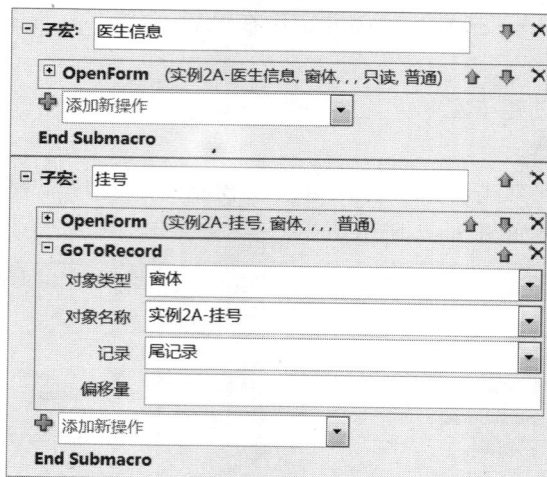

图 5 - 10　"医生信息"及"挂号"子宏

（6）保存宏，宏名称为："实例 2A - 就诊流程"。

2. 运行子宏

通过名称直接运行：单击"数据库工具"选项卡 > "宏"组 > "运行宏"按钮，在"执行宏"对话框的组合框中选择"实例 2A - 就诊流程. 挂号"子宏，如图 5 - 11 所示，单击"确定"按钮。

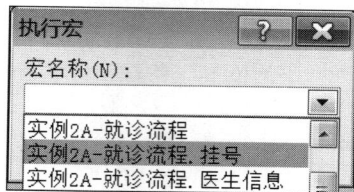

图 5 - 11　通过名称执行宏

【知识点】

1. 子宏

子宏：在宏中由 Submacro 创建，可包含一组操作。一个宏中包含多个子宏，有助于更方便地管理。子宏必须定义自己的名字，以便分别调用。包含子宏的宏也称为宏组。

子宏的调用形式为：宏名. 子宏名。

2. 宏操作的编辑

（1）宏操作的复制：可以复制和粘贴现有操作，粘贴操作时，这些操作将会插入到当前选定的操作之下；如果选择了某个块，则这些操作将会粘贴到该块的内部。

如果使用当前数据库中的宏中的操作，可以在"目录窗格"的"在此数据库中"组中，右击宏名，使用"添加宏副本"命令，可将该宏中的操作添加到"宏"窗格，如图 5 – 12 所示。

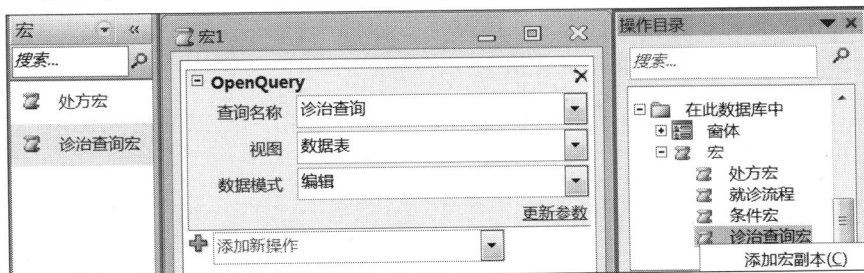

图 5 – 12　从另一个宏中复制宏操作

（2）子宏块的建立：除使用 Submacro 建立子宏块之外，还可以复制已建立的子宏块，也可以：选择宏操作 > 右击 > 生成子宏程序块，生成子宏块。如图 5 – 13 所示。

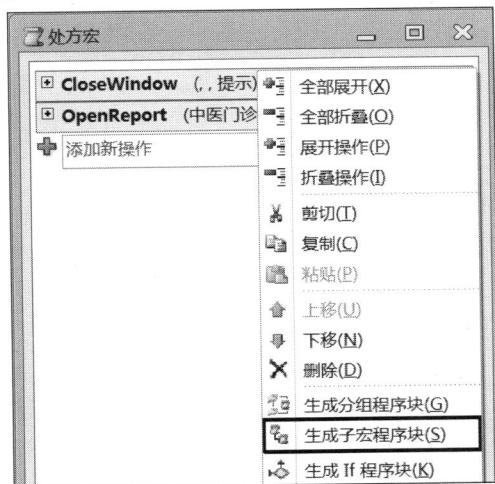

图 5 – 13　选定宏操作生成子宏块

【思考与练习】

1. 简述操作序列与宏的关系、子宏与宏组的关系。

2. 建立宏"实例 2B – 中药信息"，功能如下。

（1）子宏 1"中药来源"，其功能为：关闭当前激活的窗口，以数据表视图打开参数查询"实例 2B – 中药来源"。

（2）子宏 2"中药功能"，其功能为：关闭当前激活的窗口，以打印预览视图打开报表"实例 2B – 中药功能分类"。

实例 3   用户界面事件运行独立宏

【实例说明】

1. 在这个实例中，我们将学习通过事件调用独立宏的方法。

2. 在实例 2 中创建的"实例 2A – 就诊流程"宏组，包含"医生信息"和"挂号"两个子宏。在已提供的"实例 3A – 就诊流程"窗体中，有"医生信息"、"挂号"、"返回主窗体"3 个命令按钮。如图 5 – 14 所示。在已提供的"实例 3A – 中药信息"窗体中，也有"返回主窗体"命令按钮。在已提供的"实例 3A – 返回主窗体"宏中包含"CloseWindow"和"OpenForm"2 个操作。

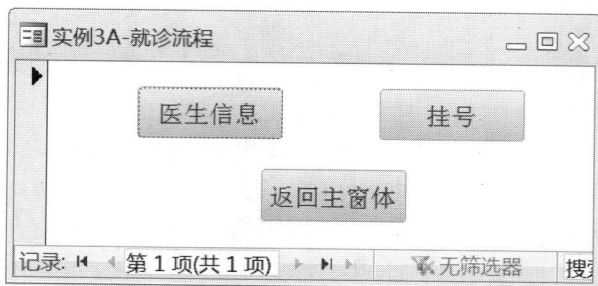

图 5 – 14   "实例 3A – 就诊流程"窗体

3. 操作要求：在"实例 3A – 就诊流程"窗体中，单击"医生信息"按钮，调用"医生信息"子宏；单击"挂号"按钮，调用"挂号"子宏；单击"返回主窗体"按钮，调用"实例 3A – 返回主窗体"宏。在"实例 3A – 中药信息"窗体中，单击"返回主窗体"命令按钮也调用"实例 3A – 返回主窗体"宏。

【实现过程】

1. 在窗体设计视图（或布局视图）中，将宏指定到命令按钮的"单击"事件属性

（1）在"实例 3A – 就诊流程"窗体设计视图中，双击"医生信息"按钮打开"属性表"窗口，单击"事件"选项卡，在其"单击"事件属性框的下拉列表中选择"实例 2A – 就诊流程. 医生信息"子宏，如图 5 – 15 所示。

（2）重复上述操作，将另一个按钮的"单击"事件指定为"实例 2A – 就诊流程. 挂号"子宏。

（3）选择"返回主窗体"按钮，将按钮的单击事件指定为"实例 3A – 返回主窗体"宏，结果如图 5 – 16 所示。

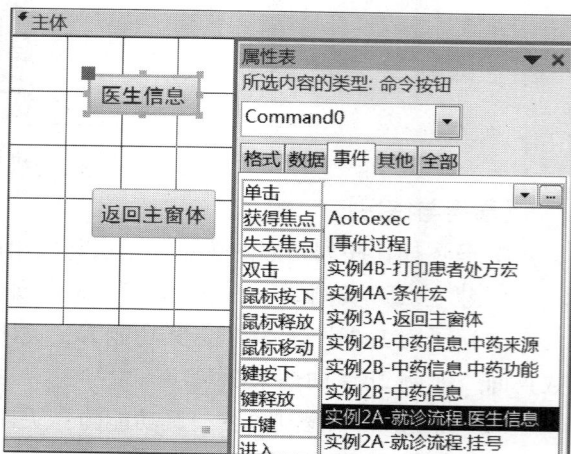

图 5 – 15   子宏指定到控件事件属性

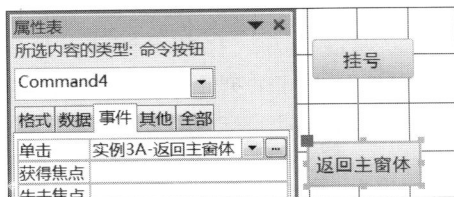

图 5 - 16　宏指定到控件事件属性

（4）在设计视图打开"实例 3A - 中药信息"窗体，选择"返回主窗体"按钮，将按钮的单击事件指定为"实例 3A - 返回主窗体"宏。

2. 通过事件调用宏

运行窗体，单击各按钮后即执行宏或宏组中相应的子宏。

【知识点】

1. 事件是指对象所能辨识或检测的动作，当动作发生于某一个对象时，其相对的事件便会被触发，如单击鼠标、打开窗体、打印报表、数据的更改或记录的添加等。事件件被触发后执行的内容，可以是宏或事件过程。

在 Access 中，不同的对象可触发不同的事件，例如：

当打开窗体时，可依次发生的事件：打开（Open）→加载（Load）→调整大小（Resize）→激活（Activate）→成为当前（Current）；关闭窗体时，可依次发生的事件：卸载（Unload）→停用（Deactivate）→关闭（Close）。

当改变某个控件的数据并把焦点移动到其他控件时，发生的事件顺序为：更新前（BeforeUpdate）→更新后（AfterUpdate）→退出（Exit）→失去焦点（LostFocus）。

2. 常用的 Access 窗体、报表事件见表 5 - 3。

表 5 - 3　　　　　　　　　　　常用的窗体、报表事件

事件	名称	发生时间
BeforeUpdate	更新前	发生在窗体的记录更新之前，当用户试图移动记录或执行保存记录时
AfterUpdate	更新后	发生在窗体的记录的数据被更新之后
Current	成为当前	发生在窗体第一次打开，以及焦点从一条记录移到另一条记录时，它在重新查询窗体的数据来源时发生
Delete	删除	发生在用户删除记录时，但记录被实际删除之前
Open	打开	发生在打开窗体或报表时，但第一条记录尚未显示时
Load	加载	发生在窗体、报表已经打开并且显示记录时
Resize	调整大小	在打开窗体时，只要窗体大小有更改，事件就会发生
Unload	卸载	发生在将窗体关闭之后，但窗体从屏幕上删除之前
Close	关闭	发生在窗体、报表被关闭并且从屏幕上删除时
Activate	激活	发生在窗体或报表获得焦点并且变成活动窗口时
Deactivate	停用	发生在窗体、报表失去焦点时
Click	单击	发生在当用户在一个对象上单击鼠标按钮时；发生在用户单击窗体的空白区域、窗体上不可用的控件或窗体的记录选定器时
DblClick	双击	发生在用户双击某一对象时；发生在用户双击窗体的空白区域、窗体上不可用的控件或窗体的记录选定器时
Timer	计时器触发	当到达计时器间隔指定时间时。"计时器间隔"属性决定 Timer 事件产生的频率（以毫秒为单位）

3. 用户界面对象的事件以属性的方式存在于窗体、报表、控件中,以窗体为例,窗体的"属性表"窗格的"事件"选项卡列出了其能够响应的事件属性。

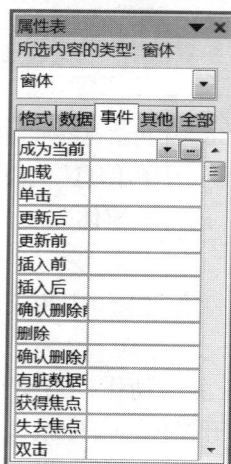

图5-17 窗体属性表"事件"选项卡

4. 利用"事件"选项卡将已存在的宏指定到窗体、报表或控件的事件属性上,通过事件调用是独立宏的一种运行方式。

【扩展资料】

1. 窗体、报表的其他事件

表5-4   与窗体、报表有关的其他事件

事件	名称	发生时间
MouseDown	鼠标按下	发生在用户单击窗体的空白区域、窗体上不可用的控件或窗体的记录选定器时,但发生在 Click 事件之前
MouseMove	鼠标移动	发生在用户在窗体的空白区域、窗体上不可用的控件或窗体的记录选定器上移动鼠标时
MouseUp	鼠标释放	发生在用户松开窗体的鼠标键时,在 Click 事件之前
KeyDown	键按下	发生在窗体有焦点并在键盘上按下任意键时
KeyUp	键释放	发生在窗体有焦点并释放一个按下的键时
KeyPress	击键	发生在窗体有焦点,用户按下和松开一个键时
Error	出错	发生在窗体中出现任何错误时,可以捕获 Access 数据库引擎错误,但不能捕获 VB 错误
Filter	筛选	发生在用户选择"按窗体筛选"或"高级筛选/排序"选项时
ApplyFilter	应用筛选	发生在用户选择"应用筛选/排序"、"按选择筛选"或者"删除筛选/排序"选项时

2. 节和控件事件

节和控件也有鼠标事件,这和窗体是相同的。这些事件包括 Click、DblClick、MouseDown、MouseMove 和 MouseUp。

3. 与控件有关的其他事件

表 5 – 5 　　　　　　　　　　　　　与控件有关的其他事件

事件	名称	发生时间	响应控件
BeforeUpdate	更新前	发生在更新控件的数据发生改变之前	文本框、选项组、组合框、列表框以及绑定对象框等
AfterUpdate	更新后	发生在更新控件的数据改变之后	文本框、选项组、组合框、列表框以及绑定对象框等
Change	更改	发生在控件中的数据改变时	用于文本框和组合框
NotInList	不在列表中	发生在向组合框中输入一个值，而这个值在组合框的列表中没有时	用于组合框。要触发这一事件，必须将"限于列表"属性设为 True
GotFocus	获得焦点	发生在焦点移动到控件上时	用于文本框、切换按钮、选项按钮、复选框、组合框、列表框和命令按钮等
LostFocus	失去焦点	发生在焦点从控件上移走时	用于文本框、切换按钮、选项按钮、复选框、组合框、列表框和命令按钮等
Enter	进入	发生在焦点从一个控件转移到另一个控件以及 GotFocus 之前	用于文本框、选项组、组合框、列表框、命令按钮和子窗体等
Exit	退出	发生在 LostFocus 事件之前	用于文本框、选项组、组合框、列表框、命令按钮和子窗体等

当焦点移到控件上时将会发生的事件顺序为：Enter→GotFocus。

焦点离开控件时发生的事件顺序为：Exit→LostFocus。

【思考与练习】

1. 某个事件属性中被指定的独立宏和宏组中的子宏能否再被其他对象调用？

2. 在"实例 3A – 中药信息"窗体上创建两个命令按钮分别将"实例 2"的"思考与练习"中"实例 2B – 中药信息"宏组的两个子宏指定到按钮的双击事件中。

实例 4 　登录验证——条件宏

【实例说明】

1. 在这个实例中，我们将学习在宏设计器中使用 If 块创建条件宏的方法。

2. 操作要求：在"中医门诊"数据库中，创建一个名为"实例 4A – 条件宏"的宏，运行该宏时：

（1）对用户所输入的密码进行验证，只有输入的密码为"123456"时才能弹出消息框并打开"实例 2A – 医生信息"窗体。

（2）输入其他信息时，在文本框中提示用户输入的密码错误。

（3）用户界面如图 5 – 18 所示。

【实现过程】

1. 创建"登录验证"窗体

建立名为"实例4A-登录验证"的窗体,添加一个名称为"text0"的文本框和一个标题属性为"确定"的命令按钮,如图5-18所示。

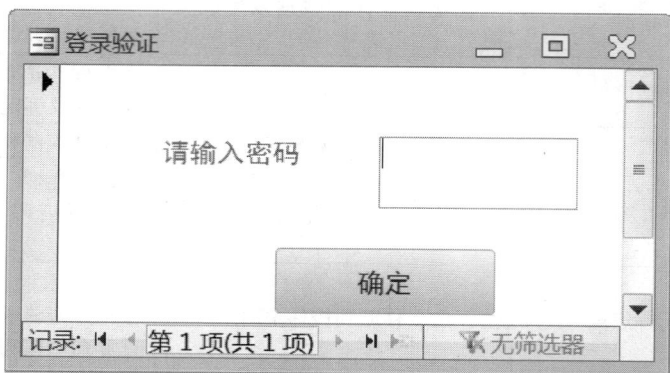

图5-18 "登录验证"窗体

2. 使用宏设计器创建条件宏

(1) 打开宏设计器。

(2) 向宏添加If块:单击窗口中"添加新操作"组合框,输入"If"操作命令,添加If块,如图5-19所示。

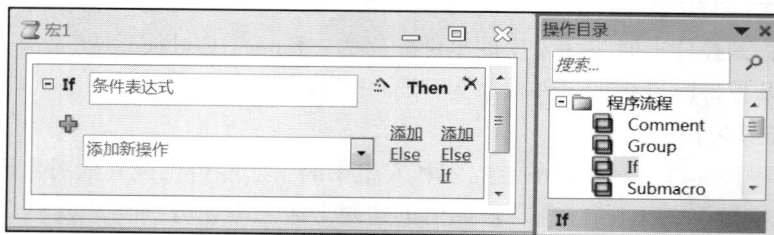

图5-19 在宏设计器中添加If块

(3) 在If块的"条件表达式"文本框中输入条件:[Forms]![实例4A-登录验证]![text0]="123456",或单击其右侧的生成器按钮,打开"表达式生成器"生成条件表达式,如图5-20所示。

(4) 在If块中添加条件为真时执行的操作序列:"MessageBox",设置参数;添加运行宏"RunMacro"操作命令,调用"实例2A-就诊流程"宏组中的"医生信息"子宏,以打开"实例2A-医生信息"窗体,如图5-20所示。

(5) 向宏添加Else块:单击If块右下角的"添加Else"链接。

(6) 在Else块添加条件为假时执行的操作:设置控件属性的"SetProperty"操作命令,设置参数:"控件名称"为"text0"(文本框的名称);"属性"通过下拉列表选择"值";"值"为"密码错误,请重新输入"。

(7) 保存宏:命名为"实例4A-条件宏"。

(8) 将"实例4A-登录验证"窗体中的命令按钮的"单击"事件指定为"实例4A-条件宏"。

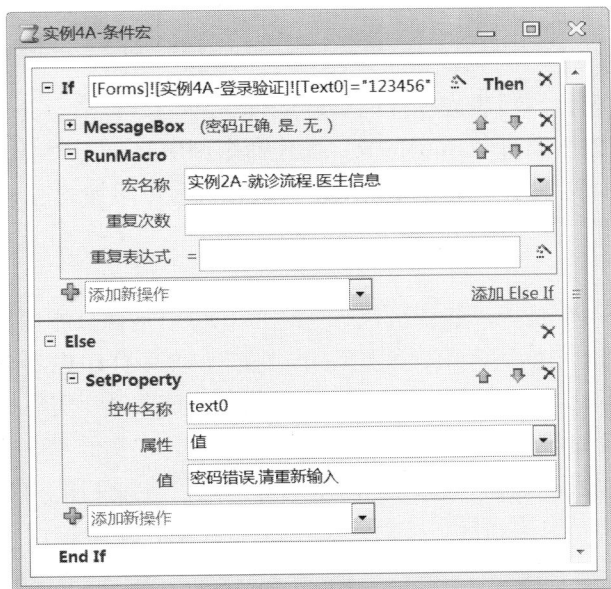

图 5 - 20　"实例 4A - 条件宏"参数设置

【知识点】

1. 条件宏

通常宏是按顺序从第一个宏操作依次往下执行，但在某些情况下，要求宏能按照给定的条件进行判断来决定是否执行某些操作。条件是一个计算结果为 True/False 的表达式，使用 If 操作通过设置条件来控制宏的流程，使宏具有逻辑判断能力。条件为真时执行 If 块的操作序列，条件为假时执行 Else 块的操作序列，Else 块是可选项。可以使用 Else 和 Else If 块来扩展 If 块；If 块中还可以嵌套 If 块。

2. 独立宏的运行

（1）直接运行：①在导航窗格双击宏对象运行。②在宏的设计视图运行：点击宏工具"设计"选项卡 > "工具"组 > "运行"按钮。如图 5 - 21 所示。③点击"数据库工具"选项卡 > "运行宏"按钮，在"执行宏"对话框中选择或键入已建立的宏的名称，如图 5 - 22 所示。④打开数据库时自动运行 AutoExec 宏。

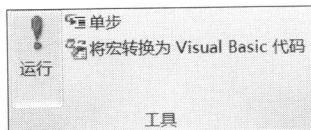

图 5 - 21　"运行"宏按钮

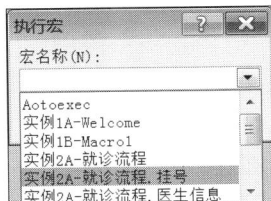

图 5 - 22　"执行宏"对话框

（2）通过响应窗体、报表或控件的事件运行。

（3）在另一个宏中通过"RunMacro"操作命令调用。

3. 子宏的运行

（1）通过"执行宏"对话框运行。

（2）通过响应窗体、报表或控件的事件运行。

（3）在另一个宏中通过"RunMacro"操作命令调用。

通常情况下直接运行宏只是进行测试，测试无误后可附加到对象中对事件作出响应或在另一个宏中调用。

【思考与练习】

1. 宏中的操作命令是否只能依次执行？一个 If 块中是否只能添加一个操作序列？

2. 在"中医门诊"数据库中，创建一个"实例 4B - 打印患者处方宏"，在已有的"实例 4B - 打印患者处方窗体"中，单击命令按钮运行该宏时，实现如下功能：如果在患者组合框选择了患者的信息，就以打印预览视图打开报表"实例 4B - 中医门诊处方"，显示该患者的处方（报表"实例 4B - 中医门诊处方"的数据源使用参数查询"实例 4B - 处方查询"）；否则弹出消息框，提示"请先选择患者"。窗体如图 5 - 23 所示。

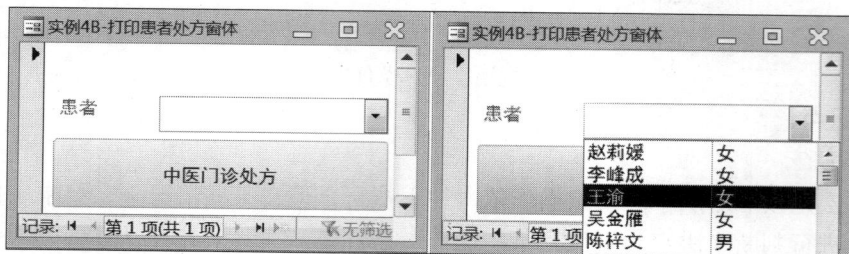

图 5 - 23　打印患者处方演示

实例 5　弹出患者详细就诊信息窗体——嵌入宏

【实例说明】

1. 在这个实例中，我们将学习在窗体、报表、控件的事件属性中创建、编辑嵌入宏，以及运行嵌入宏的方法。

2. 操作要求：在"实例 5A - 患者"数据表窗体中创建嵌入宏，以实现当单击数据表窗体上的某"患者 ID"时，打开"实例 5A - 就诊信息"窗体以显示该患者的就诊信息，如图 5 - 24 所示。

【实现过程】

1. 使用宏设计器创建嵌入宏

（1）通过事件属性打开宏设计器：在设计视图（或布局视图）打开"实例 5A - 患者"窗体，选择"患者 ID"文本框，打开其属性表，单击"事件"选项卡 > "单击"事件 > "生成器"按钮，在打开的"选择生成器"对话框中选择"宏生成器"，如图 5 - 25 所示，然后单击"确定"按钮，打开宏设计器。

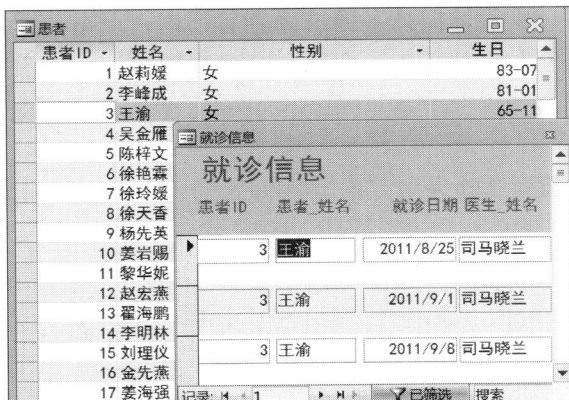

图 5 – 24　运行结果

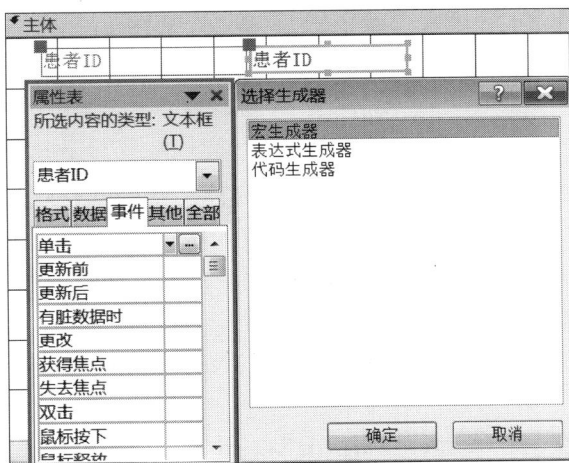

图 5 – 25　通过事件属性打开宏设计器

（2）在宏设计器中添加操作：添加"OpenForm"操作打开"实例 5A – 就诊信息"窗体，并使用当前的"患者 ID"值作为"就诊信息"窗体记录的筛选条件，参数设置如图 5 – 26 所示。

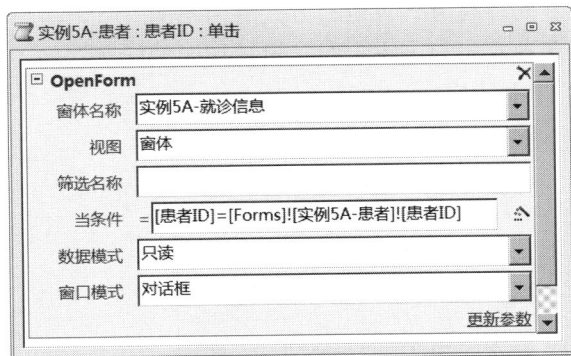

图 5 – 26　嵌入宏的设计窗口

（3）保存宏：关闭宏设计窗口，弹出保存对话框，单击"是"按钮，如图 5 - 27 所示，完成"嵌入的宏"创建。"属性表"窗格如图 5 - 28 所示，表明嵌入宏已创建完成。

2. 编辑嵌入宏

在如图 5 - 28 所示的属性表中，单击"［嵌入的宏］"旁的"生成器"按钮，可再次打开宏设计器编辑嵌入宏。

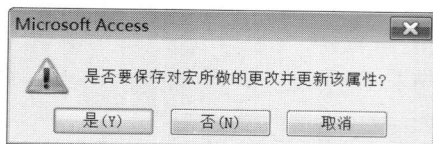

图 5 - 27　嵌入宏保存对话框

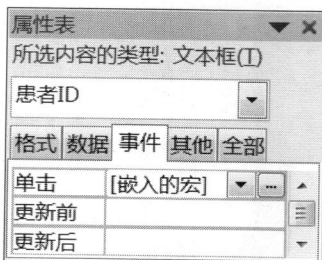

图 5 - 28　含嵌入宏的事件

3. 通过事件触发运行嵌入宏

在数据表视图或窗体视图中打开"患者"窗体，然后单击某患者的"患者 ID"。

【知识点】

"嵌入的宏"：也称"嵌入宏"，是嵌入在对象的事件属性中的宏。

嵌入宏存储在窗体、报表或控件的事件属性中，使宏作为一个事件属性直接附加在对象上，不作为对象显示在导航窗格中，是所嵌入的对象的一部分，只能被所附加的事件调用。

嵌入宏使数据库更易于管理，在每次复制、导入或导出窗体或报表时，嵌入的宏像其他属性一样随附于对象中。

嵌入宏的运行：响应窗体、报表或控件中发生的事件运行；在宏的设计视图，单击运行按钮运行。

【思考与练习】

1. 嵌入宏与独立宏的存在方式及运行方式有何不同？

2. 宏设计器在创建独立宏与嵌入宏时其设计视图的标题有何不同？

3. 如何将单击事件中的嵌入宏移动到双击事件中？

4. 在"实例 5B - 医生信息_input"窗体中，使用"选项组"控件给"职称"字段输入医生职称的文字信息，当单击选项组的选项时，"职称"文本框的值为相应的汉字职称信息（提示：职称文本框绑定到"职称"字段，选项组为非结合型）。通过嵌入宏实现上述功能。效果如图 5 - 29 所示。

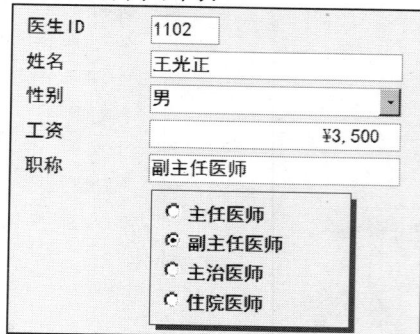

图 5 - 29　窗体效果

实例 6　密码被改变后的反馈——事件驱动的数据宏

【实例说明】

1. 在这个实例中，我们将学习如何创建、编辑、运行事件驱动的数据宏。

2. 操作要求：在"实例 6A – tbl 密码"表中创建"更新后"事件的数据宏，当在表中修改密码后，使用数据宏将"提示"字段的值自动更改为"密码已更新"。如图 5 – 30、5 – 31 所示。

医生ID	密码	提示
⊞ 1101	****	初始密码为0000
⊞ 1102	**	初始密码为0000

图 5 – 30　更新前

医生ID	密码	提示
⊞ 1101	****	初始密码为0000
⊞ 1102	****	密码已更新
⊞ 1303	****	初始密码为0000

图 5 – 31　更新后

【实现过程】

1. 使用宏设计器创建事件驱动的数据宏

（1）通过表的事件属性打开宏设计器：在导航窗格双击"实例 6A – tbl 密码"表，在数据表视图打开表，单击表格工具 >"表"选项卡 >"后期事件"组 >"更新后"按钮，如图 5 – 32 所示。打开的宏设计器标题为"实例 6A – tbl 密码：更新后："。

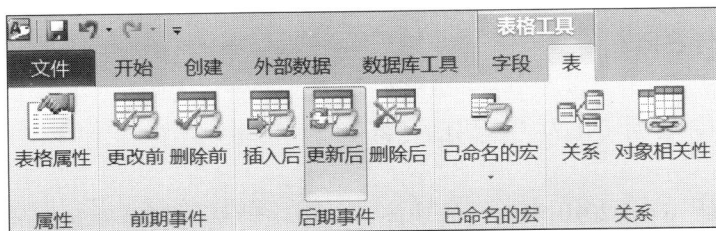

图 5 – 32　表选项卡

（2）添加宏操作：添加 If 块，输入条件表达式 Updated("密码")，添加条件为真时执行的操作"LookupRecord"，参数设置如图 5 – 33 所示，即若"密码"字段值被更改，则通过当前"医生 ID"字段值查找该记录；在"LookupRecord"操作中添加"Edit-Record"操作，在"EditRecord"操作中添加"SetField"操作，改变被更新记录的"提示"字段的内容，如图 5 – 33 所示。

（3）保存数据宏：关闭宏设计器窗口，返回到表的数据表视图，可观察到"更新后"按钮处于选中状态。

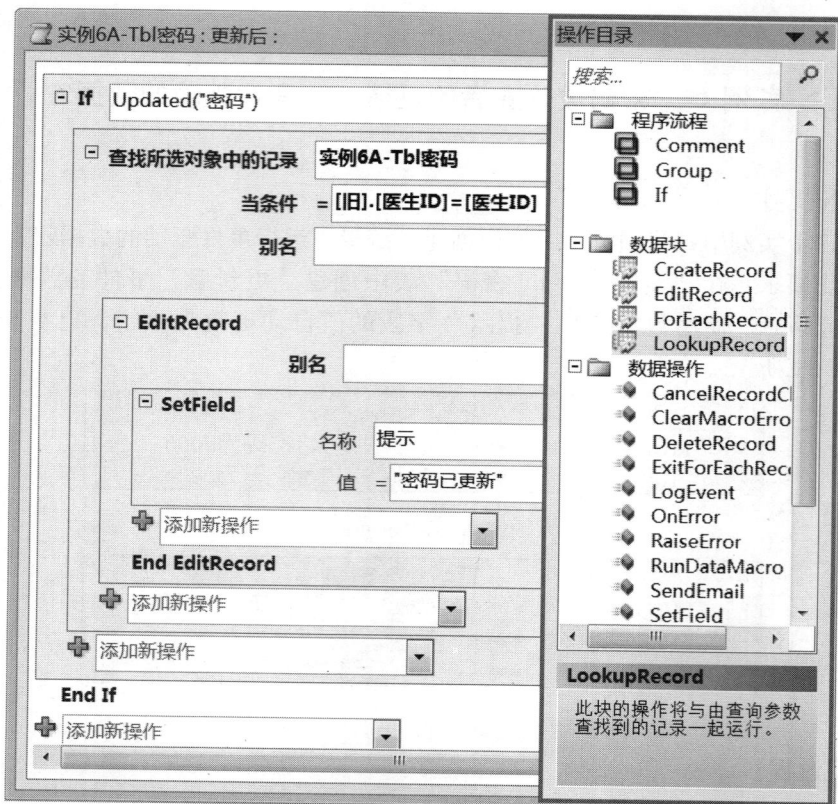

图 5-33   "实例 6A - tbl 密码"表的"更新后"事件数据宏及其设计窗口

2. 事件驱动的数据宏的编辑

打开表，单击"表"选项卡 > "后期事件"组 > "更新后"按钮，打开宏设计器，编辑生成的数据宏。

3. 触发执行数据宏

在数据表视图打开"实例 6A - tbl 密码"表，改变"密码"字段的内容后，该记录"提示"字段的值自动变化为"密码已更新"。

【知识点】

1. 数据宏是 Access2010 中新增的功能，其中一种是由表事件触发的数据宏，称为"事件驱动的数据宏"，本实例介绍的数据宏就属此类。

事件驱动的数据宏允许在表事件（如插入、更新或删除数据等）中运行宏操作。每当在表中添加、更新或删除数据时，都会发生事件。数据宏是在发生这三种事件中的任何一种事件之后，或发生删除或更改之前运行的。

它是一种触发器，可以用来实现检查数据表中输入的数据是否合理。另外，数据宏可以实现插入记录、修改记录和删除记录，从而对数据进行更新。

2. Updated("Field Name")函数用来判断某个字段是否已更改；使用"[旧].[Field Name]"可访问字段中更改前或删除前的值。

3. 常用数据宏操作。

表 5 - 6　　　　　　　　　　　　　　　常用数据宏操作

类型	数据类型	命令功能
数据块	CreateRecord	在指定表中创建新记录
	EditRecord	更改现有记录中包含的值
	ForEachRecord	对域中的每条记录重复一组语句
	LookupRecord	可对特定记录执行一组操作
数据操作	SetField	用于将字段值设置为表达式的结果
	RaiseError	可取消当前被激发的事件，并弹出消息框，参数"错误号"为整数，表示错误级别，参数"错误描述"为文本，用作在消息框中显示的文本
	RunDateMacro	运行数据宏
	SetLocalVar	将本地变量设置为给定值
	SetTempVar	将临时变量设置为给定值

4. Access2010 中事件驱动的数据宏的触发事件有五种。

表 5 - 7　　　　　　　　　　　　　　　数据宏事件

事件分类	事件	功能
前期事件	更改前	数据已更改，在提交记录更改之前会发生"更改前"事件，"更改前"通常用于验证数据有效性
	删除前	提交删除记录之前发生"删除前"事件
后期事件	更新后	在更改记录被提交之后会发生"更新后"事件，使用"更新后"事件可以执行希望在更改记录时发生的操作
	插入后	在添加新记录之后会发生"插入后"事件
	删除后	在删除记录之后会发生"删除后"事件

5. Access2010 宏的分类。

按照宏所附加的对象不同分为：用户界面宏和数据宏。用户界面宏中按宏存在的方式不同又可分为：独立宏和嵌入宏。

组成宏的操作命令序列可以依次按顺序执行，也可以按条件分情况执行，因此可将其分为操作序列宏和条件宏。

【思考与练习】

1. 分析事件驱动的数据宏与嵌入宏的异同。

2. 在"实例 6B - tbl 医生"表的更改前事件中建立数据宏，当更改医生的工资时，若在数据表中输入的数据超出限定的范围时，数据宏则通过 RaiseError 操作给出提示信息，如图 5 - 34 所示。限定：主任医师的工资不得低于 4000 元；副主任医师的工资不得低于 3000 元；医生的最低工资不得低于 1000 元。

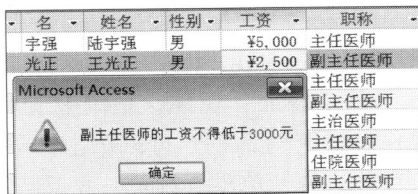

图 5 - 34　数据宏的运行

实例 7　查看宏的运行流程——宏的单步调试

【实例说明】

1. 在这个实例中，我们将学习如何调试宏，以保证宏运行与设计者要求一致。
2. 操作要求：调试实例 4 的独立宏"实例 4A – 条件宏"。

【实现过程】

1. 在窗体视图打开"实例 4A – 登录验证"窗体。
2. 打开宏的设计视图：右击"导航窗格" > "实例 4A – 条件宏"对象，选择"设计视图"。
3. 设置"单步执行"方式：单击宏工具 > "设计"选项卡 > "工具"组 > "单步"按钮，使按钮处于突出显示的生效状态。如图 5 – 35 所示。

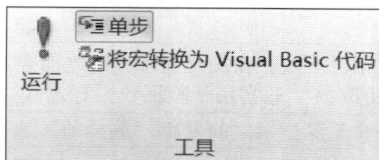

图 5 – 35　"工具"组

4. 运行宏：单击"工具"组 > "运行"按钮，运行"实例 4A – 条件宏"，系统进入调试状态，在出现的"单步执行宏"对话框中，显示出当前正在运行的宏名、条件、操作名称和参数等信息，如图 5 – 36 所示。单击"单步执行"按钮，继续以单步形式运行该宏的下一个操作。若单击"继续"按钮，则关闭"单步执行"对话框，继续执行其余宏操作。

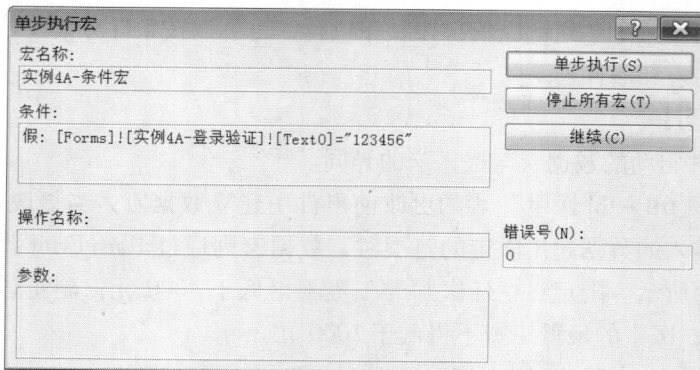

图 5 – 36　"单步执行宏"对话框

若宏有错误，如未打开"登录验证"窗体，系统会先弹出"找不到引用的窗体"的提示框，然后会弹出"操作失败"对话框，可以单击"停止所有宏"按钮，停止宏的执行，打开"登录验证"窗体，继续单步执行宏，或返回宏设计器修改宏设计。

5. 取消"单步"方式：在宏的设计视图，单击"设计"选项卡 > "工具"组 >

"单步"按钮,使按钮处于失效状态。

【知识点】

1. 宏的调试是创建宏后必须进行的一项工作,尤其是对于由多个操作组成的复杂宏更是需要反复进行调试,以观察宏的流程和每一个操作结果,以排除导致错误或产生非预期结果的操作,调试无误后就可以运行宏了。

2. 宏的调试方法:通过 Access 提供的"单步"执行功能对宏进行调试,"单步"执行一次只运行宏的一个操作。在宏的设计视图设置"单步执行"方式,之后运行宏。

【思考与练习】

1. 系统进入调试状态时,在"单步执行宏"对话框中,"单步执行"按钮和"继续"按钮功能是否一样?

2. 对"实例 5A – 患者"窗体中的嵌入宏进行单步调试。

习　题

一、单选题

1. 宏的功能不包括【　】。

　A. 自动进行数据校验

　B. 打开数据库时自动运行

　C. 对数据进行分组、计算、汇总和打印输出

　D. 根据条件的不同执行不同的操作

2. 为窗体或报表上的控件设置属性值的宏命令是【　】。

　A. Setfield　　　　B. SetProperty　　　　C. MessageBox　　　　D. SetLocalVar

3. 宏对象中,RestoreWindow 操作用于【　】。

　A. 最大化激活的窗口

　B. 最小化激活的窗口

　C. 将最大化或最小化窗口还原到原来的大小

　D. 移动激活的窗口

4. 如果将数据库中的表对象直接拖拽入宏设计器中,则会自动设置【　】操作。

　A. OpenForm　　　B. OpenQuery　　　　C. Setfield　　　　D. OpenTable

5. 若想取消自动宏的自动运行,打开数据库时应按住【　】。

　A. Alt 键　　　　　B. Shift 键　　　　　C. Ctrl 键　　　　　D. Enter 键

6. 对宏组的描述不正确的是【　】。

　A. 宏组是由若干个子宏构成的

　B. 宏组中至少包含一个子宏

　C. 宏组中的各个子宏之间要有一定的联系

　D. 在导航窗格中,宏组与普通宏的外观无差别

7. 在打开窗体时，最先触发的事件是【 】。

    A. Open   B. Load   C. Activate   D. Current

8. 条件宏的条件项是一个 【 】。

    A. 窗体或报表中控件的值   B. 宏操作

    C. 结果为逻辑值的表达式   D. SQL 语句

9. 【 】可以判断奇数年与偶数年。

A.
```
⊟ If   Year(Date())/2=0   Then
      MessageBox
            消息   今年为偶数年！
         发嘟嘟声   是
            类型   无
            标题   条件宏

   ⊟ Else
      ⊟ MessageBox
            消息   今年为奇数年！
         发嘟嘟声   是
            类型   无
            标题   条件宏
   End If
```

B.
```
⊟ If   Year(Date())/2=0   Then
      MessageBox
            消息   今年为奇数年！
         发嘟嘟声   是
            类型   无
            标题   条件宏

   ⊟ Else
      MessageBox
            消息   今年为偶数年！
         发嘟嘟声   是
            类型   无
            标题   条件宏
   End If
```

C.
```
⊟ If   Year(Date()) Mod 2=0   Then
      MessageBox
            消息   今年为奇数年！
         发嘟嘟声   是
            类型   无
            标题   条件宏

   ⊟ Else
      ⊟ MessageBox
            消息   今年为偶数年！
         发嘟嘟声   是
            类型   无
            标题   条件宏
   End If
```

D.
```
⊟ If   Year(Date()) Mod 2=0   Then
      MessageBox
            消息   今年为偶数年！
         发嘟嘟声   是
            类型   无
            标题   条件宏

   ⊟ Else
      MessageBox
            消息   今年为奇数年！
         发嘟嘟声   是
            类型   无
            标题   条件宏
   End If
```

10. 以下关于嵌入宏的说法，正确的是【　】。

　　A. 嵌入宏不是独立的对象

　　B. 嵌入宏可以在导航窗格中被直接运行

　　C. 嵌入宏不能与其被嵌入的对象一起被复制

　　D. 同一嵌入宏可以被多个对象调用

11. 以下不能由窗体事件触发执行的宏是【　】。

　　A. 嵌入宏　　　　　　　　　　　　B. 独立宏

　　C. 子宏　　　　　　　　　　　　　D. 事件驱动的数据宏

12. 以下关于事件驱动的数据宏说法正确的是【　】。

　　A. 可以显示在导航窗格的"宏"对象下

　　B. 可以包含子宏

　　C. 可以嵌入在窗体、报表和控件的事件中

　　D. 可以在表事件中添加操作命令

13. 对宏【　】，可以观察宏执行的流程和每一个操作的结果。

　　A. 直接运行　　　　　　　　　　　B. 单步调试

　　C. 在设计视图中进行修改　　　　　D. 通过窗体中的控件事件触发调用

二、填空题

1. 宏是一个或多个【　】的集合。

2. 要想使创建的独立宏在打开数据库时自动运行，则应将宏命名为【　】。

3. 如果要调用宏组 a 中的子宏 b，采用的语法是【　】。

4. 在窗体、报表或控件的独立事件中，通过宏生成器直接建立的宏，称为【　】。

5. 在事件驱动的数据宏中，后期事件包括插入后、更新后和【　】。

6. 创建数据宏处理"更新后"事件时，可以使用数据宏中的【　】对象的属性来获得更新之前的数据。

7. 创建数据宏处理"更新后"事件时，可以使用【　】函数来确定特定字段是否已更改。

三、操作题

在"第 5 章　宏 \ 教学管理. accdb"数据库中完成以下操作。

1. 创建操作序列宏和含有条件操作的条件宏

（1）打开"教学管理"数据库的同时，以对话框形式自动打开"登录验证"窗体。

（2）在"登录验证"窗体中，用户名为"tbl 学生"表中的学号，密码为该学号对应学生所在班级的班级编号，如学号为 0404022，对应的班级编号为 00171。

创建"登录检查"条件宏完成验证功能：当单击"登录"按钮后，如果"用户名"输入错误，则显示"用户名输入错误!"消息框，如图 5 - 37 所示，消息框类型为"警告!"，关闭消息框，光标定位到"用户名"文本框中，提示用户重新输入用户名；如果"密码"

输入错误，则显示"密码输入错误！"消息框，如图 5-38 所示，消息框类型为"警告！"，关闭消息框，光标定位到"密码"文本框中，提示用户重新输入密码。如果"用户名"和"密码"输入正确，当单击"登录"按钮后，打开"Frm 学生信息主窗体"。

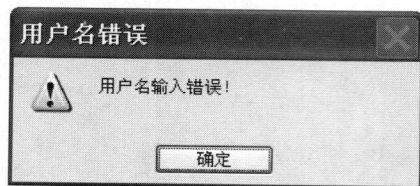

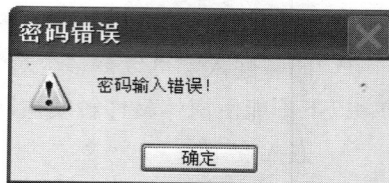

图 5-37　"用户名输入错误"消息框　　　　图 5-38　"密码输入错误！"消息框

（3）创建嵌入的宏：在"登录验证"窗体中，如果单击"退出"按钮，则将退出整个 Access 应用程序。

2. 创建数据宏

"教学管理"数据库中"tbl 班级"表与"tbl 学生"表已存在如下关系，如图 5-39 所示。

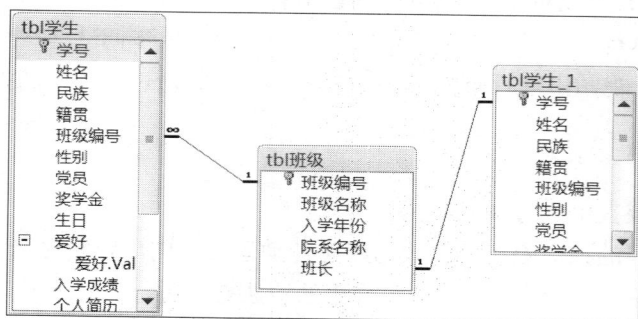

图 5-39　"tbl 班级"表与"tbl 学生"表之间关系图

创建数据宏，使得在对"tbl 班级"表中已有班级更新"班长"字段时，"班长"字段内的学号所代表的学生必须来自于该班级，或者为空值。例如：信管 05 班的班长必须是信管 05 班的学生，而不是其他班的学生，可以空缺。否则，给出错误提示，如图 5-40 所示。

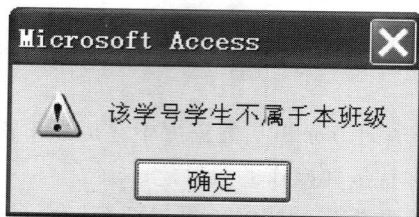

图 5-40　错误提示信息

第 6 章 模块与 VBA 编程

模块是 Access 的一个重要对象，它以 VBA 编程语言为基础，以函数和子过程为单元。使用模块可以解决循环控制和数据库自动管理等复杂问题，实现宏所不能实现的功能，大大扩展了数据库的应用范围。

本章将通过 11 个实例来介绍 Access2010 的 VBA 编程语法、数据类型、变量及作用范围、流程控制、数组、自定义过程、ADO 数据库编程和错误调试等内容。

本章介绍的中医药典型应用为：计算体重指数、中药毒性检查等。

实例 1 通过 VBA 编程实现常用操作——初识 VBA 编程

【实例说明】

1. 在这个实例中，我们将学习如何通过 VBA 编程来实现在数据库开发过程中的一些常用功能，包括打开关闭、最大化、恢复窗体等操作。

2. 操作要求：在"第 6 章 模块 \ 中医门诊"数据库中，为窗体"实例 01A – FrmVBAStart"上各命令按钮添加单击事件处理程序，实现各控件功能，如图 6 – 1 所示。

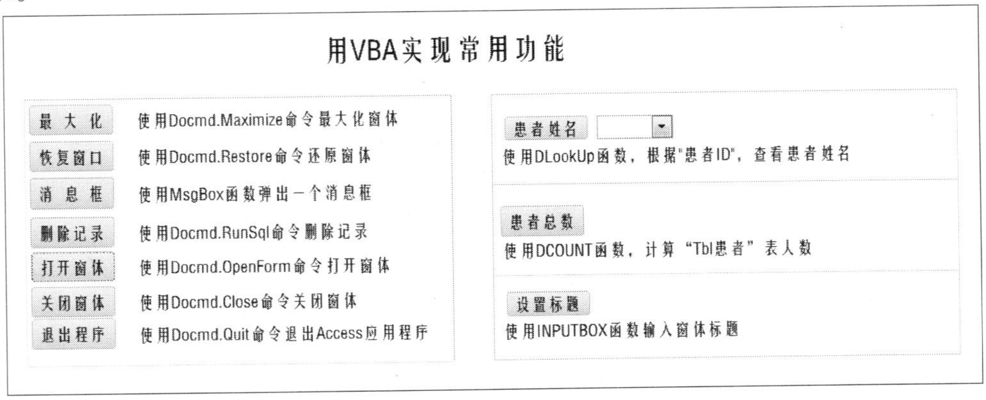

图 6 – 1 "实例 01A – FrmVBAStart"窗体

【实现过程】

1. 在"设计视图"中打开窗体"实例 01A – FrmVBAStart"。

2. 右击"最大化"命令按钮,单击"属性",打开属性表。单击"事件"选项卡 > "单击"事件 > "生成器"按钮,选择"代码生成器",进入 Visual Basic 编辑器 (Visual Basic Editor),输入"最大化"命令按钮的事件处理程序代码,代码如下:

```
DoCmd. Maximize
```

3. 重复步骤 2,为其他控件添加单击事件处理程序,代码如下。

"恢复窗口"按钮

```
DoCmd. Restore
```

"消息框"按钮

```
MsgBox "欢迎使用中医门诊数据库", vbInformation, "Welcome"
```

"删除记录"按钮

```
DoCmd. RunSQL "delete * FROM tbl 患者 WHERE [姓名]='叶凡'"
```

"打开窗体"按钮

```
DoCmd. OpenForm "实例 01A – FrmWelcome"
```

"关闭窗体"按钮

```
DoCmd. Close acForm, "实例 01A – FrmWelcome"
```

"退出程序"按钮

```
DoCmd. Quit acQuitSaveAll
```

"患者姓名"按钮

```
MsgBox DLookup("姓名","tbl 患者","患者 ID = " & Me. txtID)
```

"患者总数"按钮

```
MsgBox "患者表总人数:" & DCount("*","tbl 患者")
```

"设置标题"按钮

```
Me. Caption = InputBox("请输入标题信息:")
```

【知识点】

1. VBA（Visual Basic for Application）是开发 Access 数据库应用程序的编程语言,也是其他 Office 套件的应用程序开发语言。在 Access 及其他 Office 组件的各版本中,都以 VBA 为核心编程语言,其语言结构和编程环境都是一样的。

2. Docmd 对象的主要功能是通过调用包含在内部的方法实现对 Access 的操作,用法见表 6 – 1。

表 6 - 1　　　　　　　　　　　　　　　Dcomd 对象常用操作

Docmd 操作	功能	示例	说明
OpenTable	打开表	DoCmd. OpenTable　"T1"	打开表"T1"
OpenQuery	打开查询	DoCmd. OpenQuery　"Q1"	运行查询"Q1"
OpenForm	打开窗体	DoCmd. OpenForm "Frm1"	打开窗体"Frm1"
OpenReport	打开报表	DoCmd. OpenReport "Rpt1"，acViewPreview	以打印预览视图打开报表"Rpt1"
RunMacro	运行宏	DoCmd. RunMacro　"Mac1"	运行宏"Mac1"
Close	关闭对象	DoCmd. Close　acTable，"T1"	关闭表"T1"
Quit	退出 Access	Docmd. Quit	如退出时自动保存所有对象,则使用 acQuitSaveAll 参数
Maximize	最大化窗口	DoCmd. Maximize	最大化窗口
Minimize	最小化窗口	DoCmd. Minimize	最小化窗口
Restore	还原窗口	DoCmd. Restore	还原窗口
RunSQL	运行 SQL 语句	DoCmd. RunSQL "Delete * From　患者 Where　[姓名]='张一'"	删除"患者"表中"姓名"为"张一"的记录

3. MsgBox 函数功能是在对话框中显示消息。调用格式为:

MsgBox(Prompt, [*Buttons*] , [*Title*])

　　Prompt 指定要在对话框中显示的信息,可以是常量、变量或表达式;Buttons 是整型表达式,指定消息框按钮的数目和类型,以及对话框上的图标;Title 指定对话框标题栏显示的信息。[ ] 括起来的参数为可选项,如不输入,则使用系统默认值。使用不同参数的 Msgbox 函数的运行结果,如图 6 - 2 所示。

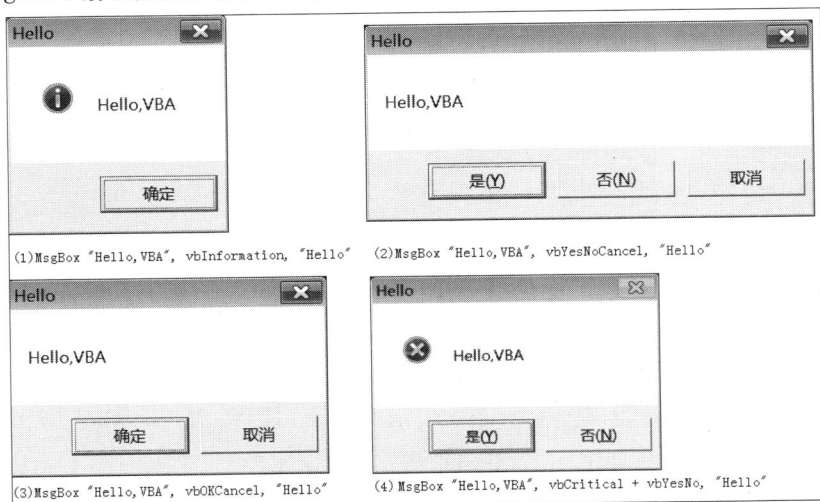

(1)MsgBox "Hello,VBA", vbInformation, "Hello"　　(2)MsgBox "Hello,VBA", vbYesNoCancel, "Hello"

(3)MsgBox "Hello,VBA", vbOKCancel, "Hello"　　(4) MsgBox "Hello,VBA", vbCritical + vbYesNo, "Hello"

图 6 - 2　MsgBox 函数参数对输出结果的影响

　　4. 接收用户输入数据的 InputBox 函数。InputBox 函数的格式为:

InputBox(Prompt, [*Title*] , [*Default*])

其中，Prompt、Title 与 MsgBox 函数对应的参数相同；Default 是字符串表达式，当对话框中无输入时，则该默认值作为输入的内容。示例代码如下：

> *MsgBox   "欢迎您:"   &   InputBox("请输入您的姓名:","Login")*

执行语句，将弹出输入对话框，输入数据并单击"确定"按钮后，弹出消息框，如图 6-3 所示。

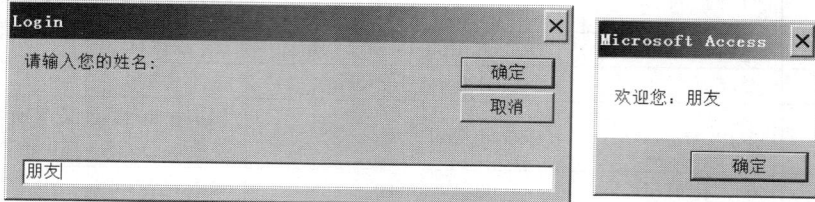

图 6-3   输入数据对话框（左图）和消息框（右图）

5. 域聚合函数。

（1）DLookup 函数。

函数功能：从指定记录集内获取特定字段的值。

语法格式：

> *DLookup(Expr, Domain, Criteria)*

示例：在"tbl 患者"表中查找"患者 ID"为 10 的患者姓名。

> *DLookup("姓名","tbl 患者","患者 ID = 10")*

（2）DCount 函数。

函数功能：返回特定记录集内的记录数。

语法格式：

> *DCount(Expr, Domain, Criteria)*

示例：计算"tbl 患者"表中男患者人数。

> *DCount(" * ","tbl 患者","性别 = '男'")*

6. 注释语句。

可使用 Rem 或单引号（'）添加注释语句。使用 Rem 注释时，Rem 必须位于行首，不能位于程序语句之后；单引号注释可位于行首或行内。程序执行时不会运行注释语句，会将其忽略。示例代码如下：

> *Rem   本程序由北京中医药大学信息中心开发*
> *MsgBox "Hello"   '此语句将弹出一个消息框*

7. Me。

Me 表示窗体或报表本身，如果代码所在的对象是窗体，Me 就表示当前窗体；如果代码所在的对象是报表，Me 就表示当前报表。代码如下：

> *Me. text1   ' 表示当前窗体或报表上的控件 text1*

8. Debug. Print 方法。

Debug. Print 用于在立即窗口中输出文本，如 Debug. Print " Hello！"。在 VBE 窗口中打开"立即窗口"的方法：单击"视图"菜单 > "立即窗口"命令，或使用快捷键【Ctrl + G】。

【思考与练习】

1. 查看 Access 帮助或使用搜索引擎，了解 Msgbox 函数可显示的按钮数目及形式有哪些。

2. 请使用 Docmd 命令编写一段程序，该程序的功能是运行宏"实例 01B – 2 宏"。

【扩展资料】

程序书写规则：通常每条语句占一行，如果一行书写多条语句，语句之间用冒号（:）隔开；如果某一条语句写在一行太长，可用续行符（_）将一部分写到下一行。示例代码如下：

```
Dim  i  As  Integer  :  Dim  j  As  Integer
MsgBox  "VBA  Programming  Language  can  be  used"  &  _
        "in  Word, Excel, Access  and  PowerPoint"
```

实例 2 根据身高体重计算体重指数——数据类型和变量

【实例说明】

1. 在这个实例中，我们将学习如何声明和使用变量。

2. 操作要求：在窗体"实例 02A – Frm 体重指数"中，根据体重指数公式计算用户的体重指数，如图 6 – 4 所示。已知：体重指数 = 体重（kg）/身高（m）^{2}。

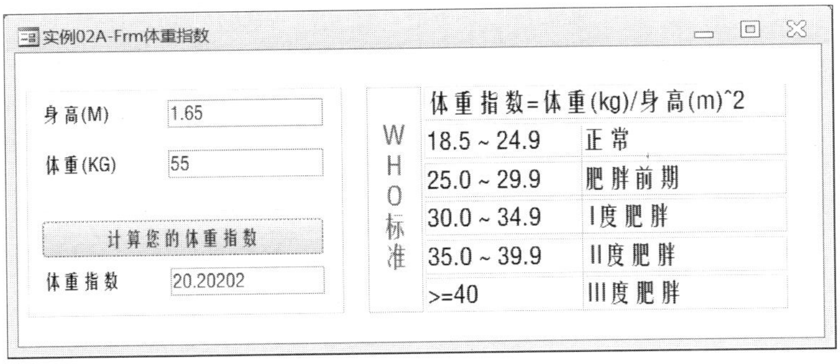

图 6 – 4 "实例 02A – Frm 体重指数"窗体

【实现过程】

1. 在"设计视图"中打开窗体"实例 02A – Frm 体重指数"。

2. 右击"计算您的体重指数"命令按钮，单击"属性"，打开属性表。单击"事件"选项卡 > "单击"事件 > "生成器"按钮。进入 Virual Basic 编辑器界面，输入该命令按钮的 Click 事件处理程序代码，代码如下：

```
Dim   h   As   Single        '变量 h 用于存储身高数值
Dim   w   As   Single        '变量 w 用于存储体重数值
Dim   i   As   Single        '变量 i 用于存储体重指数
h = txtShenGao               'txtShenGao 是输入"身高"值的文本框名称
w = txtTiZhong               'txtTiZhong 是输入"体重"值的文本框名称
i = w / h ^ 2
txtIndex = i                 'txtIndex 是显示"体重指数"的文本框名称
```

【知识点】

1. 变量是指在程序中其值允许改变的量。每一个变量都必须有一个名称，可以使用 Dim 声明变量，声明格式为：

```
Dim   变量名   [As   数据类型]
```

2. 数据类型是按被定义变量的性质、表现形式、占用存储空间的多少、构造特点来划分的。在 Access 中，创建表对象时涉及的很多字段数据类型，在 VBA 中都有对应的变量数据类型。如表 6 – 2 所示。

表 6 – 2　　　　　　　　　　　　数据类型

数据类型		类型标识	取值范围及说明	默认值
数字	字节	Byte	0 ~ 255	0
	整型	Integer	− 32768 ~ 32767	0
	长整型	Long	约 − 21 亿 ~ 21 亿	0
	单精度	Single	约 − 3.4E38 ~ 3.4E38	0
	双精度	Double	约 − 1.8E308 ~ 1.8E308	0
是/否		Boolean	True 或 False	False
货币		Currency	− 9E14 ~ 9E14，4 位小数	0
字符串		String	可存储字符、数字、标点符号等文本	" "
日期/时间		Date	日期范围从 100 年 1 月 1 日到 9999 年 12 月 31 日，时间范围从 0:00:00 到 23:59:59。日期文字须以#括起来	0:00:00
变体		Variant	可以包含绝大多数类型的数据。声明变量时如果省略"As 数据类型"，则所创建的变量默认为 Variant。也可以直接应用变量而不对其进行显式声明，系统会默认它为 Variant 数据类型	Empty

3. 用 Dim 语句声明多个变量时，需特别注意：

```
Dim   x1 As Integer,x2 As  Integer,x3   As   Integer      'x1,x2,x3 均为 integer 型
Dim   x1 ,x2 ,x3   As   Integer                'x1 和 x2 省略了"As 数据类型"，均为 Variant 型,x3
为 integer 型
```

【思考与练习】

在窗体"实例 02B – 加法运算"上有 2 个文本框和 1 个"求和"命令按钮，其功能是单击命令按钮时实现加法运算，并将计算结果显示在第 3 个文本框中。请编程实现该命令按钮功能。

【扩展资料】

1. 常量是指在程序运行过程中其值不能被改变的量。常量的使用可以增加代码的可读性，并且使代码更加容易维护。在 Access 中，常量有 3 种类型：符号常量、固有常量、系统定义常量。

（1）使用 Const 语句可创建符号常量。符号常量通常是在代码中反复使用的相同的值，或者是一些具有特定意义的数字或字符串，如圆周率可定义为 Const PI = 3. 14159265。

（2）Access 声明了许多固有常量，所有固有常量都可用于宏或模块中。例如，代码中的 acForm、vbYesNo 属于固有常量。

（3）系统定义常量包括：True、False 和 Null。

2. 查看 Access 数据库中全部固有常量的方法：在 VBE 窗口中，单击"标准"工具栏中的"对象浏览器"按钮，在弹出的"对象浏览器"窗口中单击"工程/库"下拉列表并选择"Access"，在"类"列表框中选择"Constants"，即可看到全部固有常量，如图 6 - 5 所示。可用相同操作查看其他库的固有常量。

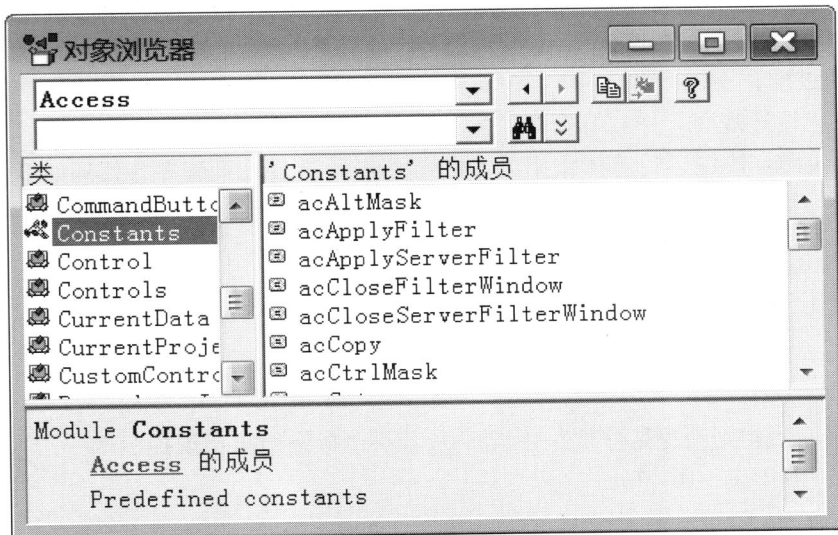

图 6 - 5　对象浏览器

实例 3　根据体重指数判断健康状况——分支结构语句

【实例说明】

1. 本实例将学习 If 语句和 Select 语句的用法。

2. 操作要求：打开窗体"实例 03A - Frm 体重指数"，基于上一实例，使用 If 语句对用户输入的身高、体重信息进行检查，如果输入的值小于 0，则给出错误提示；如果输入正确，则计算体重指数。使用 Select　Case 语句，根据体重指数显示 WHO 标准中相应的评价，如图 6 – 6 所示。

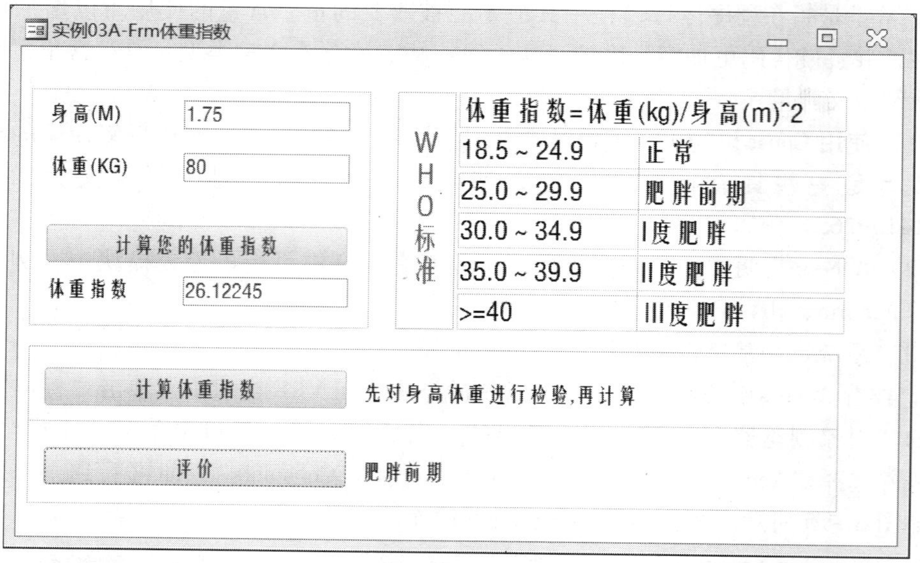

图 6 – 6　"实例 03A – Frm 体重指数"窗体

【实现过程】

1. 在"设计视图"中打开窗体"实例 03A – Frm 体重指数"。

2. 输入命令按钮"计算体重指数"的"单击"事件处理程序，代码如下：

```
Dim   h   As   Single
Dim   w   As   Single
Dim   i   As   Single
h = Me. txtShenGao
w = Me. txtTiZhong
Rem 使用 If 语句判断身高体重是否大于0,若小于0 则给出错误提示
If   h > 0   And   w > 0   Then
    i = w / h ^ 2
    txtIndex = i
Else
    MsgBox   "身高或体重必须大于0,请重新输入!", vbCritical, "提示"
End   If
```

3. 输入命令按钮"评价"的"单击"事件处理程序，代码如下：

```
Rem   此段程序不含体重指数计算,运行前请先计算出体重指数
Dim   i   As   Single
i = Me. txtIndex   '将体重指数赋值给变量 i
```

```
Select Case i
    Case Is > = 40
        lbl 评价. Caption = "III 度肥胖"
    Case Is > = 35
        lbl 评价. Caption = "II 度肥胖"
    Case Is > = 30
        lbl 评价. Caption = "I 度肥胖"
    Case Is > = 25
        lbl 评价. Caption = "肥胖前期"
    Case Is > = 18
        lbl 评价. Caption = "正常"
    Case Else
        lbl 评价. Caption = "体瘦"
End Select
```

【知识点】

分支结构是在程序执行时根据不同的条件选择执行不同语句的结构。在 VBA 中有两种分支语句：If 语句和 Select Case 语句。

1. If 语句用法

If 语句的语法格式：

```
If  < 表达式 1 >    Then
    < 语句序列 1 >
Else
    < 语句序列 2 >
End  If
```

在执行时，首先判断表达式 1 是否为真，如果为真，则执行语句序列 1；否则执行语句序列 2。其中，Else 语句块可以省略，在省略 Else 语句块时，如果表达式 1 不为真，则跳过 If 语句；语句序列 1 和语句序列 2 可以是多条 VBA 语句，也可以嵌套 If 语句。

2. Select Case 语句用法

Select Case 语句格式如下：

```
Select   Case   表达式
    Case   条件 1
    语句序列 1
        ……
    Case   条件 n
    语句序列 n
    Case   Else
    语句序列 x
End   Select
```

Select Case 语句运行时，首先计算 Select Case 后面"表达式"的值，然后将表达式的值依次与下面各 Case 后的条件进行比较，然后执行第一个相匹配的 Case 条件后的语句序列，并结束 Select Case 语句。如果没有匹配的 Case 条件，则执行 Case Else 后的语句序列并结束 Select Case 语句。Case 后的"条件"有以下几种形式：

（1）单个值或一系列值，相邻两个值之间用逗号隔开，例如：Case "A"，"B"。

（2）用关键字 To 指定值的范围，其中第 1 个值不应大于第 2 个值，例如：Case "C" To "E"、Case 1 to 5。

（3）使用关键字 Is 和比较运算符指定范围，例如：Case Is < 30；Case Is ＞"Q"。

（4）以上各种条件可以混用，例如：Case "A"，"B"，"C" To "E"，Is ＞"Q"。

【思考与练习】

1. 在本例中，用户输入身高体重等数据时，可能会录入异常数据，请用 If 语句分类检查这些异常情况并排除（异常数据包括 null、负数、0 或字母）。

2. 在窗体"实例 03B – 2 Frm 处方系统"的"剂量"文本框中录入剂量时，判断剂量是否大于 30，若大于 30 则弹出消息框给予提示。

3. 在使用 select case 语句时，条件次序的不同是否对结果有影响？如下面语句：

Case Is >= 90	Case Is >= 60
MsgBox　　"优"	MsgBox　　"及格"
Case Is >= 60	Case Is >= 90
MsgBox　　"及格"	MsgBox　　"优"

【扩展资料】

VBA 提供了 3 个具有分支功能的程序流程函数，分别是 Iif 函数、Switch 函数和 Choose 函数。Iif 函数已在第 2 章介绍过，下面介绍一下 Switch 函数和 Choose 函数用法。

1. Switch 函数用法

Switch 函数根据不同的条件值来决定函数的返回值。函数调用格式为：

> *Switch*(条件式1，表达式1，条件式2，表达式2，…条件式 *n*，表达式 *n*)

在运行时，该函数从左向右依次判断"条件式"是否为真，第一个为真"条件式"对应的"表达式"的值将作为函数返回值。例如：

> *city* = "纽约"
> *MsgBox*　　*Switch*(*city* = "北京"，"中国"，*city* = "纽约"，"美国"，*city* = "伦敦"，"英国")

运行结果为"美国"。

2. Choose 函数用法

Choose 函数是根据"索引表达式"的值返回对应选项列表中的值。函数调用格式为：

> *Choose*(索引表达式，选项1，选项2…选项 *n*)

在运行时，如果"索引式"的值为 1，函数返回"选项 1"的值；如果"索引式"

的值为 2，函数返回"选项 2"的值；依此类推。若没有与索引式的值相匹配的选项，则结果为 null。下面语句的功能是根据当前日期显示对应的周一到周日的英文缩写。

$$MsgBox \quad Choose(Weekday(Date), "Sun", "Mon", "Tue", "Wed", "Thu", "Fri", "Sat")$$

实例 4　实现重复运算——循环语句

【实例说明】

1. 在这个实例中，将学习循环结构 for 语句和 Do Until…Loop 语句用法。

2. 操作要求：《世界人口状况报告》统计显示，2011 年世界总人口达到 70 亿，按年人口增长率 1.2% 算，50 年后世界人口数量将达多少？到哪一年世界人口数将会超过 80 亿？基于窗体"实例 04A – Frm 流程控制"完成相关计算，如图 6 – 7 所示。

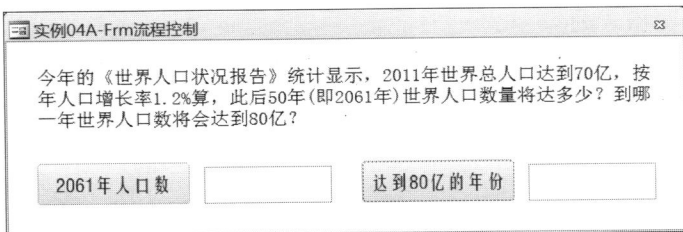

图 6 – 7　"实例 04A – Frm 流程控制"窗体

【实现过程】

1. 在"设计视图"中打开窗体"实例 04A – Frm 流程控制"，如图 6 – 7 所示。

2. 输入命令按钮"2061 年人口数"的"单击"事件处理程序，代码如下：

```
Dim   i   As   Integer, num   As   Single
num = 70                ' 变量 num 用于存储人数
For   i = 1   To   50
    num = num * 1.012
Next
txtnum = num                ' 将人数显示于文本框 txtnum 中
```

3. 输入命令按钮"达到 80 亿的年份"的"单击"事件处理程序，代码如下：

```
Dim   y   As   Long            ' 变量 y 用于存储年份
Dim   sum   As   Single         ' 变量 sum 用于存储人数
y = 2011
sum = 70
Do   Until   sum > 80
    sum = sum * 1.012
    y = y + 1
```

Loop
txtyear = y   将计算结果显示于文本框 *txtyear* 中

4. 设计完毕，运行得到如图 6 - 8 所示的结果。

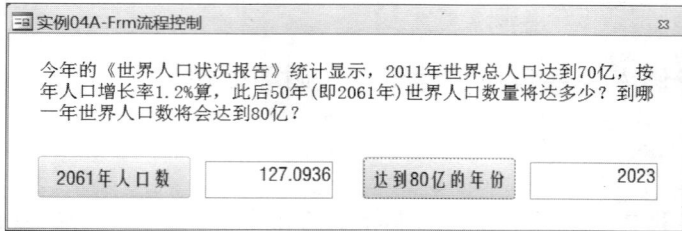

图 6 - 8   "实例 04A - Frm 流程控制"窗体结果视图

【知识点】

1. 循环结构可在指定条件下多次重复执行一组语句。For…Next 语句是 VBA 常用的循环语句，其语法格式为：

For 循环变量 = 初始值 To 终值 Step 步长
循环体
Next

其执行步骤如下：

（1）将初始值赋值给循环变量；

（2）如果步长为正值、且循环变量的值小于或等于终值时，则执行循环体；否则，跳出循环；

（3）如果步长为负值、且循环变量的值大于或等于终值时，则执行循环体；否则，跳出循环；

（4）执行完循环体后，循环变量的值按步长累加（即：循环变量 = 循环变量 + 步长），程序跳转至步骤 2。

如果省略"step 步长"，则默认为 1。在"循环体"中，可以在条件语句中使用 Exit For 强制退出循环。

2. Do …Loop 循环语句结构。

（1）Do Until…Loop 循环语句的格式为：

Do Until 条件式
循环体
Loop

运行时，只有在"条件式"为假时才执行"循环体"，直到"条件式"为真时结束循环。

（2）Do…Loop Until 循环语句的格式为：

```
Do
    循环体
Loop    Until    条件式
```

程序运行时，先执行一次"循环体"，然后再判断"条件式"，如果"条件式"为假，则继续执行"循环体"，直到"条件式"为真时结束循环。

（3）Do While…Loop 循环语句的格式为：

```
Do    While    条件式
    循环体
Loop
```

运行时，当"条件式"为真时执行"循环体"。

（4）Do…Loop While 循环语句的格式为：

```
Do
    循环体
Loop    While    条件式
```

运行时，先执行一次"循环体"，然后对"条件式"的值进行判断，当"条件式"为真时执行"循环体"。

可在"循环体"的条件语句中使用"Exit Do"强制退出 Do…Loop 循环。

【思考与练习】

假设某人当前体重 100kg，从现在开始减肥，每月体重下降 1%，12 个月后他的体重是多少？若要体重从 100kg 减到 80kg，需坚持多少个月？请通过 VBA 编程完成以上计算。

实例 5　对录入药物进行毒性检查——数组

【实例说明】

1. 本实例将介绍数组的用法。

2. 操作要求：已知附子、半夏、天南星有毒性，它们对应的中药 ID 为 125、169、170。在"实例 05A－Frm 处方系统"窗体中录入上述有毒性的药物时，系统将给予提示。

【实现过程】

1. 在"设计视图"中打开窗体"实例 05A－Frm 处方系统"。

2. 输入"中药 ID"组合框的"更新前"事件处理程序，代码如下：

```
Dim  ydzy(1  To  3)  As  Integer  '定义下标从 1 到 3 的数组 ydzy
Dim  i  As  Integer
ydzy(1) = 125                     '附子的中药 ID
ydzy(2) = 169                     '半夏的中药 ID
ydzy(3) = 170                     '天南星的中药 ID
For  i = 1  To  3
    If  中药 ID = ydzy(i)  Then
        MsgBox  "此药有毒性!"
    End  If
Next
```

3. 切换到"窗体视图",在"中药 ID"组合框中选择"半夏",系统将出现如图 6-9 所示的提示信息。

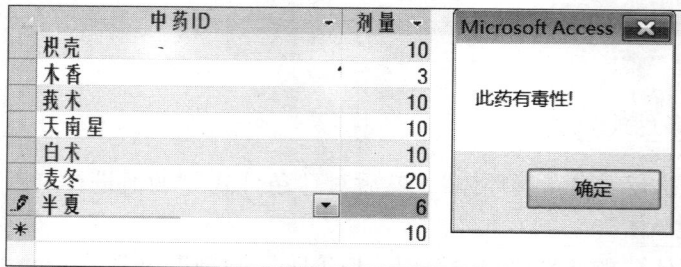

图 6-9   "实例 05A-Frm 处方系统"窗体结果视图

【知识点】

1. 数组是一组相同类型的变量集合。数组必须先声明后使用。

2. 声明数组的格式为:

格式一:

```
Dim  数组名(下标上界)  As  数据类型
```

格式二:

```
Dim  数组名(下标下界  to  下标上界)  As  数据类型
```

数组的声明实际上是为系统提供了数组名、数组类型、数组的大小等信息。默认情况下,数组下标下界为 0。可以在模块的声明区域使用 Option Base 0/1 来指定数组的默认下标下界是 0 或 1。

【思考与练习】

裴波那契(Fibonacci leonardo,约 1170-1250)是意大利著名数学家,在他的著作《算盘书》中许多有趣的问题,其中包括著名的"兔子繁殖问题":如果每对兔子每月繁殖一对子兔,而该对兔子在出生后第二个月就有生殖能力,试问如果一个院子内有 1 对刚出生的子兔,一年后院内有多少对兔子?已知兔子每月的对数为裴波那契序列:1,1,2,3,5,8,13……即从第 3 项开始,每项为前两项之和。

【扩展资料】

1. 动态数组

动态数组在声明时未给出数组的大小（省略括号中的下标），当要使用它时，通过 ReDim 语句重新定义数组的大小。建立和使用动态数组需两步操作。

（1）用 Dim 语句声明动态数组，声明格式为：

```
Dim  |  Public  |  Private  变量名()  As  数据类型
```

（2）用 ReDim 语句声明动态数组的大小，声明格式为：

```
Redim  〔Preserve〕  变量名(下标上界)  〔As  数据类型〕
```

在过程中可多次使用 ReDim 来改变数组的大小，也可改变数组的维数。只使用 ReDim 会使原来数组中的值丢失，可以在 ReDim 语句后加 Preserve 参数用来保留数组中的原有数据。ReDim 语句中的类型可以省略，若不省略，必须与 Dim 语句声明的类型保持一致。

2. 多维数组

声明多维数组的格式为：

格式一：

```
Dim  |  Public  变量名(下标1 上界,下标2 上界,…)  As  数据类型
```

格式二：

```
Dim  |  Public  变量名(下标1 下界  to  下标1 上界,
下标2 下界  to  下标2 上界,…)  As  数据类型
```

示例代码如下：

```
Dim  a(2,3)  As  Integer
Dim  b(1  To  3,1  To  5)  As  Integer  '第1 维下标1 到3,第2 维下标1 到5
```

3. For Each…Next 语句

For Each…Next 语句用于对数组或集合中的每个元素进行遍历。语句的格式为：

```
For  Each  循环变量  In  数组/集合
    循环体
Next
```

其中，对数组进行遍历时，要求循环变量是 Variant 类型；如果对窗体或报表上的控件进行遍历，要求循环变量是 Variant 类型或 Control 类型。对数组操作的示例代码如下：

```
Dim  TestArray(2)  As  Integer,I  As  Variant
TestArray(0) = 5  :  TestArray(1) = 50  :  TestArray(2) = 500
For  Each  I  In  TestArray
    Debug.Print  I
Next  I
```

该代码的功能是循环遍历数组，并且将每个值输出。

实例 6　创建函数计算体重指数——自定义过程

【实例说明】

1. 本实例将介绍自定义过程的用法。

2. 操作要求：创建计算体重指数的 Function 过程，并通过调用该过程给文本框赋值。

【实现过程】

1. 在"设计视图"中打开窗体"实例 06A – Frm 体重指数"。

2. 创建计算体重指数的 Function 过程。

```
Rem    自定义函数的名称为"funGetIndex",包含 2 个参数,返回值的类型为 Single
Function  funGetIndex( h  As  Single, w  As  Single )   As   Single
' h 表示身高,w 表示体重
    Dim  i  As  Single
    i = w / h ^ 2
    funGetIndex = i
End   Function
```

3. 输入命令按钮"计算体重指数"的"单击"事件处理程序,代码如下：

```
Private  Sub  cmdWtIndex_Click( )        ' 计算体重指数的命令按钮名为 cmdWtIndex
    Dim  hh  As  Single, ww  As  Single  ' hh 用于保存身高,ww 保存体重
    hh = txtShenGao
    ww = txtTiZhong
    Me. txtIndex = funGetIndex( hh, ww )
End   Sub
```

【知识点】

1. Function 过程用于定义具有返回值的函数。Function 过程定义格式为：

```
Function   函数名(参数1  as  数据类型,参数2  as  数据类型…)   As   数据类型
   [程序代码]
End   Function
```

关于函数的几点说明：

（1）函数的返回值是通过给"函数名"赋值实现的。在函数"程序代码"中，至少要对函数名赋值一次。

（2）通过使用函数名调用函数，如需传递参数，则在其后的圆括号中给出所需的参数值。

（3）同一模块内不允许出现同名函数。

（4）［As 数据类型］语句为函数指定返回值的类型。若省略类型指定，则函数返回变体类型（Variant）的数据。

（5）函数有返回值，因此在调用函数时，既可以在赋值语句中将函数的返回值赋值给变量，也可以将返回值作为过程的参数使用。

（6）在函数中，可以使用 Exit Function 语句中断并退出函数。

2. Sub 过程又称为子过程、子程序，无返回值。Sub 过程定义格式为：

```
Sub　子过程名(参数1　as　数据类型,参数2　as　数据类型…)
　［子过程代码］
End　Sub
```

在 Sub 过程内的任何位置都可以使用 Exit Sub 语句中断并退出当前过程。

调用 Sub 过程的方法是直接调用过程名，或使用关键字 Call 调用。示例代码如下：

```
Rem　定义 subMsg 子过程
Sub　subMsg( )
　　MsgBox　"Happy New Year!"
End　Sub
Rem　调用 subMsg 过程的两种方法
subMsg　　　　　　'调用 Sub 过程,方式1
Call　subMsg　　　'调用 Sub 过程,方式2
```

3. 参数传递。

参数可分为形参（形式参数）和实参（实际参数）。声明过程时设置的参数称为形参；调用过程时，传递给过程的参数称为实参。使用 ByVal 修饰的形参表示该参数按值传递。ByRef 修饰的形参表示该参数按地址传递。ByRef 是 VBA 的缺省选项。

【思考与练习】

1. 什么时候适合使用 Sub 过程，什么时候适合使用 Function 过程？Sub 过程和 Function 过程有什么区别？

2. 已知"圆面积 = πr^2"，定义一个求圆面积的函数，调用该函数并提供 r 实参时将返回相应的圆面积。π 取值为 3.14。

【扩展资料】

消息框 MsgBox 函数能够返回用户选择按钮的值，示例代码如下：

```
Dim　i　As　Integer
i = MsgBox( "您确定退出系统吗?" , vbYesNo)
If　i = vbYes　Then　　'如果用户选择"是"按钮
　　DoCmd. Quit　acQuitSaveAll
Else
　　If　i = vbNo　Then　　'如果用户选择"否"按钮
　　　MsgBox　"欢迎您回来!" , vbInformation , "Welcome"
```

```
    End   If
End   If
```

MsgBox 函数的返回值有很多种，如表 6 − 3 所示。

表 6 − 3   MsgBox 函数的返回值

响应	常数	值
确定	vbOK	1
取消	vbCancel	2
终止	vbAbort	3
重试	vbRetry	4
忽略	vbIgnore	5
是	vbYes	6
否	vbNo	7

实例 7   跨窗体数据调用——使用公共变量和公共函数

【实例说明】

1. 本实例介绍在标准模块中使用公共变量和公共过程实现信息共享的方法。

2. 操作要求：医生使用"tbl 密码"表中的密码通过窗体"实例 07A − FrmLogin"登录后，系统自动打开"实例 07A − 体重指数"窗体，窗体标题栏中显示"欢迎某医生"。创建计算体重指数的公共函数，以便在任何窗体和报表中调用。

【实现过程】

1. 单击"创建"选项卡 > "宏与代码"组 > "模块"按钮，新建标准模块，并将其保存为"实例 07A − Mdl 全局变量和函数"。

2. 在模块中输入以下代码：

```
Public   docID   As   String           ' 变量 docID 用于存储医生 ID 号
Public   Function   funGetDocName( )
If   Len( docID ) > 0    Then
    funGetDocName = DLookup( "姓名","tbl 医生","医生 id = '"  &  docID  &  "'")
Else
    funGetDocName = "Guest"
End   If
End   Function
```

3. 在"设计视图"中打开"实例 07A − FrmLogin"窗体，输入"登录"命令按钮的事件处理程序，代码如下：

$$If \quad DCount("医生 id","tbl 密码","[医生 id]='" \quad \& \quad cmbUser \quad \& \quad "' \quad And$$
$$[密码]='" \quad \& \quad txtPsd \quad \& \quad "'") > 0 \quad Then$$
$$\qquad docID = cmbUser \qquad\qquad '将医生 ID 存储于全局变量 docID 中$$
$$\qquad DoCmd.OpenForm \quad "实例 07A - Frm 体重指数"$$
$$Else$$
$$\qquad MsgBox \quad "用户名或密码错误,请重新输入!",vbCritical,"提示"$$
$$End \quad If$$

4. 在"设计视图"中打开"实例 07A - Frm 体重指数"窗体,输入窗体的"加载"事件处理程序,代码如下:

$$Me.Caption = "欢迎您" \quad \& \quad funGetDocName(\ ) \quad \& \quad "医生"$$

5. 设计完毕。运行"实例 07A - FrmLogin"窗体,输入用户名和密码,单击"登录"实例打开"实例 07A - Frm 体重指数"窗体,如图 6 - 10 所示。

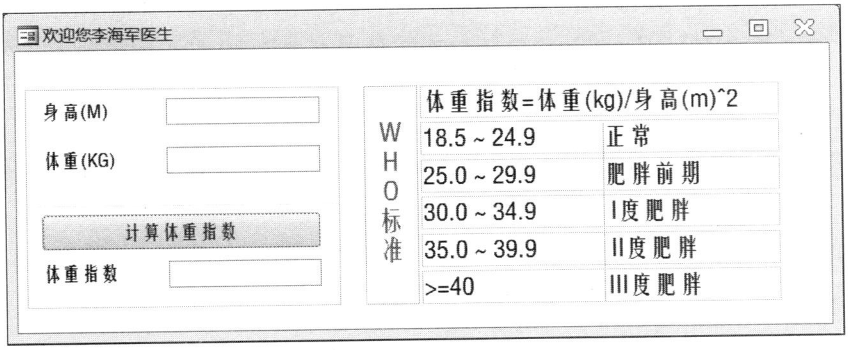

图 6 - 10　"实例 07A - Frm 体重指数"窗体

【知识点】

1. 模块的分类

VBA 代码可包含在 Access 类对象和模块中。Access 类对象是窗体或报表的组成部分,通常只包含被窗体和报表自身调用的代码;模块也称为标准模块,是 Access 数据库的一种对象,通常包含可在整个数据库中使用的"全局"代码。查看类对象代码的方法是:在"设计视图"中打开窗体或报表,"窗体设计工具" > "设计"选项卡 > "工具"组 > "查看代码"命令。查看模块中代码的方法是:数据库"导航窗格" > "模块"对象栏 > 双击待查看的模块对象。

2. 变量的作用域

变量的作用域是变量在程序中的有效范围。根据声明关键字(如 Dim、public 等)和声明变量的位置不同,可将变量的作用域分为:过程级变量、模块级变量和公共变量。

(1)过程级变量:在过程内使用 Dim 关键字声明的变量或过程内的隐式变量。过程级变量仅在声明变量的过程中有效。过程级变量具有在过程内部使用的最高优先级,即当存在与过程级变量同名的模块级变量或公共变量时,模块级的变量或公共变量被屏蔽。

（2）模块级变量：在类对象或模块对象的"声明"区域使用 Dim 关键字声明的变量。这些变量可供该模块中的所有过程使用。

（3）公共变量：在模块对象的"声明"区域使用 Public 关键字声明的变量。数据库中任何过程都可以共享公共变量。

3. Function 过程和 Sub 过程的作用域

声明 Function 过程或 Sub 过程时可使用 Public 或 Private 关键字修饰。在标准模块中，使用 Public 修饰的过程表示所有模块的所有其他过程都可调用这个过程。在标准模块或类对象中，使用 Private 修饰的过程，表示只有包含其声明的模块内的其他过程可以调用该过程。

【思考与练习】

1. 什么情况下适合使用标准模块代码，什么情况下适合使用类对象代码？

2. 如何声明公共模块级别范围的过程，如何声明私有模块级别范围的过程？

3. 编写公共函数 funGetptName，函数功能是根据患者 ID 获取患者姓名。

实例 8　　编程读取医生表中数据——初识 ADO 编程

【实例说明】

1. 在这个实例中，我们将学习 ADO 编程，包括 Connection、Recordset 等对象的用法。

2. 操作要求：在"立即窗口"中输出全部医生的"医生 ID"、"姓名"、"职称"信息。

【实现过程】

1. 打开"中医门诊"数据库，单击"创建"选项卡 > "宏与代码"组 > "模块"命令，创建一个标准模块。将其保存并命名为"实例08A – MdlADO"。

2. 在模块的代码编辑区添加子过程 subConnectionRecord 和 ADO 编程代码，该子过程的主要功能是输出"tbl 医生"表的相关信息。示例代码如下：

```
Sub  subConnectionRecord( )
    ' 声明并实例化 Connection 对象和 RecordSet 对象
    Dim  cnn  As  ADODB. Connection
    Dim  rst  As  ADODB. Recordset
    Set  rst = New  ADODB. Recordset
    ' 使用 Connection 对象的 Open 方法来打开连接
    Set  cnn =  CurrentProject. Connection
    ' 使用 RecordSet 对象的 Open 方法打开记录集
```

```
rst. Open    "Select    医生 ID,姓名,职称    from    tbl 医生",cnn
Debug. Print    rst. GetString
' 关闭对象并断绝变量与对象的关联
rst. Close    :    cnn. Close
Set    rst = Nothing    :    Set    cnn = Nothing
End    Sub
```

3. 显示 "立即窗口"：单击 VBE 窗口 "视图" 菜单 > "立即窗口" 命令。

4. 运行子过程：将光标定位在此子过程中，单击 VBE 窗口 "运行" 菜单 > "运行子过程/用户窗体" 命令，即可在 "立即窗口" 中看到医生信息。

【知识点】

1. ADO，即 ActiveX 数据对象（ActiveX Data Objects），是基于组件的数据库编程接口。

2. Connection 对象为用户定义连接到数据源的会话，使用 Connection 对象前必须先声明和实例化。Connection 的 Open 方法用于建立同数据源的连接。该方法完成后，就建立了同数据源的物理连接。Close 方法用于关闭一个数据库连接。

3. RecordSet 对象可承载表或查询中的记录。要使用 RecordSet 对象，必须先声明并实例化，RecordSet 对象的 Open 方法用来将它指向一组记录集。本实例使用了 Connection 对象，实际应用中，也可以不用 Connection 对象，直接使用以下方法打开记录集：

```
rst. Open    "Select    医生 ID,姓名,职称    from    tbl 医生",CurrentProject. Connection
```

4. Recordset 的 GetString 方法将 Recordset 中的内容作为字符串返回。

5. 使用 close 方法可关闭 Connection、Recordset 等对象，被关闭的对象可再次打开。

6. Set 可将对象引用赋给变量；也可将 Nothing 赋给变量，以断绝该变量与任何对象的关联，释放系统资源。

7. 如果在运行子过程时出现编译错误，提示 "用户定义类型未定义"，如图 6 - 11 所示，则需添加引用，方法为：单击 VBE 窗口 "工具" 菜单 > "引用" 命令，勾选 "Microsoft ActiveX Data Objects 2.0 Library"（或更高版本）即可。

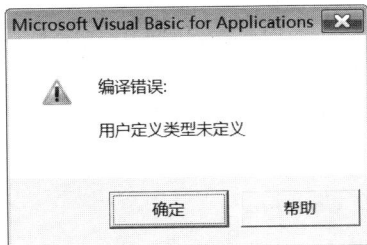

图 6 - 11　编译错误提示

【思考与练习】

1. 将 "中医门诊" 数据库中 "tbl 医生" 和 "tbl 患者" 表中的 "姓名"、"性别" 信息依次输出到立即窗口中。

2. 通过 ADO 编程读取表中的数据的步骤是什么？

【扩展资料】

在本例中，还可以使用其他方法读取"tbl 医生"表中的数据。列举如下。

（1）方法 1：使用 RecordSet 对象查询"tbl 医生"表中的数据，代码如下：

```
Sub   subRecordSet( )
    '声明并实例化 RecordSet 对象
    Dim   rst  As   ADODB. Recordset
    Set   rst = New   ADODB. Recordset
    '使用 RecordSet 对象的 Open 方法打开记录集
    rst. Open   "Select * from  tbl 医生", CurrentProject. Connection
    '在"立即窗口"打印记录集
    Debug. Print   rst. GetString
    rst. Close  :   Set   rst = Nothing
End   Sub
```

（2）方法 2：使用 Command 对象查询"tbl 医生"表中的数据，代码如下：

```
Sub   subCommand( )
    '声明和实例化 Command 对象
    Dim   cmd   As   ADODB. Command
    Set   cmd = New   ADODB. Command
    '使用 SQL 语句设置数据来源
    cmd. CommandText = "select * from   tbl 医生"
    cmd. ActiveConnection = CurrentProject. Connection
    '使用 Execute 方法和 GetString 方法执行 SQL 语句并返回记录集
    Debug. Print   cmd. Execute. GetString( )
    Set   cmd = Nothing
End   Sub
```

（3）方法 3：将 Command 对象和 RecordSet 对象结合使用，代码如下：

```
Sub   subRecordSetCommand( )
    '声明和实例化 Command 对象
    Dim   rst   As   ADODB. Recordset
    Dim   cmd   As   ADODB. Command
    Set   cmd = New   ADODB. Command
    '使用 SQL 语句设置数据来源
    cmd. CommandText = "select * from   tbl 医生"
    cmd. ActiveConnection = CurrentProject. Connection
    '使用 Execute 方法和 GetString 方法执行 SQL 语句并返回记录集
```

```
      Set    rst = cmd. Execute
      Debug. Print    rst. GetString( )
      Set    cmd = Nothing    :    rst. Close    :    Set    rst = Nothing
End    Sub
```

实例 9　编程修改医生表中数据——认识 RecordSet 对象参数

【实例说明】

1. 这个实例将介绍 ADO 编程读取和修改表中字段内容的方法。

2. 操作要求：将医生 ID 为"1101"的医生所有诊治过的患者姓名存入"tbl 医生"表该医生的"就诊患者"字段中，患者姓名之间使用空格分隔。已提供"实例 09A - 医生就诊患者"查询，用以显示"1101"医生所诊治的患者 ID 和患者姓名。

【实现过程】

1. 打开标准模块"实例 09A - MdlADO 访问表"。

2. 在模块的代码编辑区添加如下子过程代码：

```
Sub    subVisit Table( )
    Dim    rst    As    ADODB. Recordset
    Dim    cnn    As    ADODB. Connection
    Dim    ptNames    As    String                ' ptNames 存储各患者姓名
    Set    rst = New    ADODB. Recordset
    Set    cnn = CurrentProject. Connection
    ' 打开医生 ID 为"1101"的记录集
    rst. Open    "SELECT    distinct    医生 ID,患者 ID,姓名"    &    _
        " FROM    ［实例 09A - 医生就诊患者］",cnn
    Do    Until    rst. EOF
        ptNames = ptNames    &    rst( "姓名")    &    " "
        rst. MoveNext
    Loop
    rst. Close
    rst. cursortype = adOpenStatic
    rst. LockType = adLockOptimistic
    ' 打开"tbl 医生"表中医生 ID 为'1101 '的记录集
    rst. Open    "SELECT    医生 ID,就诊患者"    &    _
        " FROM    tbl 医生    where    医生 ID = '1101 '",cnn
    rst( "就诊患者") = ptNames
```

```
    rst. Update
    rst. Close
    Set    rst = Nothing
End    Sub
```

3. 运行子过程 subVisitTable，观察 "tbl 医生" 表更新情况。

【知识点】

1. Recordset 对象提供了 4 种在记录集中移动记录的方法，如表 6 - 4 所示。

表 6 - 4　　　　　　　　　　　在记录集中移动记录的方法

方法	说明
MoveFirst	移到记录集的第一个记录
MoveLast	移到记录集的最后一个记录
MovePrevious	移到上一个记录
MoveNext	移到下一个记录

2. 使用 CursorType 属性可以指定打开 RecordSet 对象时应使用的游标类型。默认为 adOpenForwardOnly，此时只允许记录从前往后移动，不支持 RecordCount 属性。属性值为 adOpenStatic 时表示支持游标前后移动，支持 RecordCount 属性。

3. 使用 LockType 参数可以指定记录集是否允许更新。默认值 adLockReadOnly 不允许对记录集作任何改变。若将 LockType 的值设为 adLockOptimistic 则允许对记录集进行编辑操作。本实例中打开 "tbl 医生" 表的代码还可以写成以下形式：

```
rst. Open    "SELECT    医生 ID, 就诊患者    FROM    tbl 医生    where
    医生 ID = '1101 '", CurrentProject. Connection, adOpenStatic, adLockOptimistic
```

4. 使用 RecordSet 对象的 Update 方法，可以更新记录集中的字段值。若要使用 Update 方法，要求将 LockType 设置为 adLockOptimistic。UpdateBatch 方法将在 Recordset 对象中所做的所有更改传输到基础数据表中，实现批量更新。

【思考与练习】

在本实例的基础之上，将所有医生诊治的患者姓名存入 "tbl 医生" 表相应医生的 "就诊患者" 字段中。

【扩展资料】

1. 使用 RecordSet 对象的 AddNew 方法，可以为记录集添加记录。使用 Update 方法将添加的记录存储到基础数据表中。示例代码如下：

```
Rem    以下代码功能为在"tbl 医生"表中添加一条新记录
Dim    rst    As    ADODB. Recordset
Set    rst = New    ADODB. Recordset
rst. ActiveConnection = CurrentProject. Connection
rst. cursortype = adopenstatic
```

```
rst. LockType = adLockOptimistic
rst. Open    "tbl 医生", Options : = adCmdTable
' 添加一行新的记录
rst. AddNew
rst("医生 ID") = "2400"
rst("姓") = "刘"
rst("名") = "飞"
rst("性别") = "男"
rst. Update
rst. Close    :    Set    rst = Nothing
```

2. 使用 RecordSet 对象的 Delete 方法，可以删除基础数据表中的记录。示例代码如下：

```
Rem    以下代码的功能是删除"tbl 医生"表中的最后一条记录
Dim    rst    As    ADODB. Recordset
Set    rst = New    ADODB. Recordset
rst. ActiveConnection = CurrentProject. Connection
rst. cursortype = adOpenKeyset
rst. LockType = adLockOptimistic
rst. Open    "tbl 医生", Options : = adCmdTable
' 移动到最后一条记录并删除
rst. MoveLast
rst. Delete
rst. Close    :    Set    rst = Nothing
```

实例 10　为程序添加错误处理功能——使用 On Error Goto 语句

【实例说明】

1. 本实例将介绍 On Error Goto 语句和 Err 对象用法，为程序添加错误捕捉和错误处理功能，避免因发生错误导致程序崩溃。

2. 操作要求：为子过程添加错误捕捉语句，在程序运行发生错误后显示错误号和描述错误的消息框。

【实现过程】

1. 打开"中医门诊"数据库，双击打开标准模块"实例 10A – MdlonError"。

2. 在模块的代码编辑区添加过程 subErrorGoto，示例代码如下：

```
Rem    通过 OnErrorGoToLabel，在程序有错时转移到指定标识处
Sub    subErrorGoto( )
    On    Error    GoTo    Label_Err
    x = InputBox("请输入数值")
    sgnVar = 5 / x
    MsgBox    sgnVar
    Exit    Sub
Rem    如果有错误，则执行以下代码
Rem    使用 Err 对象显示错误号和错误描述
Label_Err：
    MsgBox    "错误号为："    &    Err. Number
    MsgBox    "错误描述："    &    Err. Description
End    Sub
```

3. 分别输入数字、0 和字母，查看运行结果。

【知识点】

1. On Error Goto ＜label1＞语句作用：从这一点开始，如果程序有错误发生，应当跳转到语句中＜label1＞指定的标号位置。标号以"："结尾，且必须位于当前过程中。

2. Err 对象包含最近发生的错误信息，常用的属性是：Number 和 Description。Number 是错误的编号，不同的错误有不同的编号；Description 是错误的描述。

3. On Error Resume Next 语句使程序立即紧接着出错误的代码继续运行。当可以忽略错误并继续运行代码时使用该语句。

【思考与练习】

打开"中医门诊"数据库，为窗体"实例 10B – Frm 体重指数"类对象的子过程 cmdWtIndex_ Click（即"计算您的体重指数"命令按钮的事件处理程序）添加错误处理代码，使得该程序运行出错时弹出错误描述。

实例 11　监测子过程中变量的变化——单步运行和本地窗口

【实例说明】

1. 这个实例将介绍使用单步调试和本地窗口的方法。

2. 操作要求：逐语句调试模块"实例 11A – 程序调试"中的子过程"subSum"，观察各变量值的变化。

【实现过程】

1. 打开"中医门诊"数据库，在导航窗格中双击标准模块"实例 11A – 程序调试"。

2. 单击"视图"菜单中的"本地窗口"命令，打开"本地窗口"。

3. 将光标置于子过程"subSum"中。

4. 单击"调试"菜单中的"逐语句"命令（快捷键 F8）进行单步运行。

5. 重复按下 F8 快捷键，观察"本地窗口"中变量的变化。

【知识点】

1. 单步运行功能的主要命令有：逐语句（快捷键是【F8】）、逐过程（快捷键是【Shift + F8】）和跳出（快捷键是【Ctrl + Shift + F8】）。其中，逐语句命令是单步运行子过程或函数代码的每一行，遇到调用其他过程的语句时，切换到被调用过程内部逐行运行。逐过程命令是运行一个过程，遇到调用其他过程的语句时以过程为单位来运行。跳出命令是运行嵌套过程中的所有代码后返回到调用该子过程的过程。

2. "本地窗口"呈现处于调试运行的过程中的所有变量，可查看和修改它们的值。在"本地窗口"中，"表达式"列显示变量、用户自定义类型、数组和当前过程中其他可见的对象；"值"列显示变量或表达式的当前值；"类型"列显示变量的数据类型。

3. 若要单步调试类对象代码，将光标置于目标行，单击"调试"菜单中的"切换断点"命令。则触发窗体控件事件时，程序会执行到"切换断点"处时暂停，然后可使用单步运行继续调试程序。

【思考与练习】

在"中医门诊"数据库中，逐语句调试模块"实例 11B – MdlDebug"中的子过程"subVarLoc"，观察各变量值的变化。

【扩展资料】

1. 在调试程序时可通过断点调试使程序执行到某一行时暂停下来。断点就是在程序的某个特定行设置一个中断点，以中断程序的执行。在程序中断后，可以通过多种方式查看程序当前状态、诊断程序错误。

设置和取消断点的方法有：

（1）将光标置于目标行，单击"调试"菜单中的"切换断点"命令。

（2）将光标置于目标行，按【F9】功能键。

（3）将光标置于目标行，单击代码行左侧的灰色区域。

2. 若要使用一个固定窗口动态更新显示一组表达式或变量的值，需要使用"监视窗口"。打开"监视窗口"的方法是："视图"菜单 > "监视窗口"命令🔲。

添加监视的方法：在代码中选中需监视的变量或表达式，单击"调试"菜单 > "添加监视"命令，出现"添加监视"对话框，可以在该窗口中添加一个监视，如图 6 – 12 所示。

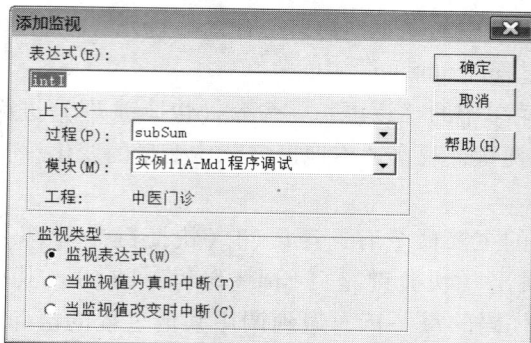

图 6 – 12   "添加监视" 对话框

3. 在添加一个监视后，当需要编辑监视特性，或将它完全删除时，可以使用"编辑监视"对话框编辑或删除监视表达式。操作步骤为：在"监视窗口"中，右键单击需要编辑的表达式，在出现的快捷菜单中单击"编辑监视"命令，在"编辑监视"对话框中编辑监视；或单击"删除"按钮，删除表达式，如图 6 – 13 所示。

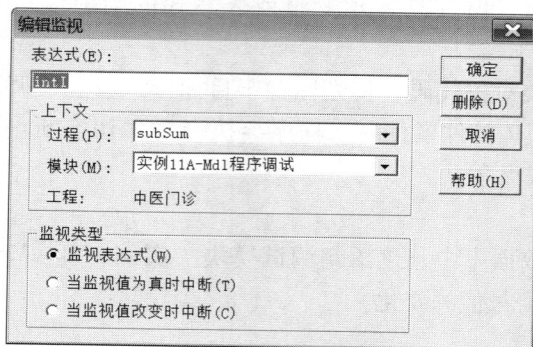

图 6 – 13   "编辑监视" 对话框

习   题

一、单选题

1. 下列属于通知或警告用户的命令是【 】。

    A. PrintOut   B. OutputTo

    C. MsgBox   D. RunWarnings

2. 能够实现从指定记录集里检索特定字段值的函数是【 】。

    A. Nz   B. Find

    C. Lookup   D. DLookup

3. 下面语句中用于打开报表的是【 】。

    A. Docmd. OpenForm   B. Docmd. OpenReport

    C. Docmd. OpenQuery   D. Docmd. OpenTable

4. ADO 的含义是 【　】。

    A. 开放数据库互联应用编程窗口

    B. 数据库访问对象

    C. 动态链接库

    D. ActiveX 数据对象

5. 在下面的循环结构中循环体将被执行 【　】。

```
Dim i As Integer, t As Integer
For i = 9 To 0 Step -3
    t = t + 1
Next i
```

    A. 0 次　　　　B. 1 次　　　　C. 4 次　　　　D. 5 次

6. 运行下列程序，结果是 【　】。

```
Private Sub Command0_ Click ()
    f0 = 1：f1 = 1： k = 1
    Do While k < = 5
        f = f0 + f1
        f0 = f1
        f1 = f
        k = k + 1
    Loop
    MsgBox "f = "&f
End Sub
```

    A. f = 5　　　B. f = 7　　　C. f = 8　　　D. f = 13

7. 有如下事件程序，运行该程序后输出结果是 【　】。

```
Private Sub Command_ Click ()
    Dim x As Integer, y As Integer
    x = 1： y = 0
    Do Until y < = 25
        y = y + x * x
        x = x + 1
    Loop
    MsgBox "x = "& x &", y = "& y
End Sub
```

    A. x = 1, y = 0　　　B. x = 4, y = 25　　　C. x = 5, y = 30　　　D. 输出其他结果

8. 下列程序的功能是计算 sum = 1 + （1 + 3） + （1 + 3 + 5） + …… + （1 + 3 + 5 + …… +39）

```
Private Sub Command_ Click ()
```

```
            t = 0
            m = 1
            sum = 0
            Do
                  t = t + m
                  sum = sum + t
                  m = _____
            Loop While m < = 39
            MsgBox "Sum = " & sum
      End Sub
```

为保证程序正确完成上述功能，空白处应填入的语句是【　】。

A. m + 1   B. m + 2   C. t + 1   D. t + 2

9. 运行程序，要求循环执行 3 次后结束循环，空白处应填入的语句是【　】。

```
      x = 1
      Do
            x = x + 2
      Loop Until _____
```

A. x < = 7   B. x < 7   C. x > = 7   D. x > 7

10. 要显示处于调试状态的过程中的所有变量及对象的取值，可以利用的窗口是【　】。

    A. 监视窗口   B. 调用堆栈

    C. 立即窗口   D. 本地窗口

11. 定义了数组 A（2 to 13），则该数组元素个数为【　】。

    A. 11   B. 12   C. 15   D. 10

12. 在标准模块"模块 1"声明区中定义了变量 x 和变量 y，如下所示，则变量 x 和变量 y 的作用范围分别是【　】。

```
Dim x As Integer
Public y As Integer
Sub demoVar（）
      x = 3
      y = 5
      Debug. Print x & " " & y
End Sub
```

    A. 模块级变量和过程级变量

    B. 过程级变量和公共变量

    C. 模块级变量和公共变量

    D. 过程级变量和模块范围

13. 调用下面子过程，弹出的消息框显示值为【　】。

```
Sub a ( )
    Dim x，y，m
    x = 10
    y = 100
    If x > y Then
        m = x
    Else
        m = y
    End If
    MsgBox m
End Sub
```

A. x　　　　　　B. y　　　　　C. 10　　　　D. 100

14. 调用下面子过程，弹出的消息框显示值为【　】。

```
Sub GetRank ( )
    Dim score
    score = 85
    If score > = 90 Then
        MsgBox "优"
    Else
        If score > = 80 Then
            MsgBox "良"
        Else
            If score > = 60 Then
                MsgBox " 及格"
            Else
                MsgBox " 不及格"
            End If
        End If
    End If
End Sub
```

A. 优　　　　　B. 良　　　　　C. 中　　　　　D. 差

15. 以下代码中有错误不能够编译运行的是【　】。

```
A. Sub subArray( )
        Dim a（2）As Integer
        a（1）= 10：a（2）= "BU123"
        MsgBox a（2）
```

       End Sub

   B. Sub subArray( )

        Dim a(2)As Integer

        a(1) = 10：a(2) = a(1)

        MsgBox a(2)

       End Sub

   C. Sub subArray( )

        Dim a(2)As Integer

        a(1) = 10：a(2) = 11

        MsgBox a(2)

       End Sub

   D. Sub subArray( )

        Dim a(2)As Integer

        a(1) = 10：a(2) = 1.1

        MsgBoxa(2)

       End Sub

16. 在 VBA 中,能自动检查出来的错误是【 】。

   A. 语法错误   B. 逻辑错误

   C. 运行错误   D. 注释错误

二、填空题

1. 宏和【 】可以响应 Access 的窗体或报表事件。

2. 在"教学管理"数据库中,"tbl 学生"表中有"学号"和"姓名"字段,使用 DLookup 函数从"tbl 学生"表获取学号为"0404002"的学生姓名的语句为【 】。

3. 要实现如图 6－14 所示消息框,VBA 代码语句为【 】。

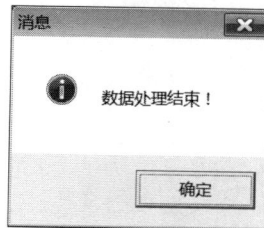

图 6－14　消息框

4. 命令 Docmd. Close acForm,"Frm1"的功能是【 】。

5. 以下 VBA 代码中, var 是【 】范围的变量。

   Sub varLc （ ）

   Dim var As Integer

   var = 5

```
    msgbox var
End Sub
```

6. 在下面的程序代码中，运行 sub 子过程 useVarLc 后，会依次弹出 3 个消息框，显示变量 var 的值，这 3 个消息框的显示值分别是【　】（提示：Integer 型变量定义时默认值是 0）。

```
Option Compare Database
Dim var As Integer
Sub varLc （ ）
    var = var + 1
    MsgBox var
End Sub
Sub useVarLc （ ）
    Call varLc
    Call varLc
    Call varLc
End Sub
```

7. 以下是窗体的类对象程序，其中 Command0_ Click 是命令按钮 Command0 的单击事件处理程序，则单击 Command0 按钮显示结果是：x =【　】。

```
Option Compare Database
Dim x As Integer
Private Sub Form_ Load （ ）
      x = 3
End Sub
Private Sub Command0_ Click （ ）
    Dim b As Integer
    b = x ^ 2
    Call fun1 （x, b）
    Call fun1 （x, b）
    MsgBox "x = " & x
End Sub
Sub fun1 （ByRef y As Integer, ByVal z As Integer）
    y = y + z
    z = y − z
End Sub
```

8. 窗体中有两个命令按钮："显示"（控件名为 cmdDisplay）和"测试"（控件名为 cmdTest）。当单击"测试"按钮时，首先弹出消息框，若单击消息框的"确定"按钮，则隐藏窗体上的"显示"按钮；若单击"取消"按钮则直接返回到窗体中。请补充完整下面的语句。

```
Private Sub cmdTest_ Click ()
        Answer = 【 】 ("隐藏按钮?",vbOKCancel + vbQuestion,"Msg")
        If Answer = vbOK Then
            Me! cmdDisplay. Visible = 【 】
        End If
End Sub
```

三、操作题

1. 在"第6章　模块\教学管理"数据库中，打开"1 常用操作方法"窗体，完成如图6-15 所示的操作，要求如下：

（1）以窗体视图的方式打开"学生窗体"，以直接保存的方式关闭该窗体。

（2）以打印预览的方式打开报表"学生报表"；以提示保存的方式关闭"学生报表"。

（3）inputbox 练习：点击右侧"请输入"按钮，弹出输入对话框要求用户输入姓名，然后在右侧的文本框中显示"XXX：你好!"。

（4）点击右侧按钮弹出消息框，文字内容是"禁止通行!"，标题为"注意"。

（5）制作数字时钟，显示系统当前的日期和时间。

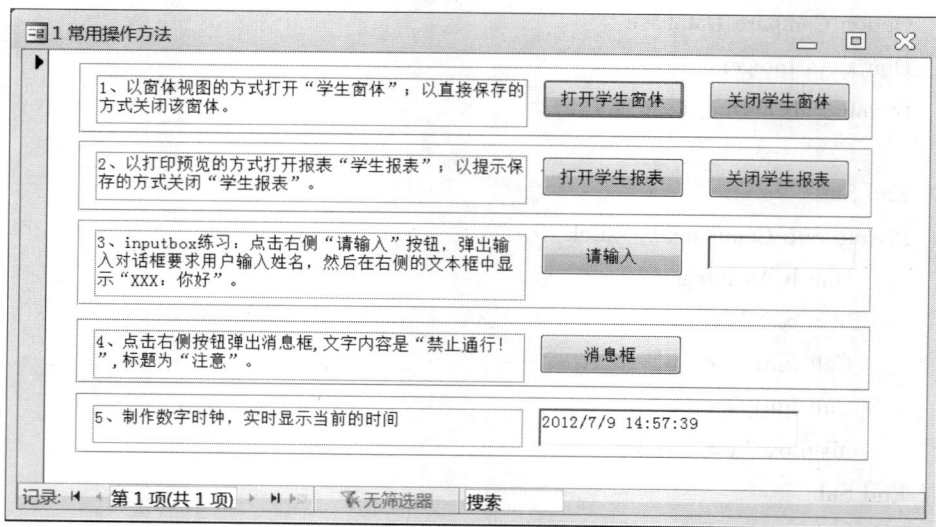

图6-15　"常用操作方法"窗体

2. 在"教学管理"数据库的"tbl 课程"表中有"任课教师"备注型字段，请根据"tbl 排课"表，将各课程的任课教师名单添加到"任课教师"字段中，使用 ADO 编程实现此功能。程序运行结果如图6- 16 所示。

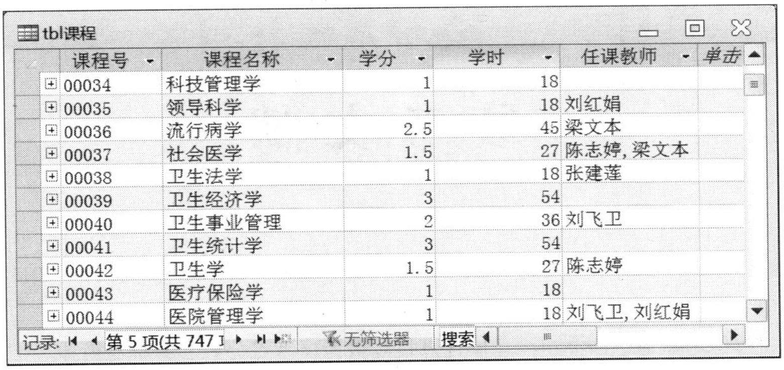

tbl课程

课程号	课程名称	学分	学时	任课教师	单击
00034	科技管理学	1	18		
00035	领导科学学	1	18	刘红娟	
00036	流行病学	2.5	45	梁文本	
00037	社会医学	1.5	27	陈志婷,梁文本	
00038	卫生法学	1	18	张建莲	
00039	卫生经济学	3	54		
00040	卫生事业管理	2	36	刘飞卫	
00041	卫生统计学	3	54		
00042	卫生学	1.5	27	陈志婷	
00043	医疗保险学	1	18		
00044	医院管理学	1	18	刘飞卫, 刘红娟	

记录: 第 5 项(共 747 项 无筛选器 搜索

图 6－16 “tbl 课程”表

参 考 文 献

［1］教育部考试中心. 全国计算机等级考试二级教程——Access 数据库程序设计（2011 年版）. 北京：高等教育出版社，2010.

［2］全国计算机等级考试命题研究组. 全国计算机等级考试考点分析、题解与模拟（二级 Access）（1版）. 北京：电子工业出版社，2005.

［3］全国计算机等级考试命题研究中心. 全国计算机等级考试上机考题、全真笔试、历年真题三合一——二级 Access（1 版）. 北京：电子工业出版社，2009.

［4］李书珍，韩爱庆，沈俊辉等. 数据库应用技术（Access2007）. 北京：中国铁道出版社，2010.

［5］李书珍，沈俊辉，韩爱庆等. 数据库应用实验指导及题解（Access2007）. 北京：中国铁道出版社，2010.

［6］教育部考试中心. 全国计算机等级考试二级教程——Access 数据库程序设计（2009 年版）. 北京：高等教育出版社，2008.

［7］杰诚文件. Access 2007 数据库管理从入门到精通（1 版）. 北京：中国青年出版社，2007.

［8］［美］Alison Balter，谢晖等译. Access 2007 开发指南. 北京：人民邮电出版社，2008.

［9］李春葆，曾平. Access 数据库程序设计. 北京：清华大学出版社，2005.

［10］李雁翎. 数据库技术及应用——Access. 北京：高等教育出版社，2005.

［11］陈恭和. 数据库基础与 Access 应用教程. 北京：高等教育出版社，2003.

［12］张强，杨玉明. Access2010 中文版入门与实例教程. 北京：电子工业出版社，2011.

［13］科教工作室. Access2010 数据库应用（第二版）. 北京：清华大学出版社，2011.